国医名师

儿科诊治绝技

主编 王孟清 孙丽平 秦艳虹 任献青 罗银河

科学技术文献出版社
SCIENTIFIC AND TECHNICAL DOCUMENTATION PRESS

·北京·

图书在版编目（CIP）数据

国医名师儿科诊治绝技 / 王孟清等主编. —北京：科学技术文献出版社，2023.7
ISBN 978-7-5189-8708-5

Ⅰ.①国… Ⅱ.①王… Ⅲ.①中医儿科学 Ⅳ.① R272

中国版本图书馆 CIP 数据核字（2021）第 251130 号

国医名师儿科诊治绝技

策划编辑：薛士兵　　责任编辑：刘英杰　张雪峰　　责任校对：张　微　　责任出版：张志平

出　版　者	科学技术文献出版社	
地　　　址	北京市复兴路15号　　邮编 100038	
编　务　部	(010) 58882938，58882087（传真）	
发　行　部	(010) 58882868，58882870（传真）	
邮　购　部	(010) 58882873	
官方网址	www.stdp.com.cn	
发　行　者	科学技术文献出版社发行　全国各地新华书店经销	
印　刷　者	北京虎彩文化传播有限公司	
版　　　次	2023 年 7 月第 1 版　2023 年 7 月第 1 次印刷	
开　　　本	710×1000　1/16	
字　　　数	325千	
印　　　张	20　彩插 2 面	
书　　　号	ISBN 978-7-5189-8708-5	
定　　　价	49.80元	

《国医名师儿科诊治绝技》编委会

张　焱　山西中医学院附属医院

李　英　湖南中医药大学第一附属医院

李志峰　广西中医药大学第一附属医院

汤　伟　湖南中医药大学第一附属医院

陈亚宾　广州中医药大学第一附属医院

陈争光　广州省儿童医院

陈佳欣　山西中医药大学附属医院

陈鸿祥　天津中医药大学第一附属医院

林　洁　上海市中医医院

罗银河　湖南中医药大学中西医结合学院

金　兰　成都中医药大学附属医院

周　旭　山东中医药大学附属医院

周　朋　山东中医药大学附属医院

周　姗　湖南中医药大学第一附属医院

唐　丹　湖南中医药大学第一附属医院

郭冉冉　山西中医药大学附属中西医结合医院

秦艳虹　山西中医药大学附属医院

陶嘉磊　江苏省中医院

崔何晴　安徽中医药大学第一附属医院

崔洁琼　云南中医药大学

黄　婷　湖南中医药大学第一附属医院

梁学玲　山西中医药大学附属中西医结合医院

舒文豪　湖南中医药大学

彭珊珊　江苏省中医院

董盈妹　南京中医药大学附属医院

董继业　宁波市中医院

蒋　屏　湖南中医药大学第一附属医院

蒋　锴　长春中医药大学附属医院

喻闽凤　江西中医药大学

内容简介

　　本书收集整理了我国中医儿科国医大师、全国名中医及部分全国老中医药专家学术经验继承工作指导老师、省级名中医等人的学术理论及独到的疾病辨治方法，以医案形式详述了专家诊疗疾病过程中的经验体会，对就诊过程中的病情转归、处方变化、治疗效果和注意事项等做了较详细的介绍，为读者了解国医名师的诊疗经验、学术思想与思辨特点提供了较好的参考。

主编简介

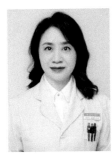

孙丽平，医学博士，长春中医药大学附属医院主任医师、教授、博士研究生导师、博士后合作导师。国家中医药管理局重点学科带头人，吉林省中医儿科临床医学研究中心及中医儿科质量控制中心负责人，吉林省精品课程和优秀教学团队负责人，长春中医药大学学术委员会委员、中医儿科学专业负责人，长春中医药大学附属医院儿科主任、儿童诊疗中心副主任，吉林省第七批拔尖创新人才，王烈国医大师工作室负责人。

兼任国家科技奖励评审专家，国家自然科学基金同行评议专家，中国民族医药学会、中国中医药学会信息学会儿科分会副会长，全国中医药高等教育学会儿科教学研究会副理事长。

主持国家重点研发计划1项，国家自然科学基金3项，省部级课题4项，厅局级课题13项，发表SCI论文5篇，核心期刊论文百余篇。主编著作9部，获得省部级奖5项，成果8项，发明专利3项。

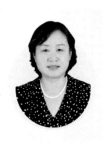

秦艳虹，教授，主任医师，博士研究生导师。现任山西中医药大学附属医院副院长、儿科主任，为国家中医药管理局重点学科带头人，全国优秀中医临床人才，山西省名中医、山西省教学名师、山西省学术技术带头人，兼任中华中医药学会儿科专业委员会副主任委员，世界中医药学会联合会儿科分会副会长，山西省中医药学会儿科专业委员会副主任委员。

从事中医儿科学的教学、科研、临床工作30余年，师从全国名中医贾六金教授，擅长治疗小儿外感发热、慢性咳嗽、哮喘、支原体肺炎等病且疗效显著，治疗湿疹、紫癜、遗尿等杂病有独特疗效，对婴幼儿喂养保健、疾病防治有丰富的临床经验。

主持国家自然科学基金3项，省部级课题12项，发表学术论文41篇，出版教材著作32部，获省级科技奖3项、国家专利2项。

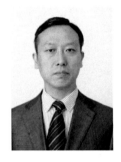

任献青，中医学博士后，教授、主任医师。现任河南中医药大学第一附属医院副院长、创建国家儿童区域医疗中心主体建设单位领导小组执行组长，兼任中华中医药学会儿科专业委员会副主任委员、中国民族医药学会儿科分会秘书长、世界中医药学会联合会儿科分会常务理事、河南省学术技术带头人、河南省中医管理局首批拔尖人才。

主要从事中医、中西医结合治疗小儿肾脏疾病、过敏性疾病及儿科常见病的研究。主持和参与国家级科研项目5项，主持国家自然科学基金2项，参与国家"十一五""十二五"科技支撑项目2项，发表论文28篇，其中SCI论文3篇。编写学术专著16部，其中作为主编3部、副主编5部。

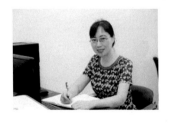

罗银河，湖南省衡阳市人，医学博士，教授，硕士研究生导师。湖南中医药大学中西医结合学院儿科教研室主任，世界中医药学会联合会儿科分会第三届理事会理事，中国中西医结合学会青年委员会，中国民族医药学会儿科分会理事，湖南省中医药和中西医结合学会儿科专业委员会委员。

从事中西医结合儿科教学、科研、临床工作10余年，近年来主持国家自然科学基金2项，省部级课题3项，厅局级课题2项，校级课题2项，参与编写著作8部。作为第一作者或通讯作者发表科研教研论文50余篇。

目录

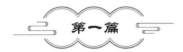

第一篇

中医儿科学概述

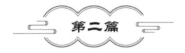

第二篇

儿科名中医诊治经验

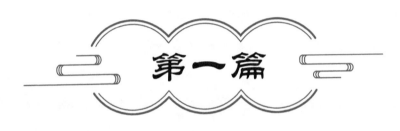

第一篇

中医儿科学概述

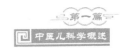

一、中医儿科学发展史

中医儿科学是以中医药学理论体系为指导，以中医药防治方法为手段，研究小儿生长发育、预防保健和疾病诊治的一门临床医学学科。它是随着中医学的发展不断充实和发展起来的。

春秋战国时期就有了小儿医的记载，《史记·扁鹊仓公列传》曰："扁鹊……闻秦人爱小儿，即为小儿医。"这是关于儿科医生的最早记载。西汉名医淳于意的《诊籍》记载了用"下气汤"治疗婴儿"气鬲病"的医案，这是我国最早见于文献的儿科医案。东汉末年张仲景《伤寒杂病论》中的辨治方法，对儿科学理论的形成及临床有巨大的指导作用，是宋代钱乙创立小儿五脏辨证体系的基础。西晋王叔和的《脉经》首先论述了小儿脉法。《隋书·经籍志》记载南北朝医药书中专门列出儿科、产科、妇科等医事分科。这些儿科医事活动和关于儿童及儿科疾病的文献记载，标志着儿科学的萌芽。

隋唐时期，在太医署内专设少小科，学制5年。巢元方编撰的《诸病源候论》第一次对儿科病因病理及证候进行了较全面和系统的阐述，记载了小儿杂病诸候6卷255候。唐代医家孙思邈的《备急千金要方》首列"少小婴孺方"2卷，从初生养护至伤寒杂病分为9门专论小儿，载方300余首，所用汤、丸、散、膏、丹，有乳剂、药粥、熨剂、涂剂、摩剂等剂型，补充了《诸病源候论》"有论无方"的不足。相传《颅囟经》是我国现存最早的一部儿科专著，被称为"幼科之宗"，流行于唐末宋初。书中首倡小儿体属"纯阳"的观点，并阐述了小儿脉法，囟门诊法，以及惊、痫、疳、痢、火丹等疾病的证治。

北宋钱乙学术造诣精湛，被后世誉为"儿科之圣"。由其弟子阎季忠整理编集的《小儿药证直诀》3卷，集中体现了其主要学术思想。书中将小儿生理病理特点概括为"脏腑柔弱、易虚易实、易寒易热"；四诊中尤重望诊，创立了"面上证""目内证"的诊断方法；首创儿科五脏辨证体系，提出心主惊、肝主风、脾主困、肺主喘、肾主虚的辨证纲领，成为中医儿科学中最重要的辨证方法。在治疗上区分五脏寒热虚实证候，制定治则治法，创立新方，化裁古方，作为五脏补泻方剂，如导赤散、泻白散、地黄丸、白术散、异功散等。许多方剂至今仍为临床常用。此外，对儿科四大要证"麻、痘、惊、疳"的认识有较为详细的记载，提出"急惊合凉泻，慢惊合温补"

的治疗大法、"疳皆脾胃病"的著名观点，对儿科临床有重要的指导意义。

北宋时期，各地天花、麻疹等疾病流行，山东名医董汲擅用寒凉法进行治疗，撰写了《小儿斑疹备急方论》，是痘疹类第一部专著。南宋刘昉等编著《幼幼新书》40卷，集宋以前儿科学术成就之大成，是当时世界上最完备的儿科学专著。

金元时期代表性医家刘完素、张从正、李杲、朱震亨的学术思想，对儿科学的发展也有所贡献。刘完素主张用寒凉法治疗小儿热性病，并将凉膈散灵活运用于儿科；张从正善用攻下法治疗热病，为小儿热病运用"上病下取"法提供了范例；李杲喜用温补，重视调理脾胃，对后世儿科脾胃病的研究具有重要影响；朱震亨提出"阳常有余，阴常不足"，以养阴法见长。他们的学术争鸣，丰富了儿科学的内容。

元代名医曾世荣从医60年，编著《活幼心书》3卷、《活幼口议》20卷。其学术特点，一是对初生儿疾病论述较为全面；二是对多种儿科常见病的因证脉治做了精炼而具有指导意义的概括，如将急惊风归纳为四证八候，提出镇惊、截风、退热、化痰治法。

明清时代是中医儿科学发展的成熟期。明代名医万全，字密斋，著作颇丰，仅儿科就有《育婴家秘》4卷、《幼科发挥》2卷、《痘疹心法》23卷、《片玉心书》5卷、《片玉痘疹》13卷等，其学术成就对后世影响很大。其就儿童养育的不同阶段，提出了"预养以培其元，胎养以保其真，蓐养以防其变，鞠养以慎其疾"的"育婴四法"。在钱乙"脏腑虚实辨证"的基础上提出了小儿"五脏之中肝有余，脾常不足肾常虚""心常有余而肺常不足"的观点，丰富了儿科学基本理论。在治疗上"首重保护胃气"，强调"人以脾胃为本，所当调理，小儿脾常不足，尤不可不调理也"。这对于小儿保育和疾病防治具有重要的临床指导意义。

清代儿科医家夏禹铸著《幼科铁镜》，重视望诊，认为"小儿病于内，必形于外"，可从望面色、审苗窍来辨别脏腑的寒热虚实，治疗上重视推拿，并以"灯火十三燋"法治疗脐风、惊风等证，有其独到之处。《医宗金鉴·幼科心法要诀》对清初以前的儿科学做了一次较全面的整理和总结，立论精当，条理分明，既适用于临床，又适用于教学。陈飞霞著有《幼幼集成》，书中详析指纹之义，归纳为"浮沉分表里，红紫辨寒热，淡滞定虚实"；力辟惊风之说，促进了惊风理论的研究与发展；倡导胎教学说，重视"胎禀""护胎"；辨证突出八纲，治疗善顾脾胃；广集治疗之法，尤重外治

方药；实为一部集大成的儿科名著，对临床有较多的实用价值。

清代温病学家吴瑭在其《温病条辨·解儿难》中明确提出"小儿稚阳未充，稚阴未长"的体质特点，"易于感触""易于传变"的病理特点，"其用药也，稍呆则滞，稍重则伤"的临床用药注意点。按六气病因论述小儿温病，从三焦分证论治，治病求本，与叶桂的卫气营血学说相辅相成。二者为小儿温病学的形成与发展做出了重大贡献，对后世治疗小儿外感热病（包括多种传染病）具有重要的指导价值。

清代后期，随着西医学传入我国，儿科界也开始有人提出宜吸收西医之长，中西医合参，努力发展中医学。民国时期儿科疾病流行，许多医家勤求古训，融会新知，如近代儿科名医徐小圃擅用温阳药回阳救逆，救治了许多病危变证患儿，由此而闻名于世。

中华人民共和国成立后，政府十分重视儿童健康，中医儿科学与其他医学学科一样，迎来了快速发展的新时期。在中西医儿科工作者的共同努力下，古代儿科四大要证中的"痘"（天花）已经消灭；"麻"（麻疹）由于麻疹疫苗的接种，已得到明显控制；"惊"（惊风）的发病率已明显降低；"疳"（疳证）逐渐减少，其中的干疳、疳积也较为少见。随着计划免疫工作的广泛开展，传染病的流行得到了控制，发病率和死亡率大大降低。20世纪50年代，运用中医学"小儿暑温"理论指导流行性乙型脑炎辨证论治，降低了病死率和后遗症发生率。

综上所述，中医儿科学的形成和发展已有数千年的历史，现在正向着现代化的方向发展。

二、小儿生理病理病因特点

1. 生理特点

（1）脏腑娇嫩，形气未充：是对小儿处于生长发育时期，其机体脏腑的形态尚未成熟、各种生理功能尚未健全现象的概括。小儿五脏六腑的形与气皆属不足，其中又以肺、脾、肾三脏不足更为突出，常表现出肺脏娇嫩、脾常不足、肾常虚的特点。小儿肺脏娇嫩，肌表薄弱，腠理不实，主气功能不足，呼吸较成人浅快，卫外功能未固，外邪每易由表而入，侵袭肺脏，发生疾病；小儿脾常不足，运化功能尚未健旺，但生长发育迅速，对精血津液等营养物质的需求比成人多，因此易为饮食所伤，出现脾胃疾病；小儿肾常虚，表现为肾精未充，肾气不盛，青春期前的女孩无"月事以时下"、男孩无"精气溢泻"，婴幼儿二便不能自控或自控能力较弱等。此外，小儿心、肝两脏同样未臻充盛，功能尚不健全。心主血脉、主神明，小儿心气未充、心神怯弱，表现为脉数，易受惊吓，思维及行为的约束能力较差；肝主疏泄、主筋，小儿肝气尚未充实，阴血失养，经筋刚柔未济，表现为好动、易搐。

清代医家吴鞠通将小儿这种生理特点概括为"稚阳未充，稚阴未长"。稚阴稚阳理论，从阴阳学说方面进一步阐明了小儿时期的机体，无论在形体方面还是生理功能方面，都处于相对不足的状态，都需要随着年龄的增长逐步趋向成熟和完善。

（2）生机蓬勃，发育迅速：小儿在生长发育过程中，无论是机体的形态结构，还是各种生理功能活动，都在迅速地、不断地向着成熟、完善方面发展。年龄越小，这种发育的速度愈快。周岁内的小儿在体重、身长、头围、胸围、出牙等方面，每个月都会有明显的变化，如周岁时的身长是初生时的1.5倍，体重则达初生时的3倍，小儿的思维、语言、运动能力等也随年龄增长而迅速发育。

古代医家借用《易经》中"纯阳"一词来表述小儿生机蓬勃、发育迅速的生理特点。《颅囟经·脉法》中提出："凡孩子三岁以下，呼为纯阳，元气未散。"

"稚阴稚阳"和"纯阳"学说概括了小儿生理特点的两个方面，为阐明小儿病因病理特点、指导临床诊疗提供了重要的理论依据。

2. 病理特点

（1）发病容易，传变迅速：小儿脏腑娇嫩，形气未充，为"稚阴稚阳"之体，御邪能力较弱，抗病能力不强，加之幼儿寒暖不知自调，乳食不知自节，若家长护理喂养失宜，则外易感六淫，内易伤饮食，再加上胎产禀赋等因素影响，因而小儿易于感触，容易发病，年龄越小，发病率越高，且有迅速传变的特点。

1）肺娇易伤：小儿肺气宣发功能尚不健全，腠理不密，固表抗邪的功能较弱，故易感受外邪；肺司呼吸，主一身之气，小儿肺气肃降、"治节"功能尚未完善。因此，六淫之邪，无论是从口鼻而入，还是从皮毛而侵，均先犯肺，故有"温邪上受，首先犯肺"之说。因此，小儿时期容易患感冒、咳嗽、肺炎喘嗽、哮喘等肺系疾病，且肺系疾病为儿科发病率最高的一类疾病。

2）脾弱易病：小儿脾胃功能尚不健全，与小儿快速生长发育的需求常常不相适应，因而易因喂养不当、饮食失节，出现受纳、腐熟、精微化生转输等方面的异常，引起呕吐、泄泻、腹痛、积滞、厌食等脾系疾病，其发病率在儿科仅次于肺系疾病，居第二位。

3）心热易惊，肝旺易搐：小儿初生，知觉未开，见闻易动，具有心神怯弱、易喜易怒易惊、变态无常，故有小儿"心常有余"之说。若外感诸邪，易从火化，上扰心神，出现烦躁惊悸、啼哭无常等"心热易惊"的病理表现。小儿"肝常有余"指小儿之初生，如木方萌，乃少阳生长之气，以渐而壮，故有余也。若外感六淫，或内伤情志饮食，皆易从热化，出现发热、烦躁易怒等肝亢表现；甚而化火生风，风火相煽，引动肝风，出现惊惕、抽搐等风动证候。

4）肾虚易损：肾藏精，主骨，为先天之本。肾的这种功能对身形尚未长大、多种生理功能尚未成熟的小儿更为重要，它直接关系小儿骨、脑、发、耳、齿的功能及形态，关系生长发育和性功能成熟。因而临床多见肾精失充、骨骼改变的肾系疾病，如五迟、五软、解颅等。

5）疫疠易染：小儿为稚阴稚阳之体，元气未盛，抗御外邪的能力较弱，易于感受各种时邪疫毒。邪从口鼻而入，肺卫受袭，可致麻疹、风疹、水痘等传染病；脾胃受邪，易致痢疾、霍乱、肝炎等传染病。传染病一旦发生，又于儿童中相互染易，造成流行。

6）易虚易实：是指小儿一旦患病，则邪气易实，正气易虚，实证可迅速转化为虚证，虚证也可夹实或转为虚实并见之证。如小儿肺炎喘嗽，初起因肺气闭塞，可见发热、咳嗽、痰壅、气急、鼻煽之实证，若邪盛正虚或失治误治，则可迅速出现面白唇紫、肢冷色青、大汗淋漓、心悸等正虚邪陷、心阳虚衰之虚证。

7）易寒易热：是指在疾病过程中，由于小儿"稚阴未长"，故易见阴伤阳亢，表现为热证；又由于小儿"稚阳未充"，故易见阳气虚衰，表现为寒证。在病机转化上，形成寒证、热证迅速转化。如小儿风寒外束的风寒表证，易入里化热形成里热证；若为热毒内闭的里热实证，由于邪毒耗伤正气，元阳受损，可转变为虚寒证。

（2）脏气清灵，易趋康复：与成人相比，小儿体禀纯阳，生机蓬勃，脏腑清灵，活力充沛，对各种治疗反应灵敏；小儿宿疾较少，病因相对单纯，在疾病的发展过程中情志因素的干扰和影响相对较少。因此，一般说来，小儿疾病只要诊断无误，辨证准确，治疗及时，处理得当，用药合理，护理适宜，疾病康复也较快。

3. 病因特点

（1）外感因素：包括风、寒、暑、湿、燥、火六淫和疫疠之邪。由于小儿为稚阴稚阳之体，脏腑娇嫩，加之寒温不知自调，因而与成人相比，更易被六淫邪气所伤。六气皆从火化，故小儿所患热病最多。

疫疠是一类具有强烈传染性的病邪，其引发的疾病有起病急骤、病情较重、症状相似、易于流行等特点。小儿形气未充，御邪能力较弱，是疫疠邪气传染的易感群体，容易形成疫病的发生与流行。

（2）乳食因素：小儿脾常不足，乳食贵在有序、有时、有节。小儿饮食不知自节，常因喂养不当，损伤脾胃，引起脾胃病证。例如：乳食偏少可导致气血生化不足；乳食过多，积滞不化可致脾胃受损；任意纵儿所好，饮食营养不均衡，亦能使小儿脾气不充，运化失健，产生脾胃病证；又常因小儿幼稚，不能自调、自控饮食，易于造成挑食、偏食，过食寒凉者伤阳，过食辛热者伤阴，过食肥甘厚腻者伤脾，少进蔬菜成便秘，某些食品致过敏等。

饮食不洁也是儿科常见病因。误进污染、变质食物，常引起肠胃疾病，如吐泻、腹痛、肠道虫证，甚至细菌性痢疾、伤寒、病毒性肝炎等传染病。此外，食品污染或残留农药、激素含量超标等，也已成为当前普遍关心的致病因素。

（3）先天因素：遗传因素是小儿先天因素中的主要病因，父母的基因缺陷可导致小儿先天畸形、生理缺陷或代谢异常等。妊娠妇女饮食失节、情志不调、劳逸失度、感受外邪、房事不节等，都可能损伤胎儿而为病。环境污染又增加了新的致畸、致癌与致突变的机会。分娩时难产、窒息、感染、产伤等，也是生后许多疾病的常见病因。

（4）情志因素：小儿心神怯弱，最常见的情志所伤是惊恐。当小儿乍见异物或骤闻异声时，容易导致惊伤心神，出现夜啼、心悸、惊惕、抽风等病证；家长对子女的过度溺爱、单亲家庭、亲人丧亡、教育方法失当、儿童心理承受能力差，均可导致精神行为障碍类疾病。

（5）意外因素：小儿缺乏生活经验，对周围环境安全或危险状况的判断能力差，容易受到意外伤害。例如：溺水、触电、烫伤，以及跌打损伤、误食毒物、吸入异物等。

（6）其他因素：小儿脏腑柔嫩，易为药物所伤，凡大苦、大寒、大辛、

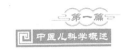
大热之品，以及攻伐、峻烈、毒性药物，皆可损伤正气，加重病情。某些西药的不良反应较多，如糖皮质激素的库欣征；抗生素的胃肠道反应，对造血功能、肝肾功能、神经系统的不良反应；广谱抗生素长期使用造成二重感染；免疫抑制剂导致脏器损伤、骨髓抑制、生殖毒性等，都为临床所常见。此外，放射线对胎儿和儿童也易造成伤害。

三、儿科诊法概要

小儿疾病的诊断方法，与临床其他各科一样，均用望、闻、问、切四种不同的诊查手段进行诊断和辨证。由于小儿与成人在体质、形态、生理及病理等方面均有差异，所以在四诊的运用上也与其他学科有别。

1. 诊法特点

（1）儿科四诊，难求齐备：望、闻、问、切四诊各有其独特作用，不能互相取代，但在儿科，由于小儿口不能言，或虽能言但不足信，问诊难；小儿诊病时往往啼哭叫扰，声色俱变，脉息难凭，故对望、闻、切诊的运用也有一定的困难。

（2）儿科诊法，望诊为主：小儿肌肤柔嫩，反应灵敏。脏腑功能失调，或气血阴阳偏盛偏衰，易从面、唇、舌等苗窍各部形之于外，较成人更能反映病情的真实性，不易受主观因素影响。故在儿科四诊的运用中，望诊尤为重要。

（3）儿科问诊，不容忽视：问诊应从出生、喂养、发病、主病、主症，到体质等一一详问，再结合体征与舌脉进行辨证。有时舍脉从症，或舍纹从症的时候居多。

（4）年龄不同，四诊有别：小儿在不同的年龄阶段有不同的生理情况和病理表现，所以在四诊的运用上应有所侧重。如新生儿要察看脐部，一岁半以内要查看囟门的情况，3岁以下应查看指纹等。

（5）现代技术，合理借鉴：随着现代诊断技术的不断发展，在诊断方法上，应合理借鉴影像学、检验学等现代技术手段，辨病与辨证相结合，提高诊断水平。

2. 四诊概要

（1）望诊：儿科望诊主要包括望神色、望形态、审苗窍、辨斑疹、查二便、看指纹。

（2）闻诊：包括听声音和嗅气味两个方面。听声音是听小儿啼哭、语言、咳嗽、呼吸等声音的高亢低微，从而辨别病情。嗅气味包括患儿口中之气味及大小便、呕吐物等的气味，是临床诊查疾病的一个重要环节。

（3）问诊：包括问年龄，问病情，问个人生产史、喂养史、生长发育史、预防接种史、既往患病史、家族史等。

（4）切诊：包括脉诊和按诊两个方面，是诊断儿科疾病的重要手段。

四、儿科治法概要

1. 儿科治疗用药特点

（1）治疗要及时、正确：小儿病情的好转与加剧多在转瞬之间，故把握病机、及时治疗尤为重要。关键在于诊断明确、辨证准确、治疗用药正确，故用药能否正确关系着病情的进退。

（2）药物选择须审慎：审慎治疗首先是注意药物的选择，特别是对于新生儿、婴幼儿。在同类药物中要尽量选择适宜小儿体质特点的药物，凡大辛、大热、大苦、大寒、有毒、重镇、攻伐、峻下之品，应审慎使用，注意剂量和使用的时机和法度，"中病即止"或"衰其大半而止"。

（3）处方精准，药量适度：小儿脏气清灵，随拨随应，其处方用药应轻巧灵活，尽量避免治疗目的不明确、杂乱堆积药物的大处方，药物尤其是性味猛烈的药味，应严格掌握其用量。小儿中药剂量常随年龄大小、个体差异、病情轻重、方剂组合、药味多少，以及药味本身的性味、质地轻重、毒性大小来确定，并可结合医者临床用药经验使用，一般应控制在药典规定的剂量范围内。用药要适当，剂量要准确。

（4）重视给药途径和药物剂型的选择：儿科用药一般以内服汤剂为主，但汤剂有服用不便及"缓不济急"的不足，对婴儿可用口服液或糖浆剂。丸剂、片剂在不能吞服时，可研碎，加水服用。颗粒剂和浸膏剂可用温开水溶解稀释后服用。为了避免服药困难，可用栓剂或通过直肠给药。

（5）汤剂的煎服方法：煎熬时要分清处方中是否有先煎、后下、包煎、另煎的药物，煎熬前要用干净水浸泡药物，煎熬时间根据处方作用决定。煎出的药量为：新生儿 30～50 mL，婴儿 60～100 mL，幼儿及幼童 150～200 mL，学龄儿童 200～300 mL。根据病情，煎出的药液分 3～5 次服用，注意尽量不要强行灌服。

（6）合理运用药物的内服与外治：在中医治法中有许多药物外治法，应大力提倡应用，如熏洗法、涂敷法、热熨法、敷贴法等。内治与外治相结

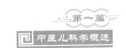

合，容易取得较快或较好的疗效，如小儿泄泻在内服方药治疗的同时，另用药物敷脐止泻；痄腮在用清瘟解毒消肿散结的同时，另用如意金黄散醋调外敷腮肿局部，可促进痄腮早日痊愈。

总之，儿科疾病，无论采用内治法、外治法或其他治法，必须因病、因时、因地制宜，不可偏废。

2. 常用内治法

在审明病因、分析病机、明确诊断、辨清证候之后，应针对性地选择一定的治疗方法，其中"汗、吐、下、和、温、清、补、消"是中医学最基本的治法。根据儿科自身特点，按照八法原则，常组合成以下 12 种治法，这些治法既常单独使用，也常联合运用（表 1）。

表 1　常用内治法的适应证、代表方剂

治法	适应证	代表方剂
疏风解表	外邪侵袭肌表所致的表证	风寒外感：麻黄汤、荆防败毒散、葱豉汤
		风热外感：银翘散、桑菊饮
止咳平喘	邪郁肺经，痰阻肺络所致的咳喘	寒痰内伏：小青龙汤、射干麻黄汤
		痰热内蕴：定喘汤、麻杏石甘汤
清热解毒	热毒炽盛的实热证	表里俱热：栀子豉汤、葛根黄芩黄连汤
		阳明里热：白虎汤
		湿热留恋：白头翁汤、甘露消毒丹
		湿热黄疸：茵陈蒿汤
		热于营血：清营汤、犀角地黄汤、神犀丹
		火毒炽盛：黄连解毒汤、五味消毒饮
		心经火热：导赤散
		肝胆火旺：龙胆泻肝汤
		心脾积热：清热泻脾散
凉血止血	诸种出血证候	犀角地黄汤、玉女煎、小蓟饮子、槐花散
		成药：云南白药
安蛔驱虫	小儿肠道虫证	蛔厥：乌梅丸
		驱蛔：追虫丸、下虫丸，使君子、苦楝皮
		驱姜片虫：槟榔
		驱蛲虫：大黄、使君子、百部煎剂灌肠

续表

治法	适应证	代表方剂
消食导滞	乳食不节，停滞不化证	保和丸、消乳丸、鸡内金粉、枳实导滞丸
镇惊开窍	小儿惊风、癫痫	暴受惊恐：朱砂安神丸、磁朱丸 热极生风：羚角钩藤汤 热入营血：安宫牛黄丸、至宝丹、紫雪丹 痰浊上蒙：苏合香丸 感受时邪秽浊之气：行军散、玉枢丹
利水消肿	水湿停聚，小便短少而水肿	阳水：麻黄连翘赤小豆汤、五苓散、五皮饮、越婢加术汤 阴水：防己黄芪汤、实脾饮、真武汤
健脾益气	脾胃虚弱、气血不足的证候	参苓白术散、七味白术散、异功散、补中益气汤
培元补肾	胎禀不足，肾气虚弱及肾不纳气	六味地黄丸、金匮肾气丸、桑螵蛸散、参蛤散
活血化瘀	各种血瘀证	桃红四物汤、血府逐瘀汤、少腹逐瘀汤、桃仁承气汤
回阳救逆	小儿元阳虚衰欲脱之危重证候	四逆汤、参附龙牡救逆汤

3. 常用外治法

目前儿科临床上的外治法，主要使用一些药物进行敷、贴、熏、洗、吹、点、灌、嗅等。

（1）熏洗法：是利用中药的药液及蒸气熏洗人体外表的一种治法。如夏日高热无汗可用香薷煎汤熏洗，发汗退热。

（2）涂敷法：是将新鲜的中草药捣烂，或用药物研末加入水或醋调匀后，涂敷于体表的一种外治法。如用鲜马齿苋、仙人掌、青黛、金黄散、紫金锭等，任选一种，调敷于腮部，治疗流行性腮腺炎。

（3）罨包法：是将药物置于皮肤局部，并加以包扎的一种外治法。如

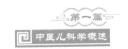

用五倍子粉加食醋调填入脐内再包扎，治疗盗汗等。

（4）**热熨法**：是将药物炒热后，用布包裹以熨肌表的一种外治法。如炒热食盐熨腹部，治疗腹痛。

（5）**敷贴法**：是将药物制成软膏、药饼，或研粉撒于普通膏药上，敷贴于局部的一种外治法。如在夏季三伏天，用延胡索、白芥子、甘遂、细辛研末，以生姜汁调成药饼，敷于肺俞、膏肓、百劳穴上，治疗哮喘等。

（6）**擦拭法**：是用药液或药末擦拭局部的一种外治法。如冰硼散擦拭口腔，或用淡盐水、银花甘草水擦拭口腔，治疗鹅口疮、口疮等。

（7）**药袋疗法**：是将药物研成粉末装入袋内，给小儿佩戴在胸前、腹部或放入枕头内的一种外治法。经常使用，具有辟秽解毒、增进食欲、防病治病的作用。药物常选用山奈、苍术、白芷、砂仁、丁香、肉桂、甘松、豆蔻、沉香、檀香、艾叶等芳香药物，根据病情，选药配方，制成香袋、肚兜、香枕等。

4. 其他疗法

（1）**推拿疗法**：小儿推拿古称小儿按摩，是专以手法对小儿疾病治疗的一种方法，有促进气血循行、经络通畅、神气安定、脏腑调和的作用，能达到祛邪治病的目的。儿科临床常用于学龄前小儿泄泻、腹痛、厌食、斜颈、痿证等疾病。年龄越小，效果越好。其手法应轻快柔和。取穴和操作方法与成人有所不同。常用推、拿、揉、运、掐等手法，常取上肢的六腑、天河水、三关，掌部的大肠、脾土、板门，下肢的足三里、三阴交，背部的大椎、脾俞、肾俞、大肠俞、七节、龟尾，腹部的脐中、天枢、丹田、气海等穴。捏脊疗法是儿科常用的一种推拿方法。

（2）**针灸疗法**：包括针法与灸法。儿科针灸疗法常用于治疗遗尿、哮喘、泄泻、惊风、痹证、乙脑后遗症等病证。小儿针灸所用的经穴基本与成人相同。但是，由于小儿接受针刺的依从性较差，故一般采用浅刺、速刺的针法，又常用腕踝针、耳针、激光穴位照射治疗；小儿灸法常用艾条间接灸法，与皮肤有适当距离，以皮肤微热微红为宜，并要注意防止皮肤灼伤。刺四缝疗法是儿科针法中常用的一种。

（3）**拔罐疗法**：是运用罐具，造成罐内负压，使之吸附于患处或穴位上，产生局部充血，从而达到治疗病证的一种治法，有促进气血流畅、营卫运行、祛风散寒、舒筋止痛等作用，常用于肺炎喘嗽、哮喘、腹痛、遗尿等疾病。儿科拔罐采用口径较小的竹罐或玻璃罐，留罐时间要短，取罐时注意先用拇指或示指按压罐边皮肤，使空气进入罐内，火罐自行脱落，不可垂直用力硬拔。对高热惊风、水肿、出血、严重消瘦、皮肤过敏、皮肤感染的小儿，不可使用此法。

（4）饮食疗法：是在中医药学理论指导下，运用食物的性味和所含成分，作用于有关脏腑，以调节机体功能、防治疾病、养生康复的一种方法。

中医饮食疗法主要有两大类：一类是单独用食物，凡米、面、果、菜、禽、畜、蛋、鱼等皆可用作食疗，如生姜红糖茶能够解表散寒，治疗小儿风寒感冒；苹果泥能止泻，治疗小儿泄泻等。另一类是食物加药物，经过加工制成食疗食品，如八珍糕能健脾助运，可治疗小儿厌食、疳证；雪梨膏能润肺止咳，治疗小儿肺燥咳嗽。在后一类食疗中的药物，常选择既是食品又是药品的品种，如甘草、乌梅、陈皮、砂仁、酸枣仁、决明子、莱菔子、青果、罗汉果、白果、香橼、肉豆蔻、肉桂、菊花、薄荷、藿香、茯苓、鸡内金、马齿苋等。食物加药物的食疗，一般不宜给正常的小儿服用，更不可长期服用。

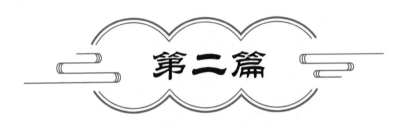

第二篇

儿科名中医诊治经验

第一章 肺系疾病

王烈教授儿童哮喘治验

王烈，1930 年生，辽宁省盖州人。第三届国医大师，吉林省中医药终身教授，博士生导师，国家中医药管理局第一至第六批全国老中医药专家学术经验继承工作指导老师，享受国务院政府特殊津贴，全国中医药杰出贡献奖获得者，吉林省劳模及优秀教师。发表论文 200 余篇，获得吉林省重大科技成果奖 6 项，获得发明专利 3 项，撰写《婴童系列丛书》等著作 20 部，诊疗经验被收录于百余部著作中。

王烈教授从事中医儿科临床、教学、科研工作 60 余载，致力于中医药防治儿科疾病的理论与实践研究，尤以小儿哮喘防治为专长，对引起哮喘的发病原因、诊疗方案和预防方法等诸多方面均有其独到见解。王教授制定了全程防控策略与方法，在疾病的不同时期采用未病先防、既病防变及瘥后防复的综合治疗措施，并且根据大量临床实践，在传承古人的基础上多有创新，研究并不断完善形成了独特的诊疗方案，在临床广为应用。现将相关研究总结如下。

一、论病因

哮喘系一种致病原因非常复杂的疾病，受遗传、感染、环境等多方面因素影响。中医将本病发生主要责之于外感和内伤两个方面，内因乃肺脾肾虚，酿生痰饮。外因由感受六淫之邪，或劳倦、接触发物或情志失调所致。王烈教授曾做过 1000 例的病因学调查，其中寒温失调占 85%，饮食偏嗜占 8%，烟尘异味占 2%，情志劳倦占 5%。在诱发哮喘的众多因素中，鲜有人联系到患者本身的因素，然而王老经常提及并重视的"人味毒"之病因，是指人类自己排出的有毒害作用的物质，包括人身上散发的烟味、矢气、口气、汗液等，属中医秽气范畴。王老认为，常人对自己排出的秽物、异味不会有太大的不良反应，但对于过敏性体质的人，尤其是哮喘患儿，有的闻到秽气之味就会诱发哮喘，故强调应多方避免病因，方能减少发病。

二、论病机

王老认为，哮喘反复发作是与先天不足、后天失养、肺脾肾虚及风、气、痰、瘀有关。外因为风，病机关键为气逆、痰阻和血瘀。因此治疗也遵此立法选方，注重祛风、调气、化痰、活血化瘀，兼调肺、脾、肾三脏。

三、论治疗

临床哮喘常分为发作期和缓解期进行辨证论治，明代医家万全在《万氏秘传片玉心书·哮喘门》中记载："轻则用五虎汤一帖，重则葶苈丸治之。此皆一时急解之法，若要断根，常服五圣丹，外用灸法。"王烈教授受此论述启发，将哮喘分三期即发作期、缓解期和稳定期（与《中医儿科学》中的发作期、迁延期和缓解期的分期有所不同）进行辨治，此即哮喘"三期分治"理论。

（一）发作期祛风活血以止哮

1. 祛风通络，解痉止哮

王老认为，哮喘作急属风邪为害。肺易为外邪所袭，当风邪袭肺，留而不去则风邪内伏，一旦有外风侵袭，外风引动内伏之风，内外合邪，从而导致哮喘急性发作或加重。临床上，患儿常表现为遇风冷后很快出现咳嗽喘促、胸闷、咽痒、咳吐清稀泡沫痰等症状。王老认为哮喘发作以哮吼为著，不仅有风急，其络亦阻。因此，治疗以祛风通络为主，故在其自拟平哮汤中，以地龙、全蝎为君，地龙性善走窜，长于通经络，祛风邪，其性苦寒降泄，又能清肺平喘；全蝎亦善于搜风通络，二药配伍能增强治哮作用，共奏祛风通络止哮之功。苏子、麻黄、前胡为臣，紫苏子善于降肺气、化痰涎以止咳平喘，并能润燥滑肠促进大肠传导，以助肺气降泄；麻黄、前胡均主入肺经，辛散苦泄，可外散皮毛之风邪，使肺气宣畅，又能内降上逆之气，以复肺之肃降。白屈菜止咳平喘，白鲜皮清热化痰，侧柏叶化痰止咳，共为佐使。

2. 活血理气，宣肺止咳

王老认为，哮喘之重者、顽者、难者、久者亦为瘀所困。治疗方面不仅活血，亦需注重理气。值得注意的是，小儿哮喘气血失和之征象，尤其肺的气血失和所形成的病变，不同于血流脉外而成瘀等瘀血征象，而是脏腑功能的失调。王老将应用活血化瘀法的辨证指征归纳为：发作时有哮吼之症，面色青，尤其是口唇色暗，鼻孔气热，舌尖暗赤，脉数而沉。临证擅用杏仁、桃仁及刘寄奴、川芎药对以活血理气。杏仁与桃仁合一者入气分，一者入血分，二药合用可活血理气、宣肺止咳，因气壅血瘀而致咳嗽气喘者尤宜；刘寄奴苦泄温通，性善行散，功在活血散瘀，川芎辛香行窜，为"血中气药"，既能活血祛瘀又能行气通滞，二者相伍，行气活血之力较强。

临证若发作哮吼甚者，加紫苏子、射干解痉平喘；痰盛者，加瓜蒌、清半夏、胆南星祛痰平喘；久哮多瘀者，重用桃仁；热重者，加栀子、鱼腥草清热解毒；便秘者，加枳实、莱菔子、番泻叶通腑降逆；咽喉红肿者，加山豆根、木蝴蝶解毒利咽；鼻塞、鼻痒者，加通草、细辛通鼻窍。

【病案举例】

杨某，男，18个月。患儿素有佝偻病、食积症。此次发病3天。刻下：发热，体温最高37.8℃，干咳少痰，每于睡前、晨起之时喉间哮鸣声喉不已，乳食大减，夜卧不安，大便干，2日一行，小便黄。查体：体温37.3℃，神烦、面赤、唇干红，舌质红，苔白厚，指纹紫，双肺听诊满布哮鸣音。既往史：患儿13个月时患支气管肺炎，经住院治疗后好转出院。王老认为本病乃为感受风热、病毒之邪引发，症见哮鸣，其声高昂，且伴有身热、面赤、便干等热象，故将本病诊断为热哮，本着急则治其标之原则，治以清热泻肺、止哮平喘。处方：紫苏子10g，前胡10g，地龙10g，侧柏叶10g，苦参5g，枳实10g，射干10g，桑白皮10g，白屈菜10g，青蒿10g，知母10g，2剂水煎服4日。同时配合小儿哮咳喘胶囊口服，2粒/次，3次/日。

二诊：患儿服药4日后热退、哮缓，上方去青蒿、知母继服1周。

三诊：哮止咳轻，双肺仅闻痰鸣音少许，随以健脾养阴化痰善后。

（二）缓解期泻肺祛痰、调补脾肾以定喘

哮喘发作经及时有效治疗后病情多进入缓解期，即哮喘发作休止或明显减缓，此期咳喘减而未平，病情呈正虚邪恋状态，病性属虚实夹杂。"实"体现在哮喘发作虽有减轻而未能平息，患儿静时不喘，但在外界刺激或活动后则喘鸣发作；"虚"则体现在肺脾气虚的不同证候。

1. 泻肺降气，止咳平喘

盖因哮喘长期反复发作，势必耗伤肺气，导致肺气虚损，气不化津而痰浊内生，并因肺虚卫外不固，易感受外邪而诱发。脾虚运化失职，水谷不化精微上输于肺，反积湿生痰上贮于肺，进而影响肺气升降而出现咳嗽喘促。此期正虚与邪实相夹杂，病性常因实致虚，由虚转实，患儿症状较前虽有好转，但病情复杂，治疗棘手。王老临证细察病情，视正虚与邪实之多寡，以攻补兼施为原则，以药物之加减变化调整扶正与祛邪之权重。小儿体禀纯阳，病则热多寒少，若有痰积于肺，肺必热，故在治疗上，王老尊崇钱乙而擅用清法，用药多为寒凉。在自拟泻肺方中以锦灯笼、枇杷叶、瓜蒌、白屈菜、黄芩等苦寒之品为主方以清肺降气，反映了"小儿纯阳，无须益火"的学术思想，在此基础上，加百部、川贝母润肺下气止咳，清半夏燥湿化痰，全方共奏泻肺降气、止咳平喘之功。

2. 补脾强肾，清化顽痰

患儿经治疗病情趋于平稳，哮鸣、咳嗽、喘促等症状虽得到缓解，但痰候多未消除，临床多表现为痰多，故治疗应重在清化顽痰。此处的痰指的是"有形之痰"。张锡纯认为"痰之标在胃，痰之本原在于肾"，王老遵张锡纯之论，提出了"痰生动脾，其源在肾""痰者水也，其主为肾"等理论。治疗上，王老认为治痰疗脾其实是除标，临床用之取效一时，终不得愈。在其自拟化痰方中，除加入宣肺祛痰之桔梗，润肺化痰之川贝母，清热涤痰之瓜蒌，燥湿化痰之清半夏、橘红，健脾利水之茯苓外，尚有治肾之品芡实。芡实，味甘、涩，性平，归脾、肾二经，因甘涩收敛，长于益肾固精，又能健脾除湿。王老每治痰证之时必于方中加入芡实，脾肾兼收，标本同治，诚如《景岳全书》所言："治痰者必当温脾强肾，以治痰之本，使根本渐充，则痰将不治而自去。"

若证偏肺虚而咳嗽者，加百部、麦冬；脾虚而痰壅者，加白术、白芥子；肾虚而气喘者，加白果、补骨脂；若伴有乳食减少者，加佛手、石斛；

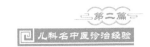

形体虚弱而多汗者，加黄芪、太子参；大便干者，加枳实、莱菔子；大便稀者，加诃子、山药。

【病案举例】

高某，女，1岁。患儿于诊前2周哮鸣气促，早晚尤甚，经某医院以"毛细支气管炎"诊治，喘止哮平已1周。刻下：仍咳，喉间痰声辘辘，日久不尽，伴乳食减少，大便溏薄。查体：双肺可闻及痰鸣音。形体虚胖，面色㿠白，乏力，口唇舌质淡，少苔，指纹淡。王老认为该患儿乃为哮作时伤气，脾气亦伤，脾气伤则湿不运，湿不运则聚而成痰，食不运则停而为滞，故攻邪哮止后，素脾不足者痰积不运之象必成为主证，故将此病例诊断为哮喘缓解期之脾虚痰积证，王老认为脾虚痰积之证治当疗痰，治疗当先理气，燥湿痰自消。故治以健脾益气、燥湿化痰。处方：白术10 g，茯苓10 g，山药10 g，党参10 g，橘红10 g，清半夏5 g，芡实10 g，川贝母3 g。4剂，水煎服8日。

二诊：患儿服药8日后痰大减，但仍食少、便溏，继服上方加诃子10 g，佛手10 g。

三诊：上方继服1周后患儿痰去食增，大便如常。随以健脾益肾化痰善后。

（三）稳定期益气除痰以固本

1. 补益肾气，增强体质

清代陈复正于《幼幼集成》哮喘证治篇中曰："反复发作类，于未发时，可预防之。"此宜服补肾地黄丸，此系治未病之举，乃未作先防之法。王老师受此法启迪，将哮喘防治的重点放在稳定期。王老师认为，哮喘乃顽疾，不仅病程迁延，而且常有反复，此期实邪虽祛而虚邪尚存，且病久肾虚，摄纳失常，气不归元，故患儿多呈气虚改变，然气虚易罹外感，成为哮喘发病或发作的病理基础。在治疗上强调补肾虚、益元气，以自拟固防汤治之。方中黄芪、灵芝为君，黄芪收涩而固肾，补益肺气兼能顾肺宣降之机，以其补气养血之功，俾正气旺盛；灵芝味甘善补，归肺、肾经，能补益肺肾之气，止咳平喘。佛手为臣，善治痰气，因其苦温燥湿而化痰，辛香又能行气，《本草纲目》及《本草从新》均载其能治"痰气咳嗽"。佐以白术、大枣健脾补气，百合、玉竹养阴润肺，山药肺、脾、肾同补。全方重在补肾气，除伏痰，兼顾肺脾。本方主要通过补益患儿元气，增强体质，使机体不易受邪气侵犯，以达到防止疾病发作或复发的目的，是哮喘稳定期"未发以扶其正"治疗原则的具体体现。

2. 肃清伏痰，祛除夙根

哮喘的发作是外因作用于内因的结果。历代医家普遍认为"伏痰"是哮喘的内在夙根，如《金匮要略》记载："膈上病痰，满喘咳吐……必有伏饮。"《景岳全书·明集》云："喘有夙根。"《证治汇补·哮病》亦载："因内有壅塞之气，外有非时之感，膈有胶固之痰，三者相合，闭拒气道，搏击有声，发为哮病。"王老认为，其痰之质有形上贮于肺，又随咳而出，祛之有物，此为外痰，然此期无形之痰气不同于缓解期之外痰。外痰显而易见，治之多可获愈，但此为标去，病安为假，无形之内痰深伏体内走窜为弊，寻机为病，则病可起伏。针对两种不同性质之痰，王老提出"外痰是病，内痰是根""外痰易除，内痰难祛""外痰为标，内痰是本""外痰走阳，内痰行阴""痰质居肺，痰气走窜"等观点；同时强调，哮喘反复发作、病情顽固者，皆因患儿体内深伏无形之痰气，若要防止哮喘反复发作，哮喘之"夙根"必除。

【病案举例】

彭某，男，7岁。患儿3岁时即患哮喘，至今已4年余。历年皆发作3~5次，每次月余方解。此次于受凉后起病已3天。刻下：哮吼，日夜气喘胸闷，伴咳嗽痰多，痰色微黄，难咳出。病后不发热，但食少，夜寐不安，大便干，2~3日一行，小便微黄。查体：神乏面赤，口唇略青，舌质红，苔微黄，脉沉数。听诊双肺布满哮鸣音。王老将其诊断为发作期之热哮，治以清热止哮，活血化瘀。处方：紫苏子20 g，前胡20 g，地龙20 g，白屈菜20 g，川芎20 g，侧柏叶20 g，苦参10 g，桃仁5 g，杏仁5 g，黄芩10 g。

二诊：哮喘解，但仍咳，有痰，夜可眠。上方加瓜蒌15 g继服1周。

三诊：哮止，微咳有痰。更方：北沙参20 g，川芎10 g，胆南星5 g，桔梗10 g，旋覆花15 g，紫苏子10 g，侧柏叶10 g。4剂，水煎服8日。

四诊：诸证均除。随更用防哮汤，方药：黄芪15 g，玉竹10 g，五味子10 g，女贞子15 g，补骨脂10 g，山药10 g，牡蛎10 g，当归10 g，熟地黄10 g。连服6周，患儿状态稳定，体质见增，虽偶有外感，但其哮并未引发。

四、论预防

王烈教授认为哮喘患儿的预防应始自胎儿，患有哮喘的患儿多有家族哮喘遗传病史，对于有哮喘症状端倪的患儿应早期干预。此外，还应注意避免接触过敏性食物与药物，减少呼吸道感染的次数，调理体质，祛除体内积热，以防反复迁延。此外，王烈教授对本病的预防还体现在瘥后防止复发方面。对于经治疗缓解的患儿，力戒"病者不诊，医者不治"，此时症状虽去，但病根未除，应固肾抑气，祛除伏痰，并且先后著书《婴童哮喘防治诠论》《婴童释问》，指导家长关注衣食住行等调护，爱患之心可见一斑。

汪受传教授治疗儿科肺系疾病的理论及临床经验

汪受传，南京中医药大学教授、主任医师、博士研究生导师，首批全国名中医、国家级教学名师，师从儿科大家江育仁教授，从事临床工作已50载，对儿科常见病及疑难杂症有着丰富的临床经验。现以儿科肺系疾病为例，将汪受传教授提出的学术新观点及临床案例介绍如下。

一、热、郁、痰、瘀论治肺炎喘嗽

肺炎喘嗽是儿科常见的呼吸系统疾病，其病因不外乎内、外二因，外因可责之调护失宜，外感六淫之邪，内因则责之于小儿形气未充，肺常不足，以致卫外不固。汪教授结合多年临床经验，认为热、郁、痰、瘀是小儿肺炎喘嗽的主要病理因素，四者相互影响，交结为病。外邪从皮毛口鼻而入，首犯肺卫，致使肺气宣降失常，气滞而生郁；热者，或因外感温热之邪，或因气郁日久而化热；"肺为水上之源"，肺失宣肃，水道通调功能失常，水液停聚则生痰，加之热邪灼津，亦可炼液成痰；肺朝百脉，推动全身气血津液循环，气行则血行，肺气郁闭则生血瘀。肺炎喘嗽的证候一般分为风寒郁肺证、风热郁肺证、痰热闭肺证、毒热闭肺证、阴虚肺热证、肺脾气虚证，临床上最常见的证候为痰热闭肺证。其病机为痰热郁闭、肺失宣降，治疗上以宣肺开闭、清热化痰为主法，可酌增活血化瘀之法，方选麻杏石甘汤加减，如《伤寒论·辨太阳病脉证并治上篇》有言："汗出而喘，无大热者，可与麻黄杏仁甘草石膏汤。"现已制成江苏省中医院院内制剂清肺口服液。清肺口服液由炙麻黄、杏仁、生石膏、黄芩、葶苈子、桑白皮、前胡、虎杖等药组成。方中以炙麻黄为君，开肺宣气、止咳平喘，可解肺气郁闭；麻黄性温，故配以辛甘大寒之石膏，既可散外感之邪，又能制麻黄之热；杏仁降肺气平喘咳，与麻黄配伍，一升一降，使肺气得利；配以前胡，取其行气化痰之效；再佐以黄芩清上焦之热；桑白皮、葶苈子泻肺涤痰；虎杖清热燥湿活血化瘀。全方共奏宣肺开闭、化痰止咳、活血解毒之效。

【病案举例】

患儿，女，3岁，初诊：2019年12月14日。主诉：咳嗽5日，伴发热3日。刻下：患儿5日前出现咳嗽，未予处理，3日前夜间开始发热，最高体温为39.3 ℃，予"泰诺林"口服热退后复起。患儿现仍有发热，咳嗽有痰，色白质黏，流黄脓涕，精神尚可，纳食一般，夜寐稍差，大便日行1次，质调，小便可，有口气，汗出较多。查胸片示右下肺炎症；血常规示白细胞12.9×10⁹/L，红细胞4.65×10¹²/L，血小板178×10⁹/L，中性粒细胞百分比57.7%，淋巴细胞百分比34.6%；超敏C-反应蛋白10.93 ng/L。查体：咽红，扁桃体Ⅰ度肿大，舌质红，舌苔薄黄，肺部听诊呼吸音粗，未闻及啰音。诊断为肺炎喘嗽，证属痰热郁肺、宣肃失司，治以宣肃肺气、清热涤痰，予麻杏石甘汤加减。拟方如下：炙麻黄3 g，辛夷6 g，杏仁10 g，前胡10 g，远志6 g，葶苈子10 g，胆南星6 g，地龙6 g，黄芩10 g，蚤休10 g，鱼腥草15 g，生甘草3 g。6剂，水煎服，每日1剂，早晚分服。

二诊（2019年12月19日）：患儿服上方后发热已退，咳嗽明显好转。现咳嗽偶作，可闻及痰声，鼻塞，流黄脓涕，纳食尚可，夜寐欠佳，二便调，汗出可。查体：咽红，舌质红，舌苔薄黄，心肺听诊（-）。患儿发热已退，肺气已宣，唯余痰热未清，故以前方减宣肺平喘之葶苈子、地龙，加清热化痰之桑白皮、天竺黄，继服7剂。

三诊（2019年12月26日）：患儿现咳嗽已平，无鼻塞流涕，纳食佳，夜寐转安，二便调，汗出不多。患儿诸症皆平，转用玉屏风散加减以调补肺气，补虚固本以扶正气。

二、消风豁痰法治疗小儿哮喘

小儿哮喘（infantile asthma）是儿童时期常见的反复发作的喘息性疾病，历代医家多认为本病病因与伏痰有关，然而除伏痰外，汪教授创新性地提出"伏风"理论。"伏风"，即来自先天禀赋，平时深伏体内，一有外风侵袭，或者某气、某味、某物所触，则随之被引动而发为风病之伏风。故小儿哮喘，其病机乃因风痰内伏，加之外邪引动，内外相合，风痰阻于肺络，致使肺宣肃失司，气机升降失调，以致气喘、痰鸣、咳嗽等症。关于哮喘的治疗，《丹溪治法心要·喘》中"凡久喘未发，以扶正气为主；已发，以攻邪为主"，一直是哮喘治疗的基本原则，而汪教授在多年临床观察之下，发现有安静时平稳无喘，活动时喘鸣又作，迁延而不能持续缓解的患儿，故在发作期、缓解期之外，提出了迁延期的概念。小儿哮喘分三期论治，发作期症见喘息气促，咳嗽咳痰，喉间痰鸣，以外风引动内伏风痰、肺失宣肃为主要病机，治疗当以消风宣肺为主，并佐以化痰平喘，多用麻黄为君宣肺平喘，并据感邪不同与体质差异，分寒热而论治；迁延期邪实正虚，症见咳喘减而未平，静时不发，活动后喘鸣发作，治疗应祛邪扶正并施；缓解期以正虚为主，当补益固本，调肺脾肾，以消除伏风伏痰。因风痰内蕴的病理状态存在于整个病程中，故消风豁痰之法应贯穿三期论治之始终，临床上常用胆南星、葶苈子、地龙、辛夷等药消风豁痰。

【病案举例】

患儿，女，4岁，初诊：2019年11月21日。主诉：气喘反复发作1年余。刻下：患儿1年来反复发作咳嗽伴喘息，于南京市某医院诊断为"支气管哮喘"，长期服用西药缓解，近日复作。症见咳嗽、气喘，可闻及痰音，纳食较差，夜寐尚安，二便调，汗出较多。查体：咽红，扁桃体Ⅲ度肿大，舌苔薄白，肺部听诊呼吸音粗，深呼吸可闻及哮鸣音。诊为哮喘发作期，证属伏痰内蕴、肺咽结热，治以清肺利咽、消风化痰。拟方如下：炙麻黄3g，桑白皮10g，杏仁10g，前胡10g，远志6g，葶苈子10g，胆南星6g，地龙6g，黄芩10g，蚤休10g，虎杖12g，生甘草3g。9剂，水煎服，每日1剂，早晚分服。

二诊（2019年11月30日）：服上药后，患儿咳嗽已平，喘息仍作，纳食差，时呃逆，夜寐尚可，二便调，汗出较多。查体：咽红，扁桃体Ⅲ度肿大，舌苔薄黄腻，肺部听诊（-）。此时小儿喘息仍作，辨证同前，加之纳差呃逆，以前方酌加和胃消食之品。拟方如下：炙麻黄3 g，桑白皮10 g，杏仁10 g，枳实6 g，陈皮3 g，旋覆花3 g，柿蒂10 g，蒲公英15 g，槟榔10 g，黄芩10 g，虎杖12 g，生甘草3 g。14剂，水煎服，每日1剂，早晚分服。

三诊（2019年12月12日）：患儿服上药后喘息明显好转，纳食转佳，夜寐可，二便调，汗出尚可。查体：咽红，舌苔薄白，心肺听诊（-）。证治同前，以前方加减治疗14剂，巩固疗效。

三、调和营卫、扶正祛邪治疗反复呼吸道感染

反复呼吸道感染是儿童的常见病，肺卫不固、营卫不和为本病主要病机。《灵枢·决气》曰："上焦开发，宣五谷味，熏肤，充身，泽毛，若雾露之溉，是谓气。"肺主气，司呼吸，主宣发与肃降，可宣发卫气布于全身，起卫气之温分肉、充皮肤、肥腠理、司开阖之功能，若肺宣降功能失常，则表现为肺卫不固；而营卫之气源于中焦，脾运化水谷精微以充养营卫之气，即"土能生金"，若脾失健运，则营卫之气生化乏源。小儿肺脾先天不足，卫外功能薄弱，加之寒温不能自调，则外邪易从口鼻、皮毛而入，侵犯机体，导致反复呼吸道感染。调和营卫、扶正祛邪是治疗本病的基本法则。发作期以邪实为主，当祛邪以治标，采用疏风解表法；迁延期正虚邪恋，则扶正祛邪并举；缓解期应以虚为主，宜益肺健脾补肾。汪教授认为本病缓解期病机以肺卫不固、营卫不和为主，以玉屏风散与桂枝加龙骨牡蛎汤合方加减拟成金屏汤，取玉屏风散补肺健脾、益气固表，桂枝加龙骨牡蛎汤温卫护表、和营敛阴，常用黄芪、白术、防风、煅龙骨、煅牡蛎、桂枝、白芍、炙甘草等药，随证加减。汗多者，加浮小麦、制黄精、五味子固表止汗；痰热者，加胆南星、桑白皮清热化痰；纳差者，加焦山楂、炒谷麦芽和胃理气；便溏者，加苍术、薏苡仁燥湿健脾。

【病案举例】

患儿，男，9岁，初诊：2020年4月11日。主诉：反复呼吸道感染5年余。刻下：患儿自幼起反复出现呼吸道感染，1年内先后因上呼吸道感染引起"病毒性脑炎""血小板减少性紫癜"。现患儿无咳嗽、咳痰，咽痒，偶有喷嚏，无鼻塞、流涕，纳寐可，二便调，盗汗。查体：咽红，扁桃体Ⅰ

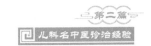

度肿大，舌苔薄白。诊断为反复呼吸道感染迁延期，证属肺卫不固、热结咽喉，治以补肺固表、清利咽喉。拟方如下：生黄芪15 g，白术10 g，防风5 g，煅龙骨15 g，煅牡蛎15 g，桑白皮10 g，蝉蜕6 g，丹皮10 g，金银花10 g，蒲公英15 g，玄参10 g，生甘草3 g。14剂，水煎服，每日1剂，早晚分服。

二诊（2020年4月25日）：患儿近期未罹患外感，无咳嗽、咳痰、咽痛、咽痒，夜寐盗汗，纳食可，二便调。查体：咽稍红，舌苔薄白。患儿邪热渐消，此时以气虚为主，故减清热利咽之蝉蜕、金银花，加补气敛汗之制黄精、党参、碧桃干，继服14剂。

三诊（2020年5月9日）：患儿服药后未罹患外感，盗汗较前明显好转，余无明显不适，嘱上方继服14剂巩固疗效。

张士卿教授辨治小儿咳嗽治验

张士卿教授为首批全国名中医，其临床广涉诸科，尤擅辨治儿科疑难杂症，临证法宗仲景，善用经方，方活药精，师古不泥。尤其在治疗小儿咳嗽时，他每以《素问·咳论》为指导进行辨证论治，取效满意，故将其经验分述如下。

一、察病机，最关肺胃两经

《素问·咳论》说："五藏六府皆令人咳，非独肺也……皮毛者，肺之合也，皮毛先受邪气，邪气以从其合也。其寒饮食入胃，从肺脉上至于肺，则肺寒。肺寒则外内合邪，因而客之，则为肺咳。"这里指出了咳嗽虽属肺脏疾患，但与其他脏腑亦有密切关系。任何一个脏腑发生病变，都可能通过经脉的联络关系而影响肺，导致咳嗽。经文还指出导致咳嗽的原因，一系外感风寒，约束肺气；二由内伤寒饮，损及胃阳。可见，咳嗽一证与肺胃二经关系更密切。《素问·咳论》篇末提到"此皆聚于胃，关于肺"，也正说明了这一点。这种咳论重视肺胃的观点，不仅适用于内科临床，而且符合儿科实际。

小儿肺脏娇嫩，肤薄神怯，衣着稍有不慎，则易为风寒所侵，而致肺卫不畅；小儿脾常不足，肠胃薄弱，乳食不当，即易损脾伤胃，此时不仅脾胃自病，还常累及子脏，引起肺失宣降。因此，针对这种情况，在治疗小儿咳嗽时，常须肺胃双调。

【病案举例】

王某，女，1岁8个月。患儿咳嗽一周，病起于内伤乳食，外受风邪。现症咳而有痰，甚则呕吐，纳呆食少，舌红，苔白略厚，指纹紫滞。治以保和丸合桑菊饮化裁：云茯苓、连翘、炙百部、桑白皮各10 g，焦三仙、化橘红、炙杷叶、杏仁、前胡、白菊花各6 g，法半夏4.5 g，炙甘草3 g。服此方和胃消食，利肺止咳，二剂即愈。

二、审病性，常见热多寒少

肺为娇脏，喜清润而恶燥热，喜宣肃而恶壅逆。肺失清肃，为咳为嗽，其证常以热证为多。《素问·咳论》中所述之五脏咳，或伴唾血，或兼咽肿、喉痹，或咳则两胁下痛等，究其因由，则或为肺燥火盛，邪阻气机；或为心肺气逆，邪气上攻；或为肝火犯肺，刑金灼络，多与火热有关。这一特点，在儿科疾病中表现更为突出。小儿阳常有余，阴常不足，感邪常易从阳化热，所以一旦罹患咳嗽，往往以风热犯肺，燥热伤肺，或痰热壅肺者多见，虽亦有风寒束肺者，但毕竟较热证者少。针对这种病情，治疗必须配合清肺泄热、解毒、降火等法，才能收效较好。

【病案举例】

赖某，女，1岁4个月。患儿初由成都返家即病，发热夜重（体温38.5 ℃），咳嗽阵作，痰涕色黄，舌苔黄厚而腻，指纹紫，达气关。此乃风邪外感，内兼湿热，壅郁酿痰，肺失清肃。治以清肺化痰，清热利湿，方用麻杏石甘汤加味：炙麻黄、甘草各3 g，生石膏、金银花、连翘、滑石粉各10 g，杏仁、川贝母、知母、荆芥穗、炒三仙、藿香各6 g。服此方一剂热退；二剂咳止，后以保和丸合二陈汤化裁调理，纳增苔化而愈。

三、辨病候，当别五脏六腑

咳嗽虽然是肺脏疾患，但在治疗时，如果单纯从肺着手，对于有些病例，则不能收到满意效果。《素问·咳论》根据咳嗽的兼见症状，用脏腑辨证进行归类，从而提示我们，应依其兼证的不同，运用脏腑辨证方法进行调治，才能提高疗效。张教授在临床中常遵此原则，辨治小儿咳嗽。

如临床常见小儿咳嗽伴有扁桃体炎、咽炎、喉炎等，其症状颇类《素问·咳论》中"心咳之状，咳则心痛，喉中介介如梗状，甚则咽肿、喉痹"。故遇此类咳嗽，张教授常按"心咳"进行论治。

【病案举例】

例1　勾某，男，4岁。患儿发热、咳嗽3天，伴咽红，扁桃体Ⅱ度肿大，纳减便干，小便黄赤，舌红苔黄。辨证虽属肺胃壅热，但与心火内郁、火毒上攻亦有关系。故以银翘散、栀豉汤合方化裁，侧重清心泻火，解毒利咽。方用金银花、连翘、牛蒡子、板蓝根、川贝母、桑白皮、炒三仙各10 g，炒山栀、豆豉、淡竹叶、焦大黄各6 g，生甘草3 g。服此方三剂，咳止，咽肿消，食增便调而愈。

又如小儿百日咳痉咳期的临床表现颇与《素问·咳论》中"肝咳之状，咳则两肋下痛，甚则不可以转，转则两胠下满"及"胆咳之状，咳呕胆汁""胃咳之状，咳而呕"的描述相似。因此，张教授治疗百日咳痉挛性咳嗽，每在治咳方中加入代赭石、白僵蚕等平肝解痉，或竹茹、旋覆花等降逆祛痰之品。

例2　金某，男，3岁。患儿咳嗽一周，始为干咳少痰，近日呛咳，连咳数十声，面赤气憋，甚则作呕，目睛满布红丝，舌苔白，大便干。证属肝火犯肺，肺燥气逆，胃失和降。治以平肝降逆，润肺和胃，解痉镇咳。处方：桑白皮、天花粉、炙杷叶、代赭石各10 g，陈皮、清半夏、苏子、黄芩、杏仁泥、白僵蚕、川贝母各6 g，甘草3 g。服此方三剂，咳减便调。前方去僵蚕、赭石，加百部、前胡各10 g，继进三剂即愈。

对于久咳不止，咳声低怯，痰声辘辘，纳呆食少，腹胀便溏，甚则面浮气逆者，一般可参考《素问·咳论》中"三焦咳状，咳而腹满，不欲食饮……使人多涕唾，而面浮肿气逆也"进行辨治。这类患儿多属长期患气管炎、肺炎，久病失调，以致肺气虚损，脾失健运，肾不蒸化，三焦气机壅塞，故治疗重点在于调补肺、脾、肾，利湿化痰，宣畅气机。

例3　王某，男，1岁2个月。患儿平素易患感冒咳嗽，1个月前曾因患肺炎住院一次。出院不久，仍作咳。现证咳喘有痰，喉间辘辘有声，纳呆食少，面色㿠白不华，肌肉松软，舌苔白。此属素体脾肺气虚，痰湿偏盛，气道不利，治以健脾益气，宣肺利气，化痰止咳。处方：云茯苓、党参、冬瓜皮、焦山楂各 10 g，生苡仁 15 g，炒白术、炒陈皮、法半夏、葶苈子、桔梗、砂仁各 6 g，甘草 3 g。服此方三剂，痰量减少，咳喘减轻，纳食见增。仍宗前法，略加宣肺平喘之品，调理数剂而愈。

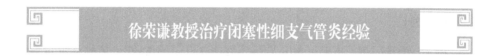

徐荣谦教授治疗闭塞性细支气管炎经验

徐荣谦教授系第五批全国名中医，北京中医药大学东直门医院儿科主任医师、博士生导师，师从京城"小儿王"刘弼臣教授，是"臣字门"学术流派的第六代嫡系传人。他运用小苦辛汤辨证加减治疗小儿闭塞性细支气管炎，使正气得复，邪气渐去，肺之宣肃功能恢复正常，则其病向愈，留下了极其宝贵的经验。现分述如下。

一、对病因病机的研究

本病是 1901 年由德国病理学家 Lange 首次报道并命名了闭塞性细支气管炎。闭塞性细支气管炎是由多种原因引起的小气道上皮的损伤，这些因素包括感染、异体骨髓移植、肺移植、吸入有毒气体、自身免疫性疾病及药物不良反应等。目前尚没有公认的闭塞性细支气管炎治疗准则，西医多采用类皮质激素及支气管扩张剂配伍，辅以其他支持疗法来治疗，临床疗效欠佳，死亡率高。纵观历代文献，中医学亦无特定的病名与本病相对应。根据发病的主要症状，小儿闭塞性细支气管炎属于中医学的"肺闭""马脾风"等范畴。《灵枢·百病始生》曰："风雨寒热，不得虚，邪不能独伤人。猝然逢疾风暴雨而不得病者，盖无虚，故邪不能独伤人。"故小儿闭塞性细支气管炎的病因总体分为内因和外因，内因责之于小儿肺、脾、肾三脏不足，正气虚损，肌松骨弱；外因主要责之于外感邪气。其常见证型为痰热闭肺、痰凝肺闭、寒热错杂、虚实夹杂、肺脾气虚。中药针对咳喘症的治疗疗效亦不尽人意，临床单用麻杏石甘汤往往难以奏效。徐荣谦教授认为，外因是小儿闭塞性细支气管炎发病的必要条件，尽管外因多种多样，但必须通过内因方可发病，即外邪侵袭肺卫皮毛，耗伤正气，引动肺络伏痰发病。小儿正气不足，痰饮留伏是小儿闭塞性细支气管炎的病理基础。小儿闭塞性细支气管炎正气内虚，肺气大损，气机不能正常宣肃，而致痰凝内伏于肺，成为本病之夙根。体虚肺弱，表卫不固，更易为外邪所乘而使病情加重，反复不已。故感受外邪为标，内外合邪为临床所常见。病情进一步发展则由虚致瘀，痰瘀互结，使疾病缠绵难愈。总之，其病位主要在肺，其基本病机为正虚气郁。

二、辛开苦降为治疗大法

儿童闭塞性细支气管炎是一种临床相对少见而严重的呼吸系统疾病，以反复或持续咳喘为主症，主要表现为反复或持续咳嗽、喉间痰吼、喘促气急，运动后加重、两颧潮红，严重者可出现三四征、呼吸困难、唇口青紫，肺部听诊区可闻到喘鸣音和细湿啰音。其基本病机有风寒闭肺、风热闭肺、痰热闭肺、痰瘀阻肺、肺脾气虚、肺阴耗伤之不同，但总体而言为外邪触动肺络伏痰，顽痰壅塞气道，痰气胶结，中上二焦气机不利，肺气闭塞不通而发病。发病初期以咳喘气急、痰多喉鸣为主要临床症状，病性以邪实为主，法当攻邪治标，并辨寒热，随证施治，治法重在和畅气机，止咳祛痰，宣肺平喘。病势得以缓解时，尚有正气不足，肺脾肾三脏虚损，病性虚实夹杂，以虚为主，故治以补肺固表，扶脾益肾，调其脏腑功能，以求其本，并兼以祛邪，标本兼顾。

辛开苦降，是中医临床治疗的法则之一。最早源于《内经》"辛甘发散为阳，酸苦涌泄为阴"，将辛温、苦寒两类不同性质药物配伍。清朝叶天士提出"辛以开之，苦以降之""微苦以轻降，微辛以宣通""以苦降其逆，辛通其痹""苦降辛通，斯热气痞结可开"，认为"苦能祛热除湿，辛能开气宣浊"，阐述了辛开苦降法在治疗疾病过程中的作用机制，并将苦辛法作为温热病的治疗大法。刘弼臣教授扩展应用苦辛配伍法及辛开苦降理论，在仲景半夏泻心汤的基础上裁去护中的参、草、枣，保有辛温之夏、姜，苦寒之芩、连，而成小苦辛汤。刘老的小苦辛汤主要用于治疗儿科疾病中的上中二焦湿热之"胸腹胀满，泛吐痰涎，或用于治疗痰气壅塞不能咽药者"。《医宗金鉴·幼科心法要诀·喘证门》中五虎汤具有清肺开闭、止咳定喘之功，用于主治突然暴喘之马脾风。故徐荣谦教授认为，小苦辛汤和五虎汤加减而成的加味小苦辛汤，具有调畅气机、清热涤痰、止咳平喘之功。

三、外治疗法彰显名家优势

徐荣谦教授从闭塞性细支气管炎的病因病机及临床治疗的实际情况出

发，采用小儿按摩与药物贴敷相结合，先通过按摩疏通经络，调和气血，然后贴敷药物。

徐氏小儿按摩法的主要特色之一是"摩挲"，摩是抚摸；挲是用手轻轻按着，一下一下地移动；摩挲是用手轻轻触及皮肤的移动。"摩挲"的手法突出轻柔、快速的特点。轻是指手刚刚接触到皮肤，柔是指手在皮肤表面的轻轻摩挲。手在皮肤摩挲的速度为 100~150 次/分。常取百会、廉泉、天突、孔最、膻中、列缺、百劳、风池、定喘、肺俞、膏肓等穴。选用百会穴具有升阳、益气、调整五脏六腑之气的作用。百会穴还具有降逆平冲的作用。摩膻中穴既可以理气宽胸，又可补气。膻中是历代针灸医家认为其功效属于治气病的范畴，如治肺气咳嗽、上气短气、咳逆、噫气、喉鸣喘嗽、心胸痛等。膻中穴又名上气海穴，意指本穴为任脉的生气之海。摩膻中配合摩按百会，可提高哮喘患儿抵御外邪的能力。摩廉泉，可以止咳平喘，廉泉为任脉、阴维脉交会穴，有凉润、下降任脉气血之功，主治咳嗽、哮喘。摩天突，可以止咳化痰，天突的穴名意为任脉的气血在此吸热后突行上天，主治咳嗽、哮喘。天突与廉泉相配合，具有一升一降、一温一凉之功，二穴配合百会，以增强调节肺气的宣降功能。诸穴配合有疏通气机、开通肺气、降气止咳、纳气平喘的作用。

取花香散（丁香、降香、沉香、小茴香、花椒各 3 g，研末，以葱白捣烂、黄酒调膏敷脐，敷料固定，每日一次），透皮给药，借助已疏通的经络直达病所。方中诸药皆属于性温辛散的药物，取"辛以散之，温以通之"之意，取穴亦体现"上病下取，纳气归根"之意。方中小茴香、花椒温中散寒，疏通肺气。丁香、沉香、降香芳香药物有温中降逆、引气下行的功效。辅以黄酒、葱白温通阳气，调敷诸药以利于药性挥发输布。而对于背部啰音久居难消的患儿采用硝白散湿敷（玄明粉、白芷、白附子、白芥子水煎浓缩，随后药液将纱布浸泡，敷于背部落音明显处）以豁痰祛湿，疏通气道，畅达肺气，加快啰音吸收。

四、临床选方用药

临床中小儿闭塞性细支气管炎症状多变，证候复杂，多是寒热并见，虚实夹杂，寒、热、火、瘀不能截然分开，故徐荣谦教授治疗小儿闭塞性细支气管炎本着辛开苦降、涤痰开闭的治疗原则，以加味小苦辛汤贯穿治疗过程的始终。

　　加味小苦辛汤是由刘弼臣教授"小苦辛汤"与五虎汤(《医宗金鉴·幼科心法要诀》)两方加减而成,是徐荣谦教授在历代先贤及刘弼臣教授"辛开苦降"的经验基础上变化而来。药物组成:炙麻黄3~5 g,杏仁6~10 g,细辛1~3 g,生石膏15~30 g,黄芩15~30 g,黄连1~6 g,干姜1 g,半夏5~10 g,炙甘草10 g。其中,麻黄味辛、微苦,性温,为肺经专药,善开泄腠理而发越阳气,具有发汗解表、宣肺平喘之功,如《本草正义》中言"麻黄轻清上浮,专疏肺郁,宣泄气机,实为治感第一要药,虽曰解表,实为开肺,虽曰散寒,实为泄邪",故麻黄为君药。杏仁味苦,性微温,归肺、大肠经,具有止咳平喘、润肠通便作用,与麻黄相配伍,一宣一降,可增宣降肺气、止咳平喘之功。《本经疏证》曰:"麻黄、苦杏仁并用……可谓麻黄之于苦杏仁,犹桂枝之于芍药,水母之于虾矣。"半夏辛开散结除痞、温肺化痰;干姜辛散寒邪,温肺化饮;细辛辛温香燥,通达内外,外助麻黄解表宣肺,内能合干姜、半夏温散水饮,燥湿化痰。杏仁、干姜、半夏、细辛四味共助麻黄疏肺郁,宣气机,化痰平喘,是为臣药。生石膏辛甘大寒,用量大于麻黄,可使麻黄宣通肺气而不助热,且生石膏兼有透热生津之功效;黄芩、黄连味苦性寒,清热燥湿,泻中上二焦之实热,且能兼制姜、夏温燥。故生石膏、黄芩、黄连共为佐药。炙甘草可调和诸药,是为使药。本方辛温苦降,寒热并用,宣降相施,共奏调畅气机,清热涤痰,止咳平喘,体现了"治痰贵在治气,气顺则痰饮自消;止咳先祛痰,痰祛咳自止"之意。临证时需辨证加减,咳喘重或急性发作期者,肺气不宣,肾气不纳,呼吸困难,呼多吸少时,加沉香、白果,以降气定喘;痰多色黄者,用法半夏,并加桑白皮、天竺黄、葶苈子、苏子以清热化痰,豁痰平喘;恶寒怕冷,鼻塞流涕者,去生石膏,加桂枝,减黄芩、黄连用量,以增发散风寒之功;痰多而便秘者,加全瓜蒌、大黄或礞石滚痰丸降逆通腑;高热气粗者加生寒水石、滑石,以加强生石膏清热除烦之功;干咳无痰,或痰少而黏难咳,加生地、石斛、麦冬滋阴;咳喘胸痛,痛有定处,舌质暗或有瘀斑,唇口发绀者,加桃仁、红花、川芎、赤芍,以活血行气祛瘀;久咳不已,痰多难化,加青礞石、煅牡蛎以化顽痰;脾虚不运,纳谷不香,加鸡内金、炒稻芽、炒麦芽、炒谷芽以健胃消食,升发胃气。

【病案举例】

　　陈某,男,5岁,2011年7月9日初诊。患儿于2010年8月初无明显诱因出现发热，体温 39.7 ℃，伴咳嗽喘憋，自服退烧药后热势减退，就诊于当地医疗机构，诊断为"支气管哮喘（发作期）"，经头孢类药物抗感染，雾化吸入布地奈德解痉平喘等治疗后咳嗽喘憋等症状暂时减轻，门诊随诊治疗。2010 年 12 月初又因出现发热、咳喘、呼吸困难、鼻翼翕动，就诊于北京某医院，查支原体阳性，呼吸道合胞病毒阳性，诊断为"呼吸衰竭、支原体肺炎"，给予阿奇霉素抗感染治疗，余用药不详，治疗 20 余天后咳喘未见明显缓解。2011 年 1 月初患儿病情反复，出现发热、咳嗽喘憋等症状，于某儿研所查高分辨 CT 示：马赛克灌注，右肺显著，以上症状及检查显示闭塞性细支气管炎可能性大。患儿发病至今持续咳喘 11 月余，慕名前来徐荣谦教授处求诊。

刻下证见：发热，咳嗽喘憋，喘促气急，喉间痰声辘辘，夜间喘憋尤甚，焦躁不安，纳差，大便偏干。查体：体温 38.2 ℃，肢体消瘦，颧部红赤，唇口青紫，三凹征阳性，咽稍红，扁桃体Ⅱ度肿大，未见分泌物，心音有力，心率 120 次/分，心律齐，各瓣膜听诊区未闻及杂音，双肺呼吸音粗，可闻及痰鸣音及喘鸣音，右肺尤甚，舌红苔黄腻，脉浮滑数。西医诊断：闭塞性细支气管炎。中医诊断：喘证。辨证为痰热闭肺，气滞血瘀，肺失宣降。治法：清肺涤痰、宣肺开闭、化瘀通络、降气平喘。方以加味小苦辛汤加减。方药如下：炙麻黄 3 g，苦杏仁 10 g，细辛 1 g，生石膏 30 g（先下），黄芩 15 g，黄连 3 g，干姜 1 g，半夏 10 g，青礞石 15 g，桑白皮 10 g，白果 6 g，白前 10 g，川芎 6 g，桃仁 10 g，沉香末 1 g（分冲），芦根 15 g，炙甘草 10 g。3 剂，水煎服，1 剂/日，分早、中、晚、睡前 4 次服用。

二诊：患儿服上方 2 剂后身热即退，咳喘较前明显减轻，夜寐转安，纳食仍差，二便可。查体：唇口鼻周泛青，两颧泛红，三凹征阴性，咽红，扁桃体不大，心音有力，心率 90 次/分，心律齐，各瓣膜听诊区未闻及杂音，双肺呼吸音粗，右肺仍可闻及喘鸣音和少量痰鸣音，舌红苔腻微黄，脉浮数。证见痰热渐退，肺络渐通，气机得以宣降。继以化痰平喘、散瘀通络，并增开胃消食之品。上方去沉香，减生石膏至 20 g，加鸡内金 10 g，谷芽 10 g，麦芽 10 g。14 剂，水煎服，1 剂/日，仍分早、中、晚、睡前 4 次服用。

三诊：药后诸症减轻，夜间仍时有咳嗽，运动后可见喘促，纳食转佳，二便调。查体：三凹征阴性，咽稍红，扁桃体不大。双肺呼吸音粗，右肺偶闻及痰鸣音，舌红苔腻，脉滑。证属痰瘀未尽，余热未清。治以清肺涤痰、化瘀通络法，佐以养肺阴，和胃气。方药如下：炙麻黄 3 g，苦杏仁 10 g，细辛 1 g，生石膏 20 g，炙甘草 10 g，黄芩 10 g，黄连 1 g，干姜 1 g，半夏 10 g，青礞石 15 g，芦根 15 g，桑白皮 10 g，白前 10 g，桃仁 10 g，石斛 20 g，麦冬 20 g，谷芽 10 g，麦芽 10 g。上方续服 2 个月，随访半年，病情无反复。

五、总结

小儿闭塞性细支气管炎属于中医儿科临证疑难杂症，治疗颇为棘手。徐荣谦教授认为少数儿童发生本病，与自身"少阳体质"密切相关，小儿时期阴阳稚嫩，脏腑形态及功能均相对不成熟、不完善，尤其是"肺常不足"，卫外不固，外邪易于反复入侵，日久不愈，虚、痰、瘀三者结成窠臼，潜伏肺窍，每因外感而诱发。其病机关键是"肺气郁闭"。在治疗上主张以扶正祛邪、辛开苦降为法。本证以加味小苦辛汤为基本方加减化裁，辛开苦降，调畅气机；兼以宣肺开闭，祛痰逐瘀；同时重视调理脾胃，最终使正气得复，邪气渐去，肺之宣肃功能恢复正常，则其病可以向愈。

虞坚尔教授小儿肺系疾病治验

虞坚尔，教授，主任医师，博士研究生导师，首批全国中医药传承博士后导师。作为海派中医徐氏儿科第四代传承人代表，虞教授成立了"海派中医儿科联盟"，将徐氏儿科优势病种诊疗技术向海内外辐射推广，使之形成了学术流派特色鲜明而又广纳各家学术精华的中医儿科学流派基地。

虞教授精通中医经典经方，融合各中医名家之长，吸纳新知，临证中结合江南患儿疾病谱的地域和时代特色，汲取现代医学的研究成果，在小儿肺系疾病的诊疗中，形成了独到的思路和方法，值得中医后辈学习和探讨。

一、重视和解，以平为期——和解少阳法治小儿外感

小儿稚阴稚阳，五脏六腑成而未全，全而未壮，无论气血津液还是生理功能都相对不足，易感外邪，又因小儿脏器清灵，且感邪后往往传变迅速，外感表证短暂，半表半里之少阳证相对多见，故治疗小儿外感疾病，不宜发

散太过。虞坚尔教授推崇仲景之和解法，既可疏表清里，又可扶正祛邪，截断病势向里发展。清代柯琴《伤寒论翼·少阳病解》言："正气虚，不足以固腠理，邪因腠理之开，得入少阳之部。"刘渡舟曾言："体虚之人，卫外不固，外邪侵袭，可直达腠理。腠理者，少阳之分也。"故小儿外感病机属正虚腠疏，邪入少阳，正邪相争之枢机不利。在临证中，虞坚尔教授认为，根据《伤寒论》小柴胡汤，症见"往来寒热，胸胁苦满，默默不欲饮食，心烦喜呕，口苦咽干"的症状中，"但见一症便是，不必悉具"，故临证中小儿外感伴有体温热度波动起伏，口渴咽干、汗出肢冷、心烦纳呆、病势往来不已等症状，均属于小儿少阳病的范畴，故虞坚尔教授常以小柴胡汤（柴胡、黄芩、姜半夏、太子参、生姜、大枣、炙甘草）加厚朴、茯苓、藿香、陈皮等化裁为经验方——和解方，并随证加减。

【病案举例】

王某，男，11岁。2019年11月13日初诊。主诉：反复发热一月余，为低热起伏，晨起温度最高，为38～39℃。经外院诊治无明显改善，偶咳，无吐泻，偶有腓肠肌酸痛。查体：咽红，伴有峡部滤泡，心音有力，双肺呼吸音清，腹软。舌质红，苔白腻，脉滑数。诊断：少阳病。辨证：体虚外感证。治法：和解少阳，清热除蒸。予小柴胡汤加味，处方：柴胡6 g，太子参9 g，茯苓9 g，薏苡仁9 g，姜半夏9 g，陈皮6 g，黄芩9 g，生姜6 g，黄芪9 g，青蒿9 g，连翘9 g，地骨皮9 g，甘草6 g。7剂，每日1剂，水煎2次，分2～3次温服。

复诊：2019年11月20日。患儿热退至36.7～37.3℃，偶咳，有痰，伴有喷嚏偶发。查体：咽微红，扁桃体不大，心音有力，双肺呼吸音清，腹软。舌质红，苔白腻，脉滑数。上方去生黄芪，加白薇9 g，车前草15 g，继服7日，调理善后，煎服法同上。

按语：虞教授认为，江南地区患儿外感实证者较少，典型伤寒表实证持续时间很短，易转为少阳证。该患儿低热起伏，且晨起最高，可判定为"往来寒热"之小柴胡汤证。其腓肠肌酸痛为风寒之邪入侵，卫阳被遏，腠理闭塞所致，该患儿发热持久，正气已衰，邪气亦弱，调护失宜，易致气虚发热，患儿现有咽红、峡部滤泡之虚火将起之象，伴有脉滑数，恐有脾虚生湿，郁热久蕴而发热矣。故用小柴胡汤加味，用以透解邪热、疏达经气，和解少阳，辅以黄芪补气生津，助中气；薏苡仁、陈皮健脾祛湿理气，青蒿、连翘合地骨皮可清皮里膜外之虚火，使得虚热之汗出得解，津液得下，且无伤阴之弊。复诊患儿热退，兼并有咳嗽、喷嚏、咽微红等肺气不宣之象，故守原方，并予白薇清热凉血，车前草清热利尿、止咳化痰。7剂未尽，患儿病愈。全方在和解少阳、清热除蒸的基础上，不忘健脾益肺，顾护阴液，实为良方。

二、温阳平喘，风痰气瘀同治，治喘先治鼻——通窍平喘法治小儿过敏性哮喘

元代朱丹溪首创"哮喘"病名，在《丹溪心法·喘论》中指出"哮喘必用薄滋味，专主于痰"，痰为阴邪，故"不用凉药，须常带表散"。徐氏儿科强调人体以阳气为重，阴为体，阳为用，虞坚尔教授提出"阳气在生理状态下是全身动力，在病理状态下又是抗病主力"的观点，在治疗小儿哮喘中擅长采用微益阳气以补少火之法，擅用辛温之炙麻黄为君宣肺平喘，佐以太子参、姜半夏之气味之温者，用以潜阴育阳；哮喘的病理本质属"痰气瘀互结"，虞坚尔教授在哮喘的治疗中注重风痰气瘀同治，在既往研究中创新性提出"痰"与气道慢性变应性炎症、"祛风"与抗过敏、"瘀"与气道重塑等现代医学的相关性。近年来，过敏性鼻炎与过敏性哮喘均可作为呼吸道黏膜过敏性炎症，大多合并存在，互为因果，"同一气道同一疾病"的观点已被普遍接受。虞坚尔教授早年即提出"治喘先治鼻"的理论，认为"鼻鼽"与"哮病"在先天体质禀赋、遗传学、机体免疫功能紊乱等发病机制方面十分近似，常常相兼为并，治疗上亦可互相受益。六淫外邪中，风邪易夹寒、夹热、夹湿及现代医学中花粉、螨虫等过敏原，其性散行而数变，且发作迅速，时发时止。综上，在小儿过敏性哮喘的治疗中，虞坚尔教授擅长采用三拗汤合三子养亲汤化裁，常佐以桃仁、地龙之辈，增强其活血化瘀之效，使瘀血去而伏痰不生，并基于"肺鼻同治"的思想，配伍辛夷、白芷两味药物，在祛瘀化痰平喘中增强其祛风通窍的疗效。

【病案举例】

刘某，男，7岁。2018年5月9日初诊。主诉：咳嗽2日，气喘1日，夜间为甚。症见咳嗽阵作，气喘痰鸣，偶有喷嚏，流涕，胃纳可，夜寐欠安，二便尚可。患儿既往有哮喘史、湿疹史，哮喘时有发作，每年2~3次。查体：心音有力，心律齐，两肺呼吸音粗，可闻及少许哮鸣音，未闻及湿性啰音，腹软。舌质淡红，苔薄白，脉数有力。诊断：哮喘。辨证：风寒袭肺，气逆痰阻。治法：祛风化痰祛瘀，降逆平喘。予三拗汤合三子养亲汤加味，处方：炙麻黄6g，苦杏仁9g，炙甘草6g，紫苏子9g，莱菔子9g，葶苈子9g，黄芩9g，地龙9g，桃仁9g，椒目9g，陈皮6g，辛夷6g，白芷6g，川芎9g，炒鸡内金9g。7剂，每日1剂，水煎2次，分2~3次温服。

二诊：2018年5月16日。患儿喘促已缓，晨咳时作，无热，咽不适，偶有喷嚏，鼻痒，纳可，眠欠佳，二便尚调。查体：咽微红，两肺呼吸音粗，未闻及哮鸣音及湿性啰音，腹软。舌质淡红，苔薄黄，脉数有力。予三拗汤合小柴胡汤加味，处方：炙麻黄6g，苦杏仁9g，炙甘草6g，柴胡6g，太子参9g，茯苓9g，厚朴6g，姜半夏9g，陈皮6g，黄芩9g，辛夷6g，白芷6g，射干6g，桔梗6g。7剂，煎服法同上。

三诊：2018年6月13日。服上方后，7剂未尽，咳嗽已止。现患儿复有鼻塞，鼻痒，喷嚏时作，汗多，家属欲予调理。查体：心音有力，心律齐，两肺呼吸音清，腹软。舌质淡红，苔白，脉数滑。予玉屏风散合二陈汤加味，处方：黄芪9g，白术9g，防风9g，姜半夏9g，陈皮6g，茯苓9g，辛夷6g，白芷6g，麻黄根9g，山药9g，鸡内金9g，甘草6g。7剂，煎服法同上。

按语：虞坚尔教授认为，过敏性哮喘患儿多因素体禀赋不足、体质特异等先天内因，风邪为其诱因，痰为哮喘发病之夙根，风引伏痰，导致咳喘气逆，气喘日久，久病必瘀，痰瘀胶着是哮喘难以根治的重要原因。临证治疗小儿过敏性哮喘发作期，风、痰、气、瘀四者错综复杂，治疗时当随证改变有所侧重。该患儿有哮喘史、湿疹史，实为过敏特禀质体质，先天禀赋不足，伴痰饮留伏，咳喘伴有喷嚏、流涕等鼻鼽症状，实为风邪侵袭肺鼻所致，故肺鼻同治，先拟祛风化痰祛瘀，降气平喘治其标。方中炙麻黄为君，为肺经要药，有宣肺平喘之功，苦杏仁、桃仁、紫苏子、莱菔子降气消痰、祛瘀活血；椒目、地龙、黄芩通络平喘，辛夷、白芷祛风通窍，川芎、陈皮活血理气，全方阴阳并施，寒温同调，不仅使肺气宣降有司，痰、瘀之邪得化或从大肠而走，且有祛风通窍、肺鼻同治之功效。二诊时患儿喘促已缓，然咳嗽未止，咽不适伴微红，有咳喘未愈，复感外邪，欲入里化热之象，故予三拗汤合小柴胡汤加味，截断病势向里发展，且加用射干、桔梗清热利咽。三诊患儿复有鼻鼽症状，伴体虚汗多之候，患儿家属欲防患于未然，故

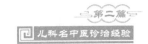

虞教授缓则治其本,肺脾同治,予玉屏风散补肺气固表,二陈汤理气健脾化痰,使气机通畅,固表防风,痰水自消,哮喘得平。

三、益气养阴,宣肺通络以治弥漫性肺泡出血综合征

弥漫性肺泡出血是一种急性的危及生命的临床综合征,由于各种因素引起肺泡毛细血管基底膜破坏,导致终末细支气管远端肺泡内广泛出血,临床表现主要为咯血、贫血及进行性低氧血症。该疾病属中医"血证""喘证""肺痿""虚劳"等范畴。虞坚尔教授擅从"肺络"入手,治疗迁延不愈之肺部疾患,认为该病多由肺络闭阻,初因温热邪毒入络,肺中络气郁闭,血行迟滞,络脉失养,痰瘀互结于络中,终致络愈虚则邪愈滞,而形成虚实夹杂,正虚邪恋之证候。《医贯》云:"肾脉入肺,循喉咙,挟舌本,其支者从肺出络心,注胸中,故二脏相连,病则俱病,而其根在肾。肾中有火有水,水干火燃,阴火刑金,故咳;水挟火而上,化为痰入于肺……故咳中有痰唾带血而出者,肾水从相火炎上之血也。"虞坚尔教授提出了气阴两虚、瘀阻肺络的中医病机,用益气养阴,活血化瘀通络为治法,以达肺络通畅的目的。治疗擅用自拟四生汤加味,方中生黄芪、生地黄二者为君,共奏益气养阴之效;白术为臣,益气而助中州运化;甘草为佐使之品,调和药性。在临床应用时注重随症加减,伴发热、胸闷、舌红苔腻者,为湿热稽留,多加苦参以清热燥湿;见口渴,舌红少苔者,为阴虚较重,酌加北沙参、麦冬、白芍等滋阴之品;面白少华,心悸甚,为血虚之象,酌加当归、丹参等养血活血之类;见气短乏力等气虚之象者,酌加太子参、党参、大枣等益气健脾之药;气虚血瘀、余热留恋的状态,佐以牡丹皮、丹参、知母之辈以增其凉血化瘀止血之功。

【病案举例】

陈某,女,4 岁。2019 年 1 月 9 日初诊。主诉:家属代诉患儿血红蛋白反复降低 1 年余,已在西医院住院治疗,胸部 CT 示:两肺广泛渗出,间质性病变可能。支气管镜下诊断:弥漫性肺泡出血综合征。目前患儿予吸氧、头孢曲松合阿奇霉素抗感染、静滴甲泼尼龙抗炎、普米克雾化平喘及开瑞坦抗过敏等治疗中,请求中西医结合治疗。远程视频见患儿面色无华,伴库欣面容,偶有咳嗽。舌质淡,苔薄白。中医诊断:肺痿。辨证:气阴两虚,血络瘀阻,先拟益气养阴、活血凉血、纳气平喘。处方如下:生黄芪 9 g,生

地黄9g，生白术9g，生甘草9g，辛夷6g，地龙9g，椒目9g，黄芩9g，知母9g，牡丹皮9g，丹参9g，南沙参9g，北沙参9g，麦冬9g，紫苏子9g，葶苈子9g，麻黄根9g。14剂，每日1剂，水煎2次，分2~3次温服。

二诊：2019年1月30日。患儿咳嗽好转，余症同前，守上方，加用浙贝母9g，枸杞子9g。14剂，煎服法同上。

三诊：2019年2月20日。患儿诸症改善，现口服甲泼尼龙片2.5片，每日1次，偶咳，有痰。查体：咽扁（-），腹软，心音有力，双肺听诊呼吸音粗，舌质红，苔薄白，脉力。守原方，加用菟丝子9g，苦参6g，山楂9g。14剂，煎服法同上。

按语： 患儿素体亏虚，肾阴亏耗，相火妄动，煎灼肺络，迫血妄行，发为肺痿。因患儿年纪尚小，不善咳痰，故患儿咳痰、咯血症状不显著。虞教授认为，此病为患儿素体阴虚，肺失清肃，肾不纳气，上越而咳所致，故予生黄芪、生地黄、生白术、南沙参、北沙参、麦冬等补气养阴之品，配伍葶苈子、麻黄根、辛夷、地龙、椒目等止咳化痰之类，牡丹皮、丹参合知母可活血化瘀，凉血止血，滋阴降火。复诊患儿咳嗽好转，守上方，佐以寒凉之浙贝母和补阴上品之枸杞子，以巩固清热化痰补阴之效。三诊患儿诸症改善，激素使用转为口服，辅以苦参清热固阴，少佐菟丝子温肾阳，取"善补阴者，必于阳中求阴"之意，继予益气养阴法贯穿始终。

四、经验方选

1. 和解方

【方药组成】柴胡6g，姜半夏9g，太子参9g，生甘草6g，黄芩9g，厚朴6g，茯苓9g，藿香9g。

【适应范围】小儿外感发热，少阳证。

【组方原则】由小柴胡汤合藿朴夏苓汤化裁而来。方中柴胡透解邪热、疏达经气，藿香化湿解表，黄芩清泻里热，太子参益气健脾、生津润肺，茯苓、姜半夏、厚朴健脾燥湿，理气化痰，甘草调和诸药。全方合用则转枢启阳，胆气生发，三焦气化，使邪气得解而不内传，里热得清，少阳得和，具有安内攘外之功。

【加减法】外感兼太阳表证者，加荆芥、防风、连翘、桔梗等；兼阳明证者，加枳实、大黄、天花粉等；兼太阴病证者，加白术、葛根、山药等；

兼少阴证者，加细辛、麻黄等。

2. 平喘方

【方药组成】炙麻黄6g，苦杏仁9g，炙甘草6g，紫苏子9g，莱菔子9g，葶苈子9g，桃仁9g，地龙9g，黄芩9g，椒目9g。

【适应范围】小儿哮喘发作期。

【组方原则】由三拗汤合三子养亲汤化裁而来。炙麻黄宣肺平喘为君，苦杏仁、桃仁互为药对，杏仁走气，优于降气化痰平喘；桃仁走血，优于祛瘀活血生新；紫苏子消痰定喘、利膈宽肠；地龙祛风通络、平喘利尿，椒目利水，两药与麻黄相配，可寒温共用，清宣肺气，解痉平喘。在黄芩佐制方中，它药之温燥之性，使痰湿得化而不致伤及阴津，莱菔子、葶苈子降气祛痰；炙甘草为使，不仅能止咳化痰，亦可调和诸药，全方阴阳并施，寒温同调，使肺气宣降有司，痰、瘀之邪得化或从大肠而走。

【加减法】风邪为诱因并伴有鼻痒、鼻塞、喷嚏、流涕等症状，加用辛夷、白芷，即通窍平喘方；寒邪侵袭伴有痰多白沫、面色淡白、舌淡苔白滑、脉浮等症状，加用仙茅、仙灵脾、丹参等，即温阳散瘀平喘方；热喘表现为痰稠色黄、面赤咽红、舌红苔黄腻、脉数等，加用桑白皮、射干等；虚喘表现有面晦神疲、小便清长、脉细无力者，加用太子参、补骨脂、仙鹤草等治疗。

3. 四生汤

【方药组成】生黄芪9g，生地黄9g，生白术9g，生甘草6g。

【适应范围】小儿病毒性心肌炎、肺痿、气阴两虚之症。

【组方原则】生黄芪、生地黄为君，用以补气生津、清热凉血；生白术为臣，益气助中州运化；生甘草为佐使。全方共奏益气养阴之效。

【加减法】气虚血瘀、余热留恋者，加牡丹皮、丹参、知母以活血祛瘀，凉血滋阴。

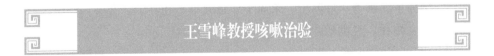

王雪峰教授咳嗽治验

小儿慢性咳嗽的临床表现缺乏特异性，且病因繁多，难以明确诊断，小儿具有"肺常不足"的生理特点，肺为娇脏，小儿肺脏尤娇，易感受外邪，导致肺失肃降。王雪峰教授在治疗小儿慢性咳嗽方面经验丰富，见解独到。现就小儿上气道咳嗽综合征、肺炎支原体感染后咳嗽、胃食管反流性咳嗽、小儿迁延性肺炎这几种常见的慢性咳嗽分述如下。

一、从肺窍不利论治小儿上气道咳嗽综合征

慢性咳嗽兼见鼻咽喉部症状者，多是由于肺窍不利，上不能接天气，下不能通肺气，致使肺气壅塞不通，上不得宣发，下不能肃降，肺气不降而反上逆则发为咳嗽。肺窍不利则见鼻塞、流涕、喷嚏，肺气不利则见咳嗽，临床上多表现为咳嗽与鼻咽部症状并见。此种慢性咳嗽的源头在鼻咽喉，其表现在肺。王雪峰教授认为此时应探明发病之源，治肺的同时兼以治鼻咽喉，肺与肺窍同治，以通窍利咽、降逆止咳为主。

（一）风伏肺窍，发而犯肺

症见阵发性、刺激性干咳，咽痒即发，常伴有遇冷空气后鼻塞、喷嚏、流涕、清嗓、舌质淡或淡红，苔多薄白。多因小儿肺卫不固，风邪外袭，无力外达，伏于肺窍，恋而不祛，复感外风，引动伏风，风盛则气道挛急，气机逆乱，肺气不利则咳不止。治宜宣散伏风、止咳解痉、利咽通窍。常用药味有薄荷、辛夷、川芎、荆芥、全蝎、蝉蜕、紫菀、桔梗、五味子等。

（二）风痰恋窍，肺热郁闭

症见反复咳嗽，以晨起、夜间体位改变时咳嗽加重，多伴咳大量黄痰或白黏痰，小儿可闻及喉间痰声辘辘，鼻部症状可见鼻塞、喷嚏、鼻流浊涕，自觉咽喉部有物附着黏腻不爽，舌质红，苔黄腻。多因肺气亏虚，风邪侵袭鼻咽各孔各窍，肺窍不利，津液壅塞，邪气滞而不祛，久而化火，炼津为痰，风与痰合，痰与热结，塞于肺窍，壅于肺络所致。治宜疏风通窍、清热利咽、祛痰止咳。常用药味有金银花、胖大海、炙桑白皮、炒苦杏仁、生薏苡仁、大力子、茯苓、炒苏子、莱菔子、鱼腥草、苍耳子、玄参、蝉蜕、白芷、川芎、桔梗、炙枇杷叶等。

（三）喉窍失养，肺金失荣

症见干咳，咳声清脆，听咳声的起点在喉而不在肺，伴频繁清嗓，可见咽后壁成鹅卵石样貌，迁延不愈，舌质红少津，苔少。多因外感风燥之邪或

脏腑功能失调、肺阴不足、肺金失荣、喉窍失养、肺气不利所致。治宜养肺阴、润肺窍、利咽止咳。常用药味有元参、麦门冬、射干、百部、薄荷、白芍、炙甘草、桔梗等。

【病案举例】

耿某，男，12 岁。2016 年月 7 日初诊。家长诉患儿反复咳嗽 4 月余，曾在家自服"头孢克肟、罗红霉素"等未见好转，现症见：咳嗽阵作，咳吐黄黏痰，伴鼻塞，晨起流黄涕，白天时有清涕，音哑，频繁清嗓，回抽鼻涕，舌质红，苔黄厚腻，脉滑数。查体：面赤颧红，咽部充血，扁桃体Ⅱ度肿大，咽后壁有黄色分泌物悬挂，肺部听诊未闻及干、湿性啰音。查血常规、胸片 X 线片及肺炎支原体抗体未见异常。患儿有腺样体增生，声带部有息肉。诊断为上气道咳嗽综合征，中医辨证为风痰恋窍，肺热郁闭。治宜疏风通窍、清热利咽、祛痰止咳。处方：金银花 10 g，胖大海 3 g，炙桑白皮 10 g，炒苦杏仁 6 g，黄芩 10 g，牛蒡子 10 g，茯苓 10 g，鱼腥草 15 g，炒苍耳子 6 g，荆芥 10 g，薄荷 6 g，桔梗 6 g，生甘草 3 g。7 剂，每日 1 剂，分 2 次服。

二诊：患儿咳嗽减轻，咳痰减少，鼻塞症状较前减轻，无流涕，但仍有回吸鼻涕及清嗓，音哑，大便干燥，咽后壁分泌物消失，可见增生的淋巴滤泡，上方减胖大海、牛蒡子、薄荷、炒苍耳子、鱼腥草，加辛夷 6 g，玄参 10 g，麦冬 10 g，瓜蒌仁 10 g。7 剂，水冲服。

三诊：患儿大部分症状消失，仅有清嗓、音哑的表现，舌质红少苔，家长诉患儿既往经常出现音哑、清嗓的症状，患儿本证当属喉窍失养、肺金失荣。治宜养肺阴、润肺窍、利咽喉。处方：玄参 10 g，金银花 10 g，麦门冬 10 g，胖大海 3 g，罗汉果 1 个，木蝴蝶 5 g，甘草 3 g。14 剂，每日 1 剂，泡水代茶饮。

随访 2 个月未再复发，后复查腺样体肥大有所回缩，声带息肉减小。

二、从秋燥论治儿童肺炎支原体感染后咳嗽

小儿时期肺系功能尚未完善，故小儿肺之主气、司呼吸、宣发肃降、主治节、通调水道等功能均处于不完善和不稳定状态，抗邪力弱，一旦受邪则肺气上逆发为咳嗽。燥咳以每年秋季多见，秋季气温逐渐下降，空气湿度较低，且北方气候干燥，更易感受燥邪，燥邪犯肺引起燥咳。风为百病之长，风邪犯肺，肺失宣降，肺气上逆而发风燥咳嗽。小儿体属纯阳，且喜食肥甘厚味及膨化食品，日久形成阴虚体质，患病以燥热为多，初秋时节夹温邪伤肺而发温燥咳嗽，晚秋时节夹寒邪而发凉燥咳嗽。燥邪犯肺可见干咳痰少不易咳出，鼻燥咽干；燥邪伤肺，灼伤肺阴，津液亏少，肃降功能减弱，大肠传导无力，从而出现大便干燥症状。

临床治疗小儿秋燥咳嗽需辨证施治。风燥咳嗽症见干咳痰少不易咳出，或痰中带有血丝，鼻燥咽干，咳甚则胸痛，或有恶寒，发热，舌尖红，苔薄黄欠润，脉浮数，治以疏风解表、润肺化痰，方用止嗽散加减；温燥咳嗽多症见发热，微恶风寒，头痛少汗，咳嗽少痰或痰黏少不易咳出，鼻燥热，咽干口渴，舌红干而少津苔薄黄，脉数大，治以清肺润燥、降气止咳，方用桑杏汤加减；凉燥咳嗽多初起恶寒，头痛无汗，干咳无痰或少痰，鼻塞流涕，咽干或痒，口唇干燥，舌红而干，苔白，脉数，治以温肺润燥、宣肺止咳，方用杏苏散加减。王教授临床善用炙冬花、炙紫菀以润肺止咳，前胡、桔梗以宣肺，麦冬、玄参、芦根以润肺，金银花、连翘、鱼腥草以解表，胖大海、牛蒡子以利咽。对咳嗽后期，痰湿较盛者，王教授强调小儿"脾常不足""肺常不足"，脾胃功能虚损，运化无力，易聚湿生痰，即"脾为生痰之源，肺为贮痰之器"，临床应巧用茯苓、山药等以健脾利湿，寓"培土生金"之意。

【病案举例】

马某，女，2岁4个月。初诊：2010年10月1日。咳嗽2个月。患儿于2个月前无明显诱因发热2天，咳嗽，喉间痰鸣。曾就诊于外院，诊断为肺炎支原体感染，予口服易坦静（氨溴特罗口服溶液），静脉滴注红霉素、喜炎平针剂2周。仍咳嗽，痰少难咳，大便干，喑哑。既往有反复呼吸道感染病史。查体：神情状可，双肺听诊呼吸音粗，可闻及干性啰音，心音纯，节律整。舌红，苔黄，指纹紫于风关。诊断为感染咳嗽，中医辨证为温燥伤肺。治宜清肺润燥，宣肺止咳。处方：桑杏汤加减。方药如下：桑白皮、炒杏仁、前胡、芦根、金银花、黄芩、麦冬、玄参、淡竹叶各10 g，桔梗、胖大海、牛蒡子、甘草各5 g，辛夷花6 g，生龙牡各30 g。6剂，每日1剂。

二诊：2010年10月7日。鼻塞，偶咳，盗汗，大便干。查体：神清合作，呼吸平稳，面色萎黄，舌红，苔白厚腻。上方去金银花、胖大海、淡竹叶、牛蒡子，加荆芥7.5 g，茯苓、瓜蒌各10 g，山药15 g。每日1剂，6剂后痊愈。

随访 2 个月，病情无反复。

三、从肺胃相关论治胃食管反流性咳嗽

胃为水谷之海，主受纳、腐熟水谷，胃气以降为顺。由于胃与肺之间特殊的生理联系，胃失和降可累及于肺，影响肺之宣肃功能，肺宣肃失职，肺气上逆则发生咳嗽。其原因有三：①感受外邪。外邪犯胃，客于胃肠，或寒邪损伤中阳，影响脾胃气机运转，胃失和降，上逆犯肺，肺失清肃则咳，陈修园在《医学三字经》中说："肺为脏腑之华盖，只受得本脏之正气，受不得外来之客气，客气干之则呛而咳矣。"②饮食失节。《病因脉治·咳嗽总论》曰："膏粱积热……热气聚于中焦，阳明受热，肺被火刑，则积热咳也。"过食辛辣之品，胃中积热，循经上犯于肺，肺失宣肃则咳。③情志不遂。《丹溪心法》云"气血冲和，万病不生，一有怫郁，诸病生焉。"小儿如环境不适，所欲不遂，或学习压力过大，或经常被打骂，均可产生情志怫郁，致肝气不舒，横逆犯胃，胃气上冲犯肺，肺失清肃，发为咳嗽，正如《叶天士医案精华》所云"咳逆而呕，木犯胃土贯膈，即至冲咽入肺"。

若反复阵发性咳嗽，伴呕吐，吐物多为酸臭乳块或不消化食物，不思乳食，口气臭秽，脘腹胀满，大便秘结或泻下酸臭，舌质红、苔厚腻，脉滑数有力。有伤乳伤食史。多为乳食停聚中脘，胃失和降，胃气上逆犯肺所致。治宜消食和胃，降逆止咳。伤于乳者用药为香附、神曲、麦芽、陈皮、砂仁、竹茹、款冬花、紫菀、旋覆花、桔梗、桑白皮、炙甘草。伤于食者用药为山楂、神曲、半夏、茯苓、陈皮、连翘、莱菔子、旋覆花、款冬花、紫菀、桔梗、桑白皮。

若反复咳嗽，伴呕吐，吐物酸臭，呕吐声宏，口渴多饮，面赤唇红，烦躁少寐，舌质红、苔黄，脉滑数。多为胃热炽盛，胃气上逆循经上犯于肺所致。治宜清热和胃，降逆止咳。药用黄连、陈皮、半夏、茯苓、枳壳、竹茹、前胡、芦根、桔梗、黄芩、旋覆花、炙甘草。

若反复咳嗽，伴呕吐酸苦，或嗳气频频，胸胁胀痛，精神郁闷，易哭易怒，每因情志不畅而加重，舌边红、苔薄腻，脉弦。多因肝气横逆犯胃，胃失和降，上逆犯肺所致。治宜疏肝和胃、降逆止咳。药用柴胡、郁金、合欢皮、旋覆花、前胡、芍药、陈皮、半夏、厚朴、茯苓、砂仁、生姜。

【病案举例】

刘某，男，4岁。反复咳嗽伴呕吐半年，加重半个月。近半年来，患儿反复咳嗽不愈，以半夜及晨起明显，咳剧时常伴有呕吐，吐后咳嗽稍缓解，曾予抗生素、糖皮质激素、支气管扩张药和抗过敏药治疗数月，病情未见明显好转，半个月来咳嗽频繁，进食和睡眠后症状明显加重。现患儿咳嗽，痰少难咳，口干，渴喜冷饮，呃逆嗳气，纳少，大便干，舌红，少苔，脉细数。患儿平素喜食煎炸辛辣之物。查体：唇红，咽无明显充血，肺部听诊呼吸音粗，未闻及干、湿性啰音，心腹（-）。理化检查：上消化道造影示少量胃食管反流，肺炎支原体抗体（-），胸片提示两肺纹理增粗，血常规未见异常。西医诊断：胃食管反流性咳嗽。中医辨证为肺胃阴虚。治宜滋养肺胃，降逆止咳。予沙参麦冬汤加减，处方：沙参15 g，麦冬10 g，杏仁10 g，桑白皮10 g，芦根10 g，前胡10 g，竹茹10 g，旋覆花5 g，枇杷叶10 g，姜半夏5 g，桔梗6 g，炒枳壳5 g，炙甘草5 g。6剂，常法煎服。嘱其调整饮食习惯，平素忌食辛辣煎炸之物，易饮食清淡，睡前避免进食，少量多餐。

二诊：患者服上方6剂后，咳嗽、呕吐减轻，口干缓解，嗳气减少，便干略缓解，呃逆未作，纳可，舌红减轻，苔薄白，脉缓。于原方去炒枳壳。继服6剂。

三诊：诉已基本不咳，时有大便干燥，家长要求巩固，予槐杞黄颗粒口服。

数月后随访，诸症皆愈。

四、从瘀论治小儿迁延性肺炎

肺为清虚、娇嫩之脏，不耐风寒火热，外感之邪，或从皮毛侵入，或从口鼻侵入，最易犯肺而为病。肺为五脏六腑之华盖，肺位最高，邪必先伤。当肺受邪而失其清肃，肺的生理功能出现紊乱，不能主一身之气，气机运行不畅，则血液循环必然也会受到影响，出现瘀滞而运行不畅的情况，即气滞血瘀。肺部出现瘀血，瘀久则化热，热瘀互结，伤肺耗气。肺炎在中医学中属于"喘嗽"的范畴，清代王清任在《医林改错》中指出："温毒在内烧炼其血，血受烧炼，其血必凝"。热邪瘀滞于肺，必耗伤血液、津液，而化为瘀血。小儿肺炎迁延期多因久病热邪耗伤阴液为瘀，或疾病后期耗气伤阴。

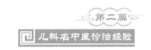

小儿体弱，更易耗伤气血而无力推动血液运行致瘀。小儿肺炎急症期采用清热解毒、祛痰止咳等治法可明显改善患儿的临床症状，但偶有肺部局部炎症病灶未被完全吸收者，应当采用活血化瘀法进行治疗，以减少患儿肺部损伤，促进康复。

瘀血是造成小儿肺炎后咳嗽不愈的重要原因之一，因此，在治疗上应注重活血化瘀药的应用。临床上小儿肺炎迁延期符合血瘀证的舌、苔、脉等表现者，即可应用活血化瘀药，"但见一症便是，不必悉具"。在治疗小儿迁延性肺炎基础方中加入活血化瘀药能明显改善患儿咳喘、咳痰、胸闷等症状，同时可以加快肺部瘀血的吸收，缩短疗程，减轻患儿痛苦。

【病案举例】

李某，男，7岁。初诊，主诉：反复咳嗽、咳痰1月余。现病史：患儿于1个月前无明显诱因出现咳嗽、发热，就诊于某地三甲医院，诊断为肺炎支原体肺炎，予以阿奇霉素、头孢类药物静脉点滴，具体用量不详，为求进一步治疗，现就诊于我院。现症见：咳嗽、咳痰，运动后胸闷、气短，纳差，多汗，大便干结。查体：神清合作，呼平。两肺可闻及干性啰音，舌质暗偏紫，苔黄厚腻，脉数。既往史：否认其他疾病。西医诊断为迁延性肺炎。中医辨证为邪热壅肺、痰瘀互结。治法：清热宣肺、活血祛痰。处方：蜜桑白皮10 g，炒杏仁5 g，前胡10 g，芦根10 g，麦冬10 g，黄芩10 g，丹皮10 g，桃仁10 g，红花5 g，茯苓10 g，炒苏子6 g，炒莱菔子6 g，川贝2 g，炙甘草3 g。6剂，水煎服，每日1剂，早晚分服。

二诊：患儿咳痰好转，纳差好转，呼吸略快，舌质红，苔黄，脉数。处方：减桃仁、红花，加焦术10 g，焦三仙各15 g，五味子6 g。7剂，水煎服，每日1剂，早晚分服。

数月后电话随访，患儿症状痊愈。

闫慧敏教授治疗儿童闭塞性细支气管炎经验

闫慧敏教授是第五批、第六批全国老中医药专家学术经验传承工作指导老师，博士研究生导师。闫慧敏教授从事中西医结合儿科临床工作40余年，她勤求古训，博采众长，运用中西医结合方法治疗小儿呼吸道疾病，临床疗效显著。根据其多年临床经验，研制开发了院内制剂"痰喘宁合剂"，应用于小儿肺炎喘嗽、哮证等肺系疾病的治疗，深受患儿家长的欢迎。

闭塞性细支气管炎是一种细支气管炎性损伤所致的慢性气流受限综合征。其临床表现以持续或反复咳嗽、喘息、运动耐受差为特点，部分患儿可出现呼吸困难。肺高分辨 CT 可见典型马赛克征改变，肺功能可见不可逆的阻塞性通气功能障碍。本病易反复、迁延，预后不良。目前西医暂无特效药物治疗。

本病属中医学"咳嗽""喘证""肺胀"等范畴。闫慧敏教授经过多年临床实践，提出了可根据中医肺络病理论，分期治疗儿童闭塞性细支气管炎，获得了较好疗效。

一、肺络与肺部疾患关系

络脉是经脉别出的分支。《灵枢经·脉度》中提出"经脉为里，支而横者为络；络之别者为孙。"络脉包括大络、孙络、浮络等，具有渗灌血气，互渗津血的功能。络脉分布广泛，遍布于五脏六腑，通行于四肢九窍。闫教授认为，从络脉的结构特点、解剖位置及生理功能来看，其与现代医学中的毛细血管、毛细血管网及组织器官中的微循环结构相似，而微循环障碍则是导致慢性顽固性疾病最为常见的病理基础。络病是以络脉损伤为基础，以气血瘀阻为特征，以脏腑功能障碍为临床表现的一系列病证。东汉时期张仲景首创活血化瘀通络法和虫蚁搜剔通络法，推动了络病理论的发展。叶天士将络病理论进一步完善，提出"久病入络""久痛入络""久瘀入络"等观点，并强调"初为气结在经，久则血伤入络"，形成了较系统的络病理论。目前认为，络病不是一个具体的病种，而是多指邪入十五别络、孙络、浮络、血络等而发生的病变，是以络脉瘀阻、络脉绌急、络虚不荣为主要病理变化的一类疾病。

肺络隶属于整个络脉系统，又自成一体形成肺脏的有机组成部分。肺络由肺中经脉别出，支横交错，如网络分布于肺表及肺中。肺络病是指邪入肺中络脉而发生的病变。闫教授认为，肺络病所涵盖的疾病很多，重症支原体肺炎、支气管哮喘、肺间质病变等均可以出现肺络受损表现，应用肺络病理论予以中西医联合治疗，可取得较好疗效。

肺主气、朝百脉，经络气血与肺关系密切。张介宾云"诸气皆生于肺。"《灵枢经·营卫生会》云"中焦亦并胃中，出上焦之后此所受气者……上注于肺脉，乃化而为血。"气血本出同源，其形成和运行均与肺有密切的关系。肺主气功能正常，才能使气血运行、水液代谢正常，使百脉通利，正如《素问·经脉别论》指出"经气归于肺，肺朝百脉，输精于皮毛"。闫教授认为，肺主气、朝百脉的功能，就是通过肺络来实现。肺络作为主气、行水、主治节的通道，来布散津液、渗灌气血、输布周身。病理状态下，当外邪侵袭或久病入络，可导致肺脏气机失常，津聚为痰，肺络痰瘀，肺络不通，终致肺络瘀滞，产生肺络疾患。《诸病源候论·久咳逆上气候》指出"久咳逆气……定后复发，连滞经久也。"唐容川在《血证论·咳嗽篇》中云"人身气道，不可有壅滞，内有瘀血则阻碍气道不得升降，是以壅而为咳。"因此，闫教授在临证中强调肺络病的基本病机是"气血失调"。当肺气受邪，气机不利，津聚为痰，肺络痰瘀，肺络不通，终致肺络瘀滞，产生肺络疾患。临床上咳嗽、气喘、胸闷、胸痛等症状均为肺络受损、肺失宣降、肺营不荣之象。

二、闭塞性细支气管炎与肺络病的联系

闭塞性细支气管炎属中医学"咳嗽""喘证""肺胀""肺痹"等范畴，可见咳嗽、喘憋、闷胀、痞满与历代医家对络病的阐述相符。闫教授认为，六淫之邪、疫疠之邪是导致闭塞性细支气管炎的病因之一。风邪为百病之长，"伤于风者，上先受之"，肺为华盖，位居高位，清轻娇嫩，喜肃降而畏扰，不容纤尘，不耐邪气，为外感六淫之邪首犯之清脏。外邪客肺，久之入络，气血不行，津液不布；或聚于络外，水湿内生，聚湿生痰则壅塞肺络。《黄帝内经》所云"营卫之行涩，经络时疏，故不能通。"肺络瘀滞，肺失宣肃，如《素问》所云"病入舍于肺，名曰肺痹，发咳上气""肺痹者，烦满喘而呕"，故见咳嗽喘息、呼吸困难。

闫教授认为在临床中儿童闭塞性细支气管炎病例逐渐增多，与小儿生理、病理特点有密切关系。小儿为稚阳之体，易虚易实。卫外不固，最易感风邪。风邪外袭，夹热或夹寒或夹毒，侵犯肺卫，肺失宣降，清肃之令不行，致肺被邪束，闭郁不宣，化热烁津，炼液成痰，阻于气道，痰浊阻滞、血运失常、血行不畅，瘀血内生。痰瘀互结，胶着缠绵，阻塞肺络，使肺络郁闭，而见反复胸闷、憋喘，甚则发绀，迁延难愈。因此，闫教授认为，痰

瘀互结，气滞血瘀，肺络郁闭，是儿童闭塞性细支气管炎急性期的最主要原因。同时，闫教授也指出，肺络病的产生与正气虚损密切相关。"邪不能独伤人""正气存内，邪不可干"，小儿闭塞性细支气管炎的发生，除了外邪致病外，肺脾肾诸脏不足也是导致肺络郁闭的基础。如《医学三字经·咳嗽》载"咳嗽不止于肺，而亦不离乎肺也。"若肺气虚，无力输布卫之精气于表，卫外不足，更易受外邪侵袭。肺气不足，无力推动血液运行，肺朝百脉功能失司，导致肺络瘀滞，肺络不荣。脾为生痰之源。脾主运化水谷精微，散精于肺，若脾失健运，津液输布失常，则郁结体内，形成痰饮，阻于肺络，加重病情，咳痰喘嗽加重。脾为肺之母，若脾失健运，母病及子，肺脾两虚，外邪乘虚而入，加重病情。肾主纳气，为气之根，人体呼吸运动的正常进行，还需肾的纳气功能。肺主呼吸，与肾主纳气相互为用，缺一不可。若肾不纳气，肺气上浮，导致气短少气，喘息发作。同时肾主一身阳气，肾气充足，温煦功能才得以发挥。肾气不足，则无力温化水液，积聚成饮。如叶天士所说，"凡是阳气不到之处，便是阴邪凝聚之所"。肾阳不足，温煦失司，血凝为瘀，壅滞肺络，导致病情迁延难愈。

三、闭塞性细支气管炎的分期论治

对于儿童闭塞性细支气管炎，闫教授提出可以根据肺络病理论，并在辨证的基础上，将"通络"之法作为总治疗原则，根据不同时期，分别应用宣肺透络、解毒清络、祛风逐络、化瘀通络、补养荣络等方法，通补并用，补泻兼施，以达到行气、活血、化瘀、通络的功效。

（一）初期宣散，宣肺透络

闭塞性细支气管炎在初期以咳嗽、咳痰等肺气不利症状为主要表现，可伴有鼻塞、流涕、喷嚏、发热等症状。部分患儿可因感受瘟疫邪气，突然高热，咳嗽、喘息频作。此时基本病机多为外邪闭肺，肺气不宣，气机失调，痰瘀或痰热内扰，肺络失畅。闫教授多以辛散之品为主，以宣肺透络，止咳化痰平喘。正如叶天士所言，"络以辛为泄，酸苦甘腻不能入络"，明确了辛味药对疏通络脉具有重要作用。闫教授在本期治疗以麻杏石甘汤为主，酌情加用荆芥、防风、芦根、黄芩、鱼腥草等疏散风邪、清热通络药物。若起病急骤，突发高热，伴咳喘加重，往往加用金银花、连翘、薄荷、芦根、白茅根等辛凉解毒清络之品，以图速效。

【病案举例】

李某，男，6 岁，既往因"腺病毒肺炎"治疗后，胸部高分辨 CT 提示可见马赛克样灌注征，肺功能提示阻塞性通气功能障碍（轻中度），诊断为"闭塞性细支气管炎"，出现反复咳喘表现。就诊前 3 天患儿再次发热，体温最高 38.7 ℃，阵咳明显，喘促加重，患儿症见时发热，阵咳，喘促，痰黏难以咳出，阵咳后恶心、干呕，纳食欠佳，汗多，大便稍干，舌暗红，苔黄腻，脉浮数。中医诊断：肺胀。证属痰瘀闭肺。治宜化瘀通络，宣肺化痰。处方：炙麻黄 6 g，杏仁 6 g，生石膏 15 g，黄芩 9 g，瓜蒌 15 g，桃仁 6 g，枇杷叶 9 g，六一散 15 g，鲜茅根 30 g，鲜芦根 30 g，竹茹 9 g，丹参 9 g。7 剂，每日 1 剂，煎汤口服，每次 50 mL，每日 3 次。

二诊：服药后患儿体温正常，咳喘减轻，临床症状好转，继续前方治疗 2 周。

三诊：喘憋缓解，稍咽干，间断咳嗽，少痰，大便正常，舌红苔薄腻，急性症状好转，予养阴清肺化裁。

患儿症状逐渐缓解，趋于稳定。

（二）极期宣通，化瘀通络

本期患儿咳嗽、喘息明显，呼吸困难，张口抬肩，喉中痰鸣，口唇发绀，舌质紫黯，部分患儿脉弦滑数急。此时基本病机为痰瘀闭肺，肺络受阻。因此闫教授以化痰开闭、化瘀通络为主要治疗方法。若痰热壅盛者，治以清金化痰汤加减；若痰湿壅滞者，以异功散加三子养亲汤加减治疗。同时在此期，进一步加强活血化瘀通络之品的应用，酌情选用桃仁、杏仁、红花、丹参、赤芍、贝母、青礞石、全瓜蒌等药物，逐瘀通络，化痰散结。闫教授尤擅加川芎，指出川芎乃血中气药，上行头目，中开郁结，为通络逐瘀不可缺少之品。在病情危重时，闫教授依据叶天士"藉虫蚁血中搜逐，以攻通邪结"的经验，酌情选取地龙、蜈蚣、僵蚕、全蝎等虫类药物，搜风通经，散瘀除闭。此期正邪交争剧烈，化瘀通络之品易耗伤人体正气，因此，闫教授常加用太子参等补益肺气，防止邪盛正衰的发生。

【病案举例】

邢某，4 岁，因发热、咳嗽在当地医院就诊，诊断为重症支原体肺炎，先后予激素、雾化等治疗，效果欠佳。就诊时咳喘明显，呼吸困难，夜眠不安，食欲欠佳，喉中痰鸣，口唇发绀，舌质紫黯，苔薄黄，脉滑数，闫教授认为痰瘀闭阻肺络加重，导致肺失宣肃，喘息加重，在化痰平喘同时，需加强化瘀通络之力。处方：炙麻黄 6 g，杏仁 6 g，生石膏 9 g，紫苏子 9 g，莱菔子 9 g，葶苈子 9 g，干姜 6 g，桃仁 6 g，红花 6 g，丹参 9 g，川芎 9 g，太子参 9 g。14 剂，每日 1 剂，煎汤口服，每次 50 mL。

二诊：服药后患儿咳喘有所缓解，仍存在呼吸急促表现，面色晦暗，继续前方治疗 1 周。

三诊：喘憋较前缓解，咳嗽，有痰，正气逐渐恢复，邪气逐渐驱散，原方加用炙黄芪、五味子益气、敛肺、滋肾。

经过治疗，病情逐渐好转，趋于平稳。

（三）恢复期益养，补肺荣络

此期患儿喘憋缓解，咳嗽减轻，病情趋于平稳，但气血耗伤，络脉失养，肺络失荣，可见少气懒言，乏力倦怠，咳声低微，面色少华，心悸气短，舌淡脉涩等表现。闫教授此时加强益气养阴，补血养血，补肺荣络，促进肺络恢复，增强肺脏宣肃功能，调理脾胃，减少本病发作的频率。临床常以六味地黄丸为基础，补益肺脾肾诸脏不足，酌情加用太子参、炙黄芪等补益脾肺之气，加用当归、阿胶补血养肺，佐以丹参、赤芍等活血通络。同时根据小儿胃常有余、脾常不足的特点，加用炒麦芽、焦山楂、焦神曲、陈皮、藿香等运脾和胃，以待脾胃功能恢复，运化如常，精微充足，方可荣养肺络，预防复发。

【病案举例】

刘某，男，7 岁，因诊断为"闭塞性细支气管炎"在病房住院治疗，先后予红霉素、甲泼尼龙口服，布地奈德雾化治疗，患儿热退，喘息明显好转，仍有咳嗽，有痰，食欲稍欠佳，口渴喜饮，大便一日一行，稍干，夜间睡眠好转，汗出减少。仍诉乏力，神疲，查体三凹征阴性，口唇稍干，色泽稍暗，双肺听诊可闻及少许痰鸣音及干性啰音，喘鸣音未闻及，手足心稍热，舌暗红，苔薄白，脉数。闫教授认为证属气阴两伤、肺络失养，治宜养阴益气、荣养肺络。处方：陈皮 9 g，炒麦芽 6 g，焦山楂 9 g，焦神曲 9 g，沙参 9 g，麦冬 9 g，知母 6 g，丹参 9 g，赤芍 9 g，桔梗 9 g，炙黄芪 9 g，炙

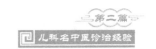

甘草 6 g。14 剂。

二诊：经过治疗，咳嗽好转，仍有干咳少痰表现，用法同前，同时服用六味地黄丸，每日半丸，睡前服用。

经过治疗，患儿体温正常，咳喘缓解，肺部啰音消失，病情好转。随诊半年复查肺部 CT 较前好转，复查肺功能较前有所改善，继续门诊随访治疗。

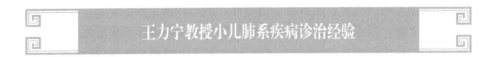

王力宁教授，辽宁省绥中县人。广西名中医，第六批全国老中医药专家学术经验继承工作指导老师，入选广西桂派中医大师。

王力宁教授从医近 40 年，治学严谨，临证思路开阔。在长期临床诊疗工作中，善用中医辨病辨证理论，重视小儿面部望诊，善察小儿眼睑形色变化和体质辨识与疾病的关系，顾及小儿稚阴稚阳与纯阳的生理特点，主张"辨病立法、动态辨证、因质调护、序贯治疗"，临床用药以"药味少、剂量轻、疗效高"见长。强调顾护小儿脾胃阳气的重要性，在防治儿科肺系疾病方面积累了丰富的临床经验。兹将王力宁教授临床治疗小儿特禀质咳嗽、哮喘、反复呼吸道感染等肺系疾病的经验简述如下，以飨同道。

一、重视体质辨识，从肺脾论治小儿特禀质咳嗽

特禀质表现为一种特异性体质，多指由于先天性和遗传因素造成的一种体质缺陷，包括先天性、遗传性的生理缺陷，先天性、遗传性疾病，过敏反应，原发性免疫缺陷等。体质属特禀质同时患有以咳嗽为主症的疾病称为特禀质咳嗽，包括了西医学的咳嗽变异性哮喘及既往有婴儿期湿疹、过敏性鼻炎等病史，或素体痰湿内盛的体质因素，或有哮喘、过敏性鼻炎等家庭史，因呼吸道感染或因遇冷刺激、过度活动后等因素诱发的咳嗽。特禀质小儿的咳嗽不论外感或内伤咳嗽均有夜间或清晨发作性阵咳的特点，故也常称为痰湿质咳嗽。其特点主要有：常因气候转冷或感寒而作，多于半夜、凌晨阳气相对不足时发作或加剧。因其病程相对较长且易反复，或由外感六淫诱发而

迁延难愈，故病性之本偏于寒。

根据小儿特禀质咳嗽（痰湿质咳嗽）的特点，在古方三拗汤合二陈汤加减的基础上化裁出治疗小儿特禀质咳嗽的麻杏二陈汤，基本方组成：炙麻黄、杏仁、法半夏、陈皮、云茯苓、莱菔子、射干、细辛、僵蚕、甘草。方中炙麻黄、杏仁宣降肺气，细辛宣肺散寒，射干、僵蚕解痉祛风，半夏、陈皮、茯苓燥湿化痰、健脾行水，莱菔子化痰降逆，甘草和中、调和诸药。辨证加减：鼻塞、喷嚏频繁者加白芷、辛夷，兼感风热者加鱼腥草、瓜蒌皮，兼阴虚者加麦冬，气虚者加黄芪、白术等。诸药合用，标本兼顾，共奏逐寒化痰止咳之效。治疗期间，嘱注意防寒保暖、忌辛热厚味及鱼虾蟹等腥味食品。经长期临床应用及前期研究证明，该方在小儿特禀质咳嗽的治疗中具有止咳平喘化痰、改善临床症状的作用，且经临床使用多年，未发现不良反应，同时该方组成简单，使用安全，口感适宜，小儿易于接受。经上治疗，咳嗽明显减轻，但余痰未尽或属内伤咳嗽痰多者，用《景岳全书》的金水六君煎加减，基本方组成：熟地黄、当归、半夏、陈皮、茯苓、甘草。辨证加减：如痰多者加莱菔子、鱼腥草，形体消瘦、舌红少苔或花剥等阴虚表现者加麦冬，面色少华、汗多、易感冒、纳呆等气虚者加黄芪、白术等。《景岳全书·卷三十一·杂证谟·痰饮》认为"痰涎本皆血气，若化失其正，则脏腑病，津液败，而血气即成痰涎。"《景岳全书·卷十一·杂证谟·伤风》云："若外感风寒，咳嗽多痰，喘急而阴虚血气不足，痰有不活，气有不充，则托逆无力，邪不易解。"故在治疗上创补气滋阴、金水互生、燥湿祛痰、虚实同治的金水六君煎，此方在长期的临床实践中得到验证，治疗痰湿咳嗽疗效显著。

【病案举例】

曹某，女，5岁，2015年5月8日初诊。患儿于1周前因食海鲜后开始出现清嗓样咳嗽，晨起时多咳，痰少，无鼻塞流涕、无发热，纳食欠佳，夜寐尚安，二便尚调，但汗多。既往有湿疹病史、反复呼吸道感染病史，其父有过敏性鼻炎病史。查体：神志清，精神佳，呼吸平顺，咽部稍红，双侧扁桃体偏大，听诊双肺呼吸稍粗，未闻及干、湿性啰音，双下眼睑瘀黑征阳性，舌质偏红、舌苔薄白。结合患儿既往病史及家族史，考虑患儿为特禀质咳嗽，患儿汗多，纳食欠佳，考虑兼有肺脾气阴不足，治以温肺化痰，兼益气养阴。方选麻杏二陈汤加减，药用：炙麻黄5g、杏仁8g、茯苓8g、射干8 g、莱菔子8 g、瓜蒌皮8 g、细辛2 g、陈皮4 g、僵蚕6 g、甘草6 g、白术8 g、麦冬8 g。2剂，共研粗粉分6包，每日1包，水煎分3次服。3日后随访，上症稍减，晨起时偶有清嗓样咳，汗多，纳食增加，嘱继服原方中药。5月14日复诊，患儿已无咳嗽，但喉间有痰不爽，纳食正常，出汗较前减少。查体：一般情况尚好，精神佳，呼吸平顺，咽稍红，舌质红、苔薄白，心肺未闻及异常。患儿此时已无咳嗽，喉间有痰，汗多，治以健脾化痰养阴益肾，方选金水六君煎加减：熟地黄8 g、当归6 g、陈皮4 g、法半夏6 g、茯苓8 g、甘草6 g、射干8 g、白术8 g、麦冬8 g。共研粗粉分3包，每日1包，水煎服。3日后随访，患儿咳嗽症状消除，只寐时稍汗多。1个月后随访未见复发。

按语： 从患儿有湿疹史、过敏性疾病家族史及下眼睑瘀黑征等着手，辨其质为特禀质痰湿内蕴，此乃本病之本。又患儿晨起清嗓样咳嗽，痰不多，唇舌咽红，纳差，汗多，考虑兼有肺脾气阴不足，故治以健脾化痰、益气养阴；因质辨治，方拟"特禀咳麻杏二陈汤"加减治疗，其中炙麻黄、杏仁宣降肺气，细辛宣肺散寒，射干、僵蚕解痉祛风，陈皮、茯苓燥湿化痰、健脾行水，莱菔子化痰降逆，甘草和中、调和诸药。在原方基础上去法夏，以免过燥伤阴；加用瓜蒌皮利气化痰；白术、麦冬益气养阴。寒温并用，清补兼施，标本兼顾，共奏疏解外邪，化痰止咳，益气养阴之功。待症状改善，余邪未尽，正气不足，遂予补气养阴、调畅中焦之气机，理脾化痰为法，予金水六君煎加减治疗，方中熟地、当归补气滋阴，陈皮、法半夏、茯苓，射干健脾化痰，利咽止咳，祛余邪；麦冬、白术益气养阴。古云：急则治其标，缓则治其本。表邪去则正安，扶中养阴则本复。王师心法，因质辨治，治病求本，故能执简驭繁，取效甚宏。

二、体质辨识、宣降相宜、分期论治小儿哮喘

王力宁教授依据小儿的生理病理特点、哮喘发病的机制及其病理演变的证候规律，提出了小儿哮喘"温肺化痰—化痰养阴—滋阴补肾"分期序贯治疗理论。其在治哮防喘中，重视哮喘的发病基础"正虚痰伏"是哮喘发病之根，注重宣降气机以气顺则痰消，温阳滋阴则阴阳平衡，温肺、理脾、补肾恢复三脏功能，达到治哮防喘的目的，其建议慎用升提类中药，是以防引动"凤根""伏痰"而诱发哮喘。传统中医多将哮喘分为发作期、缓解期两期进行论治。王力宁教授在临床上结合多年的实践经验，在传统的两期分

治基础上增辟了无临床表现的稳定期治疗。认为稳定期患儿临床无症，但实属"假愈"，有反复发作之内因"伏痰"，因此继续治疗极为重要，稳定期治疗，即所谓"真正治疗的祛除凤根阶段"，可有效减少本病的复发率或减缓复发时病情。"伏痰"作为哮喘的发病基础，如朱丹溪说："哮喘专注于痰。"哮喘的治疗无论是发作期、慢性持续期及稳定期时时刻刻都应注意对痰的治理。

哮喘发作期，宣发上焦之气机，温肺、化痰、平喘，予麻杏二陈汤（组成：炙麻黄、杏仁、射干、僵蚕、莱菔子、细辛、陈皮、法半夏、云茯苓、甘草），宣发上焦之气机，化痰平喘。方中宣发之品如麻黄等。肃降如杏仁、法夏、莱菔子、陈皮之属。麻黄辛散苦泄，温通宣畅，主入肺经，可外开皮毛之郁闭，以使肺气宣畅，内降上逆之气，以复肺司肃降之常，故善平喘；杏仁主入肺经，味苦降泄，肃降兼宣发肺气而能止咳平喘，为治咳喘之要药；陈皮辛行温通，理气化痰；莱菔子降气化痰平喘；法半夏味苦降气，又燥湿化痰；王教授在运用化痰类中药，均选用兼宣降气机，疏理气机之品，使气顺则痰消，加用茯苓，健脾渗湿，使湿无所聚，痰无由生。临床辨证加减：鼻塞、喷嚏频繁者加白芷、辛夷，兼感风热者加金银花、连翘，兼痰热者加鱼腥草、瓜蒌皮，兼阴虚者加麦冬，气虚者加黄芪、白术等。

慢性持续期（缓解期），调畅中焦之气机，理脾、化痰、养阴，选用金水六君煎为主方（当归、熟地、陈皮、法半夏、云茯苓、莱菔子、杏仁、射干、甘草），调畅中焦之气机，理脾化痰。方中熟地黄补气滋阴、当归行熟地黄滋腻之气，选用宣降气机，燥湿化痰之杏仁、射干、莱菔子、陈皮、法半夏、云茯苓，使气喘得平、咳嗽得止、痰饮得化；甘草调和诸药。本方补气滋阴、金水互生、燥湿祛痰、虚实同治。临床辨证加减：如痰多者加莱菔子、鱼腥草、瓜蒌皮，形体消瘦、舌红少苔或花剥等阴虚表现者加麦冬，面色少华、汗多、易感冒、纳呆等气虚者加黄芪、白术等。

稳定期，调补下焦之气机，滋阴、补肾、抑痰，选用六味地黄丸固本治疗，方中熟地黄、山萸肉、山药三药配合，肾肝脾三阴并补，是为"三补"；茯苓、泽泻、丹皮"三泻"为佐药，六味合用，三补三泻，其中补药用量重于"泻药"，肝、脾、肾三阴并补，是以补肾阴为主。哮喘患儿稳定期时可一如常人，王力宁教授认为因小儿有"阳常有余，阴常不足"的生理特点，加之哮喘患者大多病程日久，经过前两期温肺理脾治疗后，急性发作得到控制，可由实转虚，由上转下，导致肾精内亏，是故以补肾阴为主，若兼阳虚者，加肉桂，补阳纳气。若兼气虚汗出者，加黄芪、白术补气，鸡内金、浮小麦敛汗等。

治疗中应注意：慎用升提类中药，强调治哮防喘要顺应肺脏的生理特性，在哮喘的治疗上注重宣降气机，尤其在治痰同时应注意中上二焦气机调畅，使气顺则痰消，理脾则痰无由生。哮喘病理基础"伏痰"遇感引触，痰随气升，气因痰阻，相互搏结，壅塞气道，肺管狭窄，通畅不利，肺气宣降失常，引动停积之痰，而致痰鸣如吼，气息喘促。基于"伏痰"为哮喘的发病基础，治哮防喘应以宣降气机为主，慎用升提类中药，如桔梗、葛根、柴胡等。

【病案举例】

傅某，男，9 岁，2014 年 6 月 12 日初诊。患儿因咳嗽、气喘 2 天就诊，自诉 2 天前因天气突变后开始出现咳嗽，鼻塞，流清涕，继而气喘，痰黄黏难咳，无发热，纳差，夜寐欠安，小便黄、大便干，汗多。既往有婴儿湿疹病史、哮喘病史 5 年，长期予激素雾化治疗，哮喘反复发作。否认药物过敏史。患儿母亲有过敏性鼻炎病史。查体：神清，精神可，呼吸平顺，口周无发绀，无明显鼻翼翕动，无三凹征，咽红，双侧扁桃体无肿大，双肺可闻及哮鸣音，心脏听诊未闻及病理性杂音，舌红、苔薄黄。西医诊断：支气管哮喘。中医诊断为哮喘，证属痰热郁肺。治以化痰、止咳、定喘。方选麻杏二陈汤加减：炙麻黄 5 g、苦杏仁 8 g、茯苓 8 g、法半夏 6 g、陈皮 4 g、细辛 2 g、莱菔子 8 g、僵蚕 6 g、射干 8 g、鱼腥草 10 g、瓜蒌皮 8 g、丹参 8 g、甘草 6 g。2 剂，共研粗粉分 6 包（煮散剂），1 包/天，水煎，分 3 次服。外治予平喘咳外敷散贴敷肺俞（双侧）、膏肓（双侧）、膻中穴，1 次/天，4 小时/次，共 3 次。

2014 年 6 月 17 日二诊：患儿气喘症除，咳嗽减少，咯痰色黄，纳食较前好转，夜能安寐，二便亦调，汗多。查体：神清，精神好，呼吸平顺，咽稍红，双肺偶可闻及少许痰鸣音，心脏听诊未闻及异常，舌淡红、苔薄白。治以化痰止咳。处方：鱼腥草 10 g、瓜蒌皮 8 g、浙贝母 8 g、地龙 6 g、麦冬 8 g、芦根 10 g、茯苓 8 g、法半夏 6 g、射干 8 g、苦杏仁 8 g、白术 8 g、甘草 6 g。2 剂，共研粗粉分 6 包，每日 1 包，水煎分 3 次服。

2014 年 6 月 23 日三诊：患儿喘平咳止，但觉喉间有痰不爽，纳食正常，夜能安寐，但汗多。查体：精神佳，呼吸平顺，咽不红，心肺听诊未闻及异常，舌淡红、苔薄白。治以益肾养阴，健脾化痰。方选金水六君煎加减：熟地黄 8 g、当归 6 g、陈皮 4 g、法半夏 6 g、茯苓 8 g、甘草 6 g、射干 8 g、莱菔子 8 g、白术 8 g、僵蚕 6 g、黄芪 10 g、五味子 3 g。2 剂，共研粗粉分 6 包，每日 1 包，水煎分 3 次服。

2014 年 6 月 30 日四诊：患儿已无咳喘，纳食正常，夜汗偏多，大便时有干结。查体：精神好，形体偏瘦。呼吸平顺，咽不红，心肺听诊未闻及异常，舌淡红、苔薄白。治以滋阴补肾。予六味地黄丸口服，每次 6 粒，日 2 次。

1 个月后随访，患儿无特殊不适，哮喘未见复发。

按语：小儿肺常不足，加之小儿寒暖不知自调，因天气骤变受邪，故初诊见咳嗽、气喘，伴鼻塞、流涕等肺卫表证，咳黄痰，咽红，舌红，苔薄黄为热证，分析其病机为素有痰湿内蕴，复感风邪，郁而化热，引动伏痰，痰阻气逆，发为哮喘。故予麻杏二陈汤温化伏痰，加鱼腥草、瓜蒌皮化热，丹参祛瘀以化痰，并佐以穴位贴敷止咳平喘。二诊时前药已尽，患儿哮平喘止，咳少，有痰，系余痰未尽，此时患儿表证已解，故去炙麻黄、细辛之解表药，治以二陈汤加减化痰止咳。三诊患儿已无咳喘，进入哮喘慢性持续期（缓解期），此时患儿正虚而邪未尽，法当扶正固本而兼清余邪，宜益气养阴、理气化痰，故予金水六君煎加减。四诊患儿无咳不喘，外邪已去，一如常人，但因小儿有"阳常有余，阴常不足"的生理特点，加之患儿哮喘病程日久，经过前两期温肺理脾治疗后，由实转虚，由上转下，肾精不足，是故以滋阴补肾，故予六味地黄丸口服治疗。

三、从脾胃论治，培土生金以治小儿反复呼吸道感染

小儿反复呼吸道感染治疗以调理脾肺功能为主，根据辨证因人制宜，遣方用药注意补益脾胃宜运忌滞，药性以平和为贵，勿伤脏腑，且注意饮食调摄，以达到培土生金，改善反复呼吸道感染患儿抗病能力的目的。在急性感染初期，外邪横行犯肺，此时邪盛正未虚，当以祛邪外出为第一要务；在急性感染后期，正气渐虚，仍应以祛邪为主，邪不去则正不安，切忌过早补益，以免闭门留寇；感染间歇期宜调补肺脾为主。补益须重视补益脾胃，盖脾胃为人体后天之本。万全曰"脾胃虚弱，百病蜂起，脾胃壮实，四肢安宁。"故调理脾胃者，医中之王道也；节戒饮食者却病之良方也。且反复呼吸道感染是一种常见临床现象，在临床诊疗各种呼吸道感染疾病时应贯穿这

一认知，对于有反复呼吸道感染既往史及倾向的患儿应及时正确诊治，勿使其迁延拖沓。

在治疗上，根据辨证，小儿反复呼吸道感染临床上最常见有肺脾气虚和肺脾阴虚的不同证候。但应指出，临床中见到小儿不论何种体质患外感病后都可化热伤阴，即使是感受风寒也易致挟食外感形成外寒内热之候。这是因为一方面现代小儿饮食偏嗜肥甘；另一方面现代小儿早知人事，且较之古代倍受宠溺，很多小儿稍有所愿不遂则肝气易郁，郁久易于化火。故感受各种外邪后，不论何种体质，都易于内外合邪而从火化。故临床上也可见脾虚肝旺证候。辨证属肺脾气虚者用抗复感合剂 1 号，由党参、黄芪、白术、陈皮、神曲、鸡内金、浮小麦等组成，具有健脾益气之功；肺脾阴虚者用抗复感合剂 2 号，由太子参、黄芪、麦冬、桑椹子等组成，功能养阴益胃；脾虚肝旺者用抗复感合剂 3 号，由党参、白术、白芍、柴胡等组成，功能健脾平肝。系列抗复感合剂用于临床防治小儿反复呼吸道感染，疗效确切。

由于小儿饮食不知自节而易合并积滞，可予莱菔子、鸡内金加味，其一药多效，化气消痰、消食导滞，以防小儿夹滞、夹痰。鸡内金，其味甘性平，归脾、胃、小肠、膀胱经，有健脾消食之功。

反复呼吸道感染患儿急性感染期治疗，应注意：①不宜发汗太过，其初期多表现实热或虚热的证候，临床可选银翘散或桑杏汤为基础方疏风清热润肺，但应用银翘散时间不宜过长，并少用荆芥、薄荷等，避免耗伤气阴。②勿滥施温补，补气防过燥，养阴勿使过腻，患儿出现干咳、多汗等症状，可用麦冬养阴，白术补气，既育阴而无助湿碍脾之虞，又无温补助火劫津之弊。③勿过用苦寒，小儿一方面生机蓬勃，另一方面阳气尚未壮实。治疗中强调顾护脾胃阳气，苦寒伤胃之品当用则用，用之中病则止，少用黄柏、黄连，慎用黄芩；即使有内热的患儿，多以鱼腥草、瓜蒌壳以清热化痰。鱼腥草味辛性微寒，归肺经，能清热解毒，消痈排脓，利尿通淋；胃热者用石膏，石膏多为 20 g。对复感儿急性感染后期出现的烦躁，口气秽臭，大便硬结，身热汗出，舌质红苔黄厚等胃肠积热症状，可选用连翘配公英。连翘味苦性寒，能清热，且善消散结聚之血气；公英味苦性寒兼甘，解毒且长于泄降滞气，两药相配，解热毒、泄积毒相结合，清而不寒。

【病案举例】

患儿，男，4 岁，患儿因流涕 3 天，咳嗽 2 天就诊。3 天前受凉后开始流清涕，咳嗽，以晨起咳为主，痰多，无发热，不喘，纳差，二便调。既往体质欠佳，每月均有呼吸道感染 1 ~ 2 次，近一年来曾患支气管炎 2 次，肺炎 1 次及喘息性支气管炎 2 次。查体：一般情况可，面色少华，下睑浮黑，呼吸平顺，咽充血，扁桃体不大，双肺呼吸音粗，可闻及干性啰音，心脏听诊未闻异常，舌质红，苔薄白腻，脉浮数。中医诊断：反复呼吸道感染急性感染期感风热犯肺；咳嗽，证属外感风热，体质属痰湿质。西医诊断：支气管炎。治以宣肺清热，化痰止咳。方选麻杏二陈汤加减：炙麻黄 5 g，杏仁 8 g，细辛 2 g，茯苓 8 g，陈皮 4 g，莱菔子 8 g，僵蚕 6 g，射干 8 g，甘草 6 g，丹参 8 g，鱼腥草 10 g，瓜蒌壳 8 g。4 剂，每日 1 剂，水煎服。

二诊：服药后咳嗽减轻，痰减少，纳食较前好转，2 天前大便 3 次，偏稀，而近一日来未解，汗多。查体：一般情况可，面色少华，下睑浮黑，呼吸平顺，咽不红，扁桃体不大，双肺未闻及干湿性啰音，心脏未闻及异常，舌质红，苔薄白腻，脉濡细。中医诊断：咳嗽余证，辨证属肺脾气虚。治以健脾益气，化痰止咳。处方：白术 8 g，茯苓 8 g，法半夏 8 g，陈皮 4 g，甘草 6 g，黄芪 10 g，射干 8 g，浮小麦 15 g，炒莱菔子 8 g。3 剂，每日 1 剂，水煎服。

三诊：咳嗽症除，有清涕，无痰，纳食欠佳，二便尚调，汗多。予抗复感合剂 1 号调理 1 个月，随访半年，患儿未再患下呼吸道感染，偶有感冒，但病程短病情轻浅。

按语：患儿自幼体弱，面色少华，下睑浮黑，易患感冒咳嗽，痰多，平素食欲较差，大便多溏，故考虑患儿有素体痰湿内蕴之质。初诊见有外感风热，故先疏风解表，兼化痰止咳；二诊表证已解，故以玉屏风散合二陈汤治其本；三诊患儿就诊时虽病证诸候已消，盖因素蕴痰湿之体，有易复感之虞，调整体质不仅可改变体质状态，亦可以防止疾病发生，故以抗复感合剂 1 号继续调理而获全功。

吴力群教授治疗小儿胸闷变异性哮喘经验

吴力群教授，医学博士，主任医师，博士研究生导师。现任北京中医药大学东方医院儿科主任，北京中医药大学第二临床医学院儿科教研室主任。

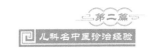

国家中医药管理局中医儿科学重点学科负责人及中医儿科重点专科负责人，国家区域中医儿科诊疗中心建设单位负责人，北京市丰台区第二批老中医药专家学术经验继承工作指导老师。

吴力群教授从事中医儿科临床 30 余年，师从四川省名中医胡天成教授及全国名中医丁樱教授，擅长中医药治疗儿童肺系疾病。临床辨证用药谨记导师的教诲，"方从法出，法随证立，理法方药，一脉贯通，丝丝入扣"。对于非典型哮喘如儿童咳嗽变异性哮喘，提出脾虚痰伏、肺热气逆是其主要病机特点，以健脾化痰、清肺降气立法，重视健脾化痰，强调治疗其有形之痰及无形之痰，方用加味六安煎，并深入开展临床及基础研究；对于儿童胸闷变异性哮喘，认为其虽无咳嗽、喘息和呼吸困难等表现，肺部听诊无哮鸣音，却存在气道高反应性及可逆性气流受限，是以胸闷、长出气等为临床表现的新型哮喘，将其归于"肺痹"范畴，认为病机为气机不畅，阻滞胸肺，与肺、肝、脾三脏密切相关，治法为疏通气机。胸闷变异性哮喘临床可分为发作期与缓解期，发作期以肝肺不调、气机不畅为主；缓解期以肺脾两虚、痰瘀互结为主。吴教授提出治疗本病应根于肝、肺、脾三脏，分期论治，发作期当疏肝理肺，调畅气机；缓解期当健脾补肺，理气化痰，谨守病机，遣方选药，随证加减。现总结如下。

一、发作期疏肝理肺，调畅气机

本病急性发作期多由于诸多因素影响情志而诱发，具体表现为胸闷，频繁叹息，深长呼吸，多伴情绪激动，面红耳赤，语声高亢，多动易怒，或情绪低落，不欲表达，表情淡漠，舌红，苔黄厚或腻，脉弦滑。治疗当以疏肝理肺、调畅气机为法。方选柴胡疏肝散（《景岳全书》）合瓜蒌薤白半夏汤（《金匮要略》）加减，方中柴胡疏肝解郁；香附、川芎理气疏肝，兼以活血；陈皮、枳壳、半夏理气行滞，降气化痰以除风根；瓜蒌、薤白通阳散结，行气解郁；肝体阴而用阳，白芍、生甘草养血柔肝，调和诸药。痰盛者，加茯苓、胆南星健脾燥湿化痰；热甚者，加川楝子疏肝清热而不伤肝阴。

二、缓解期健脾补肺，理气化痰通络

患儿多表现为胸闷，间断深长呼吸，或诉如重物压胸，面色无华，少气懒言，表情淡漠，平素易外感，纳差，大便不调，舌淡暗，苔白厚或腻，脉沉滑。治疗当以健脾补肺、理气化痰通络为法，方选加味六安煎合人参五味子汤（《幼幼集成》）加减，半夏燥湿化痰；党参、茯苓、白术健脾益气，培土生金；治痰先治气，气行则痰无以聚，陈皮理气祛湿，以杜绝生痰之源；杏仁、桃仁润燥而化痰止咳；白芥子行气而化痰；海浮石软坚而消痰；瓜蒌清热而化痰；肺润则降，麦冬、五味子滋阴润肺；桃仁化瘀通络；甘草调和诸药，也能健脾和中。气虚甚者，加黄芪益气固本；痰盛者，加胆南星祛湿化痰；瘀甚者，加赤芍、川芎活血通络。

【病案举例】

患儿，女，5岁5个月。初诊：2018年10月30日。

主诉：反复深长呼吸3月余，加重1周（家长代诉）。

近3个月患儿无明显诱因出现频繁深长呼吸，未予重视，近1周明显加重，刻下自诉如有"大石头"压于胸部，深长呼吸后可好转，咽部有异物感，鼻塞无涕，无恶寒、发热，无汗出，无咳嗽、咳痰，无喘息，无咽痛、咽痒，少气懒言，纳差，眠可，小便可，大便稀溏，3次/日。

既往史：反复呼吸道感染、变应性鼻炎、牛奶及鸡蛋不耐受等病史，其父有变应性鼻炎病史。

查体：身高113 cm，体重19 kg，面色少华，山根色青，唇色淡，咽部无充血，双侧扁桃体Ⅱ度肿大，双肺未闻及干、湿性啰音，舌暗红边有齿痕，苔白腻，脉弦滑。肺功能检查提示大小气道功能下降，支气管舒张试验阳性，FEV_1上升27%，心肌酶无异常，心电图及心脏超声检查未见异常。

本次就诊由患儿父母及祖父陪同，追问病史，其父诉近日安排患儿参加某比赛，培训频繁，并可见家人频频询问患儿症状，谈及病情口若悬河，喋喋不休，患儿却表情淡漠，似未闻及他人言语。

西医诊断：胸闷变异性哮喘。中医诊断：肺痹。

因其生活环境氛围相对紧张压抑，加之学习压力，所欲未遂，情绪不畅，肝木失于疏泄，气机不畅，郁而化热，木火刑金，肺失治节，气阻胸中，故可见深长呼吸，胸部憋闷，表情淡漠；肝木乘土，脾土失于运化，痰湿内生，痰气交阻于咽部，故可见咽部异物感，纳差，大便稀溏，舌边有齿痕；病久入络，血瘀肺络，故可见舌质暗。

证属肝肺不调，脾虚痰瘀。治以疏肝理肺，化痰散瘀。方选柴胡疏肝散合加味六安煎。

处方：柴胡 8 g，白芍 8 g，枳壳 10 g，香附 6 g，浙贝母 10 g，清半夏 6 g，胆南星 4 g，苦杏仁 6 g，海浮石 10 g，瓜蒌 8 g，桃仁 8 g，川芎 6 g，陈皮 6 g，茯苓 10 g，生甘草 5 g。7 剂，水煎服，1 剂/日，早晚分服。

嘱家长多鼓励和陪伴患儿，勿频繁询问患儿症状变化，积极进行心理疏导，减少患儿的消极情绪。忌食海鲜、辛辣油腻及甜凉之品。

二诊（2018 年 11 月 6 日）：患儿深长呼吸次数较前减少，自诉仍觉有"石头"压于胸部，咽部异物感较前减轻，鼻塞无涕，少气懒言，纳差，眠可，小便可，大便稀溏，3 次/日；舌暗红边有齿痕，苔白腻，脉滑。基于前方，去香附、海浮石，加白芷 10 g，苍术 6 g，莱菔子 10 g。14 剂，水煎服，2 日 1 剂，早晚分服。患儿胸闷较前减轻，鼻塞，纳差，大便稀溏，故于前方去辛燥之香附、寒凉之海浮石，加白芷宣肺通鼻窍，苍术、莱菔子以增健脾燥湿，消食和中之力。

三诊（2018 年 12 月 6 日）：患儿深长呼吸次数较前减少，自诉胸部"石头"较前减小，现如拳头般大小，咽部无明显异物感，无鼻塞流涕，面色较前红润，精神佳，纳增，眠可，小便可，大便质软，2 次/日；舌暗红，苔白微厚，脉滑。基于前方，去浙贝母、胆南星、白芍、苍术，加党参 10 g，麸炒白术 10 g，赤芍 8 g，乌梅 10 g，五味子 10 g。14 剂，水煎服，2 日 1 剂，早晚分服。患儿胸闷较前明显减轻，咽部异物感较前减轻，去浙贝母、胆南星、白芍、苍术，加党参、麸炒白术以增健脾固本之力，赤芍易白芍增化瘀通络之力，乌梅、五味子、柴胡等为当代医家祝谌予的过敏煎方药，以调整患儿过敏体质。

四诊（2019 年 1 月 12 日）：患儿自诉胸前"石头"消失，未见明显深长呼吸，无鼻塞，面色红润，精神佳，纳转佳，眠可，小便可，大便质软，1 次/日。肺功能检查提示：大小气道功能较前改善，FEV$_1$ 为 10%。支气管舒张试验阴性。继予前方 7 剂。嘱定期复诊。患儿已无明显胸闷症状，复查肺功能较前明显改善，治疗显效。

按语：以胸闷为主诉的不典型哮喘患儿接触激发物后可能出现严重的肺功能下降，类似于典型哮喘发作，故而临床上遇到以胸闷为主诉的患儿应考虑进行肺功能监测及支气管激发试验，以防漏诊，及时予以治疗。同时诊治小儿胸闷变异性哮喘，问诊时注重既往病史及个人史，并立足于"伏痰"这一夙根，强调疏肝理肺、调畅气机、化痰通络、分期论治的重要性，治疗时更要规范长期治疗，了解患儿的心理特点，积极进行情绪的疏导。

三、经验方选

【加味六安煎】

本方为吴力群教授传承导师胡天成教授新制六安煎治疗儿童痰湿咳嗽的基础上，结合临床经验化裁而来。方药组成为法半夏、橘红、茯苓、杏仁、白芥子、甘草、海浮石、葶苈子、瓜蒌皮、胆南星、炒莱菔子，在六安煎的基础上加海浮石、葶苈子、瓜蒌、胆南星清热化痰之品，全方共奏清热泻肺、健脾化痰之功，多用于痰热蕴肺证之咳嗽。常用于治疗儿童咳嗽变异性哮喘、胸闷变异性哮喘、肺炎恢复期、哮喘慢性持续期、临床缓解期等多种小儿肺系疾病。

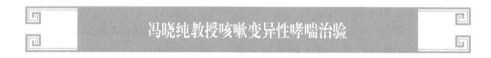

冯晓纯教授咳嗽变异性哮喘治验

冯晓纯，吉林省长春市人。国医大师王烈教授学术继承人，博士研究生导师，主任医师，二级教授，校级教学名师，吉林省名中医。从事中医儿科临床、教学、科研36载，勤思敏学，博采众长，通过研读经典、师从名医、勤于临床实践，形成系统的学术思想，积累了丰富的临床经验。今将冯教授对于儿童咳嗽变异性哮喘临床诊治经验与同道共享。

一、井然整饬，哮咳诊治规范化

咳嗽变异性哮喘是一种以慢性咳嗽为主要或唯一临床表现的呼吸系统疾患，但无明显呼吸急促、喘息等症状，实验室检查及肺部影像学检查多无明显异常，该病以刺激性干咳多见，咳嗽比较剧烈，夜间尤为明显。本病发病率日渐增高，居慢性咳嗽病因构成比的首位，影响小儿身心发育。中医称咳嗽变异性哮喘为"哮咳"。"哮咳"病名由国医大师王烈教授在20世纪80年代初首次提出，指出该病有与哮喘相似的病因、病机及发病特点，又不同于哮喘以哮鸣、气促伴咳为主症，而以只咳、不喘、无哮，反复发作为主症，且"以哮论治"有效，久咳不愈成哮。冯晓纯教授潜心钻研总结导师王烈教授哮咳理论，在病名、病因病机、中医诊断标准、三期分治、方药等方面均有准确而翔实的论述，2007 年顺利完成国家中管局课题《小儿咳嗽变异性哮喘（哮咳）中医证治规范化研究》，2008 年 3 月在上海召开的国家中医药管理局重点专科儿科哮喘协作组会议上通过了关于咳嗽变异性哮喘的相应中医病名为"哮咳"的提议，并归属哮喘范畴。2010 年 4 月将哮咳诊治经验纳入由徐荣谦教授主编的新世纪全国高等中医药院校创新教材《中医儿科学》中，2016 年带头制定了《中医儿科临床诊疗指南·小儿咳嗽变异性哮喘》的指南。证治规范化的研究为后期研究奠定了基础，教材的纳入为院校传承名老中医的经验提供了新的思路；指南的制定为中医药系统、规范诊治该病填补了空白；指南的颁布能有效地指导并提高临床医生的诊治水平；指南的诊治方法为患儿带来福音，并获得各方专家的认可。

二、师古遣方，解痉治哮论咳期

冯晓纯教授从事中医药诊治哮咳的理论和临床研究多年，广泛汲取了历代医家的学术精华和科研成果，基于哮咳的发病机制，结合小儿的特殊体质特点，辨小儿素体肺、脾、肾三脏虚弱易生痰湿，或小儿嗜食肥甘厚味易致痰湿内生，或风邪内侵于肺，风盛则生痰，痰饮内伏于肺，三者所生痰湿内伏于肺，每遇诱发因素，内外合邪，痰气相互搏结于气道，气道挛急，气机升降失司，肺之宣降功能失职，气逆而上，则咳，加之气道郁闭日久，久病易致瘀，风、痰、瘀三者互结故久咳而不愈。冯教授认为本病的发生主要为"风"邪犯肺，与痰、瘀密切相关。发作期风邪外袭，首先犯肺，具"风盛则挛急""风盛则痒""风性善行而数变"的特性，肺络壅阻，气机不宣，清肃失司，肺气上逆，气道挛急则咳嗽，咳嗽多呈现阵挛性、突然发作性、骤然而止的特点，风邪久留化热化燥耗伤阴液，气道失于濡养则咽痒、咳嗽反复不止。加之小儿素体肺脾肾虚，又嗜食肥甘厚味更易形成痰湿，痰阻肺络，肺失宣降，肺气上逆则咳。哮咳日久，损伤肺气，肺气虚鼓动气血无力则瘀血内生，加之后天调护不当，脾胃受损，脾气更虚，运化无力，积滞日久致瘀，阻碍气道，不得升降，郁闭日久，故久咳而不愈。

小儿哮咳（咳期），属于实咳，病位主要在肺，为肺气郁闭，外邪犯肺，气道挛急，气逆于上，故咳嗽发作。导师冯晓纯教授根据王烈教授"以哮论治"的观点及哮咳发病特点，确立了咳期宣肺解痉、降逆止咳为主的治则，并选方遣药，自拟蝎黄解痉治哮颗粒，由明代的张时彻《摄生众妙方》中定喘方化裁而来，方药选用麻黄、白果、全蝎、杏仁、苦参、甘草等。肺气不通者可加桔梗、前胡，咳嗽重而痰多者加款冬花、紫菀，二者相须使用，消痰止咳之功倍增；痰多清稀者可加半夏以燥湿化痰；由于痰与饮食积滞、相互搏结而使肺气上逆者加苏子、莱菔子；鼻部及眼部不适，如鼻塞、眼痒、鼻痒者可加川芎、细辛、辛夷、防风；腹部胀满或大便秘结者加升麻、瓜蒌仁、枳实、厚朴、火麻仁、郁李仁等；痰热郁肺者加桑白皮、地骨皮、冬瓜子、芦根、葶苈子、川贝、制胆南星；肺脾肾虚弱者加黄芪、五味子、山药。

　　方中麻黄、全蝎为君，前者散寒解表，宣肺平喘，用于治疗外邪袭表、咳嗽喘促的症状，蜜炙麻黄的平喘效果更佳；全蝎息风解痉，通络止痛，攻毒散结，风盛则挛急，息风则解痉。另本病病程较长，多因风邪留恋肺内，虫类药可搜风走络，去除日久顽固难愈之疾。白果、杏仁、苦参共为臣药，白果敛肺定喘而祛痰，又助麻黄宣肺散邪以平喘，与麻黄配伍，一散一收，既可加强平喘之功，又可防麻黄耗散肺气；杏仁归肺、大肠经，可降气平喘；苦参苦寒，清热燥湿。甘草祛痰止咳，调和诸药为使药，既可中和药味，缓苦参之味浊，又可缓和药性，解全蝎、白果、杏仁之毒。现代药理学研究证实，本方具有缓解支气管痉挛、改善气道重塑、抗炎及镇痛平喘，并且可降低气道高反应性的作用。

　　冯晓纯教授根据多年临床经验，采用经验方"蝎黄解痉治哮颗粒"加减进行上百例治疗幼童期哮咳的临床观察研究和评价，证实了蝎黄解痉治哮颗粒显著的临床疗效，为中医药安全、有效地治疗哮咳提供新的思路与方法；亦可配合冬病夏治穴位贴敷外治疗法，通过扶正化瘀达到减弱气道高敏状态从而提高患儿免疫力，疗效突出，不仅能有效控制本病的发展，而且能缩短患儿病程，达到未病先防之功。

三、临证新论，首辨食积内热型

　　冯晓纯教授多年来在研究哮咳证治中发现许多患儿进入稳定期后表现的证候不完全属于肺脾肾虚证，患儿在此期伴有神烦、面赤、唇红、手足心热、口臭、大便干、反复外感之象，辨证属于食积内热。小儿脏腑娇嫩，脾常不足，加之平素乳食无度，过食肥甘生冷，致使饮食不能及时腐熟运化，形成食积，停滞于中脘，影响中焦气机升降，食积则生痰，气促痰壅则咳嗽频，积滞郁久化热，阳热偏盛，阴阳失衡是本病稳定期（食积内热）的主要病理机制，亦是哮咳易反复发作的主要原因之一，可谓"内无热外无感"；加之此类患儿属于内热体质，在三期分治的过程中并未应用清解内热的药物，而按固本截痰的原则治疗，疗效不佳，有部分患儿有反复的现象。为防止患儿病情反复最终发展为典型哮喘，冯教授在三期分治哮咳理论的基础上，结合自己多年的临床经验，创新性地发现并提出哮咳稳定期食积内热证的诊治方案，以清热泻火、消食导滞为原则，选用防哮Ⅱ方治疗，具体药物为黄芩、栀子、鸡内金、山楂、厚朴、枳实、莪术、莱菔子、芦根等。

方中黄芩清泻肺热，鸡内金消食健胃，两药相合，清热泻火，消食导滞，同为君药；栀子助黄芩清热泻火，山楂消食行气化积，助鸡内金消除乳食积滞，厚朴、莱菔子下气宽中，消积导滞亦助鸡内金消导之力，且与消积除痞之枳实相伍共治积滞、腹胀、大便不畅，通过釜底抽薪的方式，增强黄芩清热泻火的作用。四药相合，清消之力尤显，共为臣药；久病多瘀，故佐以破血逐瘀、行气消积之莪术甘寒清泄肺胃之热，两药相合，甘苦温寒，互制相协而益效，共收行气消积、清热之功，为佐药；本方大多为苦寒之品，芦根味甘，清热除烦，为使药。诸药合用共奏清热泻火、消食导滞之功，以解内热，防复感，预哮咳。

四、厚积多思，气池青紫查病因

冯晓纯教授在临床中发现，许多哮咳患儿在不同时期都会出现"气池"青紫症状。"气池"，其名见于《奇效良方》，为小儿头面部望诊部位，位于眼平视时瞳孔直下1寸处，相当于眶下孔之部，为面部皮肤的最薄处，最能反映人体气血阴阳的变化。《医宗金鉴·幼科心法要诀》中也明确提出："风池在眉下，气池在眼下，二处青主惊风，紫多吐逆。""气池"在眼下，属中医学"肉轮"，内应于脾，主要反映脾胃的变化。冯教授研读古籍，结合对气池望诊的临床观察指出，气池的颜色异样变化，可以直接反映五脏正气的盛衰情况，以及邪气之所在。气池见色青，主惊，可见患儿惊啼不安，睡卧不宁，或脾虚肝旺质；有见紫色者，主肺胃热盛之证，常见于阳明燥火过盛，或胃火蕴郁日久所致；若是紫黯者，多为血瘀寒凝之象。哮咳病因大致可归为痰凝、气滞、血瘀、肝郁，亦多表现为气池青紫。临床研究中发现哮咳患儿存在"气池"青紫症状或症状持续不改善者，对治疗的反应较差，病情易出现反复，其发展为哮喘的概率较大，且通过调查研究发现，大部分患儿存在微量元素及免疫功能改变，如缺锌及缺钙，IgA、IgE、IgG改变等现象，影响儿童免疫功能及生长发育。故需明辨病因，及时辨治。

【病案举例】

刘某，男，6岁。2019年11月29日以"反复咳嗽40余天"为主诉初诊。40天前因反复咳嗽就诊于当地医院，行相关检查后诊断为"支气管炎"，给予"喜炎平、头孢他啶"（具体用量不详）静点、止咳中成药（具体用药、用量不详）口服治疗10日后仍咳嗽，每遇刺激气味、食过甜过咸及辛辣食物触发。现咳嗽，晨起及活动后加重，咳少量白色黏痰，纳可，寐安，大便略干，2日一行，小便可，舌质淡红，苔薄，脉浮。咽部色红，听诊双肺呼吸音清，未闻及干、湿性啰音。冯教授将其诊断为咳嗽变异性哮喘（哮咳，发作期）。治法为疏风宣肺，解止咳痉。方药：用蝎黄解痉治哮颗粒加黄芩、瓜蒌、款冬花、紫菀，免煎剂，每味1袋，4剂，每日1剂。

二诊：患儿咳嗽明显减轻，早晚咳重，有痰，舌质淡红，苔薄，脉滑。查体咽部淡红，双肺呼吸音清，未闻及干、湿性啰音。方药：上方减麻黄、全蝎、苦参，加沙参、麦冬，免煎剂，每味1袋，4剂，每日1剂。

三诊：患儿无咳嗽，口唇红，舌质红，苔薄，纳可，寐安，大便略干，2日一行，小便可。查体：神清，咽淡红，听诊双肺呼吸音清，未闻及干、湿性啰音。方选防哮Ⅱ方加减，7剂，每日1剂。随诊3个月咳嗽未复发。

按语：冯晓纯教授认为，该患儿初诊属哮咳（咳嗽变异性哮喘），发作期，故在蝎黄解痉治哮颗粒基础上加黄芩清肺热，余热灼肺，炼液成痰，痰黏难咳，是肺热之象；瓜蒌甘能补肺，润肺降气，胸中有痰，得瓜蒌则痰自降；款冬花、紫菀润肺下气，消痰止咳。二诊时患儿咳嗽得到控制，表明气道高反应状态得到缓解，故有利于舒张支气管的麻黄、全蝎可以减去，因苦参性寒味浊，小儿脾胃薄弱，故中病即止，加养阴清肺的沙参、麦冬以润肺；加生津止渴的天花粉针对干咳。三诊时患儿咳嗽已止，然留有食积内热之候，则需在顾护脾胃的基础上清热消积，故用防哮Ⅱ方加减清热健脾。冯晓纯教授指导家长育儿时常说，要想小儿安，常耐三分饥与寒。其理即损其脾者，调其饮食，适其寒温，对症施治，效如桴鼓。

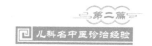

孙丽平教授闻啰音辨治儿童肺系疾病经验

孙丽平，主任医师、教授、博士研究生导师。国家重点研发计划项目负责人，国家中医药管理局重点学科带头人，王烈国医大师工作室负责人。获得吉林省第七批拔尖创新人才、吉林省三八红旗手、长春中医药大学教学名师等荣誉。孙丽平教授从事中医临床、教学、科研20余年，致力于小儿肺系疾病的临床与基础研究，根据多年临床经验，从辨啰音入手治疗小儿肺系疾病。现将其治疗经验介绍如下。

一、学术思想

小儿肺系疾病是儿科的常见病与多发病，而啰音是一种常见的肺系疾病体征，可见于多种小儿肺系疾病，对临床诊断与治疗具有重要意义。孙丽平教授认为，小儿"肺脾肾常不足""脏腑薄，肌肤嫩，易感外邪"所造成的"内有痰、外感邪"的病理状态是导致痰鸣、喘鸣、哮鸣等肺部啰音产生的主要原因，提出"痰不除、音难消、病难愈"的观点。在治疗小儿肺系疾病时以"疗痰"为主，并结合患儿病情辨证加减用药。对于运用常规祛痰药物治疗效果不佳、啰音长久不消者从病程、体质等方面入手，分析啰音难消的机制佐以他法。如患儿疾病日久不愈，血瘀体内，血瘀则气行不畅而致痰阻于内，气、血、痰交阻导致喘鸣难平、痰鸣难消，应佐以活血之品活血行气，气行则痰自消；若患儿平素体虚，或是过用寒凉之品损伤正气，阳气不足则气化力弱，无以蒸化水饮，水饮留伏于肺而导致啰音难消，应根据患儿体质佐以温阳之法通调水道、温化水饮；婴幼儿所患哮证多现痰涎壅盛之证候，部分患儿应用祛痰之剂效果不明显，此时佐以固肾之法效果显著。其理如张锡纯所提出的"痰之标在胃，痰之本在肾"，此类痰饮性胶固，因肾气不固致膀胱气化不利而形成，因此在常规治疗基础上加入固肾之品则可有效消除啰音。

二、用药特点

(一) 息风通络除风痰

哮鸣音、喘鸣音是常见的干性啰音,多见于小儿哮喘病的急性发作期。孙丽平教授认为此类啰音的产生与"风痰"有关。肺、脾、肾三脏功能失调导致痰饮内伏是风痰产生的基础,外风侵袭人体是其诱因。外风引动伏痰,痰随气升,气因痰阻,致使痰气交阻于气道发为哮喘,产生哮鸣、喘鸣等啰音。因此,治疗应重在祛风平喘、解痉止哮,常选用虫类药如地龙、全蝎、僵蚕等。虫类药物体阴而用阳,为血肉之质、有情之物,容易吸收和利用,效用可靠。地龙性寒降泄,长于清肺平喘,具有解痉、通络、平喘的作用;全蝎主入肝经,性善走窜,具有通络息风止痉之效;僵蚕咸辛平,既能息风止痉,又能化痰。除虫类药外,结合患儿辨证差异配伍不同中药:偏寒者常配伍细辛以温肺平喘,偏热者配伍黄芩以清肺平喘,肺气郁闭者配伍麻黄以宣肺平喘,喘咳日久者配伍白果以敛肺定喘。

【病案举例】

冷某,女,3岁。2016年5月30日初诊。主诉:咳嗽、喘促10天。患儿于10天前无明显诱因出现咳嗽、喘促、鼻塞、有痰,先后就诊于多家医院,具体诊治过程不详,患儿病情未见好转,遂就诊于我院门诊。刻下:咳嗽、喘促、有痰、鼻塞。大便干,两三日一行,小便黄。查体:体温36.0 ℃,舌质红、苔黄,脉数。咽部充血,双肺听诊呼吸音粗糙,可闻及哮鸣音及细湿性啰音。辅助检查:白细胞10.10×10^9/L,淋巴细胞百分比47.60%。胸片显示两肺纹理增强。孙教授将其诊断为哮喘。处方:炒紫苏子、地龙、全蝎、炒僵蚕、蜜麻黄、射干、前胡、白屈菜、葶苈子、鱼腥草、浙贝母、冬瓜子、瓜蒌、细辛各1袋,3剂,1剂/日,3次/日,水冲服。配合院内制剂小儿哮咳喘胶囊,3次/日,4粒/次。服药3天后患儿喘平,偶见咳嗽,少痰,哮鸣音及细湿性啰音消失,更方续服。

(二) 泻肺开闭除壅痰

细湿性啰音是另一种常见的肺部啰音,可与干性啰音伴随出现,见于小儿肺炎喘嗽等肺系疾病的急性发作期。湿性啰音多因痰壅于肺所致。外邪侵袭人体,致使肺气郁闭,肺失宣肃,气郁不宣,化热灼津炼液成痰而壅塞于肺,闭阻气道,导致出现干、湿性啰音。治疗湿性啰音应重在泻肺涤痰、开肺定喘,选用鱼腥草与葶苈子为主药。鱼腥草主入肺经,以清解肺热见长,有清肺除痰之效。《本草经疏》云:"鱼腥草治痰热壅肺,发为肺痈吐脓血之要药。"葶苈子为《金匮要略》中葶苈大枣泻肺汤的主药,性寒清热,专泻肺中水饮及痰火而平喘止咳。除上述二药外,常用以泻肺理痰的中药还有浙贝母、桔梗、瓜蒌、清半夏等。浙贝母性苦寒,长于清热化痰、降泻肺气;桔梗性散上行,开肺气而排壅痰;瓜蒌与清半夏常作为对药相须为用,瓜蒌祛痰偏清,善治痰热阻肺,清半夏祛痰偏温,善治痰湿壅肺,二者合用,寒痰、热痰均可兼顾。

【病案举例】

刘某,男,4 岁。2017 年 3 月 28 日初诊。刻下:患儿时有发热,咳嗽,有痰咳不出,不思饮食,大便略干,每日一行,小便淡黄。查体:咽部充血,双肺听诊呼吸音粗糙,可闻及痰鸣音及细湿性啰音,余查体未见异常。孙教授将其诊断为上呼吸道感染,治宜清热宣肺,止咳涤痰。处方:黄芩、石膏、鱼腥草、葶苈子、浙贝母、桔梗、瓜蒌、清半夏、茯苓、枳实各 1 袋,4 剂,1 剂/日,3 次/日,水冲服。配合院内制剂小儿抗炎胶囊,3 次/日,4 粒/次。

二诊:患儿无发热,咳嗽明显减轻,痰少能咳出,哮鸣音及细湿性啰音消失,饮食尚可,大便略干,上方去黄芩、石膏、鱼腥草,加竹茹、炒麦芽、厚朴,继服 1 周。

(三) 行气健脾除余痰

痰鸣音可见于小儿咳嗽病,也常见于小儿哮喘病、肺炎喘嗽的恢复期。此时外邪已去,正气未复,余痰留肺,导致痰鸣音的产生。治疗上应以化痰止咳为主,佐以健脾益气。治疗此类啰音常选用二陈汤为主方,常用药物有清半夏、橘红、茯苓、冬瓜子、白术等。"二陈"即清半夏与橘红。清半夏尤善燥湿化痰,《本草从新》言其为"治湿痰之主药";橘红燥湿化痰、理气行滞,体现"治痰先治气,气顺痰自消"之意。茯苓甘渗利湿,又能健脾,体现培土生金之意;冬瓜子性凉味甘,具有清肺化痰之效;白术益气健脾,恢复正气,祛除余痰。

【病案举例】

姜某，女，18 个月。2018 年 12 月 26 日初诊。患儿于 6 天前因外感出现哮鸣喘促，夜晚尤甚，经诊断为"毛细支气管炎"住院治疗 6 天，症状好转后出院。刻下：咳嗽无力，喉间有痰鸣音，夜间尤甚，伴不思乳食，大便溏薄。查体：双下肺可闻及痰鸣音，面色㿠白，精神倦怠，舌质淡红，苔薄白，指纹红。孙教授认为该患儿乃为毛细支气管炎急性发作导致的肺脾气伤，肺气伤则咳嗽无力，脾气伤则湿不运聚而成痰，将其诊断为哮喘缓解期之肺脾气虚证，治宜补肺健脾、止咳化痰。处方：黄芪 15 g，麦冬 15 g，党参 10 g，橘红 10 g，茯苓 10 g，山药 10 g，清半夏 5 g，炒白术 10 g，川贝母 3 g。4 剂，水煎服 8 日。

二诊：患儿服药 8 天后不咳，痰大减，痰鸣音消失，但仍不思乳食，大便溏薄，继服上方加苍术 10 g，佛手 10 g。

三诊：上方继服 1 周后患儿痰去食增，大便如常。

（四）活血温阳固肾除顽痰

对于啰音难消、喘鸣难平的患儿，孙教授认为其与疾病日久导致痰阻气滞、瘀血不畅互相影响有关，故常配伍活血调气之药，如桃仁、丹参、川芎等。部分肺炎喘嗽患儿体质虚寒，细啰音难消，佐以温阳之法，常配伍桂枝等。张仲景在《伤寒论》中多次运用桂枝治疗痰饮病，如苓桂术甘汤等。桂枝甘温，既可扶脾阳以助运水，又可温肾阳以助膀胱气化而行水湿痰饮之邪。在治疗体内有胶固之痰而致啰音不消的哮痰证时常在治痰之剂中加入芡实等固肾之药以固生痰之源，绝其痰之所生。

【病案举例】

杨某，男，2 周岁。2019 年 7 月 30 日初诊。患儿于半年前，因外感出现喉间痰鸣，先后就诊于我院及吉林省某科学院门诊，给予"中药汤剂"口服治疗，患儿病情略见好转，停药后时有反复。刻下：喉间痰鸣，少咳，有痰，喜卧，易动，流涎，精神尚可，饮食及睡眠正常，大便干，两日一行，小便黄。既往史：喘息性支气管炎，湿疹。对蛋白、狗毛过敏。查体：神清，面萎黄，唇红，双肺听诊呼吸音粗，可闻及痰鸣音，舌质红，苔薄白。孙教授将其诊断为喘息性支气管炎。处方：全蝎 2 g，紫苏子 10 g，地

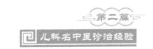

龙12 g，前胡10 g，桃仁5 g，杏仁5 g，丹参6 g，川芎5 g。4剂，水煎服8日。配合小儿哮咳喘胶囊，3次/日，2粒/次。

二诊：喉间痰鸣，少咳，有痰，矢气频，臭味甚。更方：橘红10 g，川贝母3 g，茯苓10 g，桔梗10 g，芡实8 g，北沙参8 g，瓜蒌8 g，清半夏5 g。4剂，水煎服8日。

三诊：喉间痰鸣较前减轻，呼吸气粗，运动后加重，上方加白术10 g，续服1周。

四诊：诸证均除。随更益气固本法巩固治疗。

李燕宁教授小儿哮喘治验

李燕宁教授是山东省名老中医，行医40余载，其理上承《内经》《难经》，精通仲景，中研唐宋，迄至明清，学验俱丰，临证注重实践，巧于析理。他在治疗儿童时期常见呼吸道疾病支气管哮喘时除尊崇古人提出的"哮因痰成，发必达痰""哮时气壅，务必清肃""哮有宿根，法当培元"等经验之外，还通过大量临床病例，总结出自己治疗该病的心得体会，提出"哮发突然，勿忘平喘""哮久多郁，酌情疏肝""久哮夹瘀，酌情活血""哮为顽疾，多法合参"，反馈于临床，多获殊效。现将其经验总结整理，以飨同道。

一、哮因痰成，发必达痰

《症因脉治·哮病》云："哮病之因，痰饮留伏，结成窠臼，潜伏于内，偶有七情之犯，或外有时令之风束其肌表，则哮喘之症作矣。"哮喘的病理因素为顽痰内伏，发作期因外邪引触伏痰，致使气机升降失常，痰升气阻，症见气喘咳嗽，喉间痰吼哮鸣，痰作为有形可见的病理产物而存在于各种证型之中，临床常以痰的色、质、量作为辨证参考依据；迁延期风痰内着留而不解，痰既为致病因素又为病理产物，导致咳喘减而未平，动则喘甚，久作不止；缓解期以正虚为主，肺、脾、肾三脏亏虚，津液调节失常，则停湿生痰，痰浊上贮，呼吸不利，常表现为哮喘时发时止，反复不已。因此，无论在发作期还是迁延期乃至缓解期，痰作为核心因素贯穿哮喘病理过程的始终。针对痰的治疗，李教授强调一要根据痰的色、质、量、味，结合疾病分期来选择合适的治法，临证时常用宣肺化痰、温肺化痰、清肺化痰、软坚化痰、润肺化痰、敛肺化痰；二要调畅气机，遵循"善治痰者，不治痰而治气。气顺则一身之津液亦随气而顺矣"，临证时常用理气化痰、降气化痰、益气化痰；三要分清脏腑，临证时常用补肺以利贮痰之器，健脾以理生痰之源，补肾以绝生痰之根，肺、脾、肾三脏功能恢复，则可使饮布痰消。

【病案举例】

王某，男，8岁。2014年5月8日初诊。主诉：咳嗽1周余。患儿于1个月前哮喘发作，经雾化等治疗后喘息逐渐缓解，但近1周仍咳嗽有痰，遂来就诊。现症见：阵发性咳嗽，咳痰色白，痰出咳止，无喘息、气促，无鼻塞、流涕，纳眠可，二便调。查体：咽不红；听诊双肺呼吸音粗糙，未闻及干、湿性啰音。舌脉：舌淡红，苔白滑，脉沉。中医诊断：哮喘（缓解期）。辨证：肺脾不足，痰饮留伏。西医诊断：支气管哮喘。治法：温肺化饮，健脾祛痰。处方：姜辛夏枣五味子汤加减。干姜9g，细辛3g，半夏9g，五味子9g，茯苓15g，炒白术15g，炙甘草6g，生姜3片，大枣5枚。7剂，水煎服，每日1剂。

二诊（2014年5月15日）：基本不咳，无痰，纳眠可，二便调。查体：咽不红；听诊双肺呼吸音粗糙，未闻及干、湿性啰音。舌脉：舌淡红，苔白，脉沉。上方继服7剂。

三诊（2014年5月22日）：无咳嗽，无痰，纳眠可，二便调。查体：咽不红；听诊双肺呼吸音粗糙，未闻及干、湿性啰音。嘱冲服参苓白术颗粒2个月，以健脾益肺，祛湿化饮，断喘之根。

按语：《诸病源候论·呷嗽候》曰："呷嗽者，犹是咳嗽也，其胸鬲痰饮多者。嗽者气动于痰。上搏咽喉之间，痰气相击，随嗽动息，呼呷有声，谓之呷嗽，其与咳嗽大体相同，至于投药，则应加消痰破饮之物，以此为异耳。"小儿嗽而呀呷作声即哮喘，因于胸膈伏痰，与气相击，冲于咽喉所致。《金匮要略·痰饮咳嗽病脉证并治》曰："冲气低，反咳，胸满者，桂苓五味甘草汤，去桂加姜辛，以治咳满。"哮喘病机关键为痰饮留伏，用苓甘五味姜辛汤主要根据"病痰饮者，以温药和之"的法则。方中干姜作为君药，归脾、胃、肺经，善温中寒、通阳脉、燥痰湿。干姜温肺化上焦痰饮，补脾胃健运中焦，肺阳得复则内蕴寒饮自除，脾胃健运，水湿得化。细辛性辛温，善祛风寒、化饮通窍。本方细辛和干姜配伍，能温肺散寒，同时助干姜化痰饮。茯苓性甘、淡、平，善利水渗湿、健脾宁心，茯苓有二用，一则消水饮，二则杜痰源，使微饮从小便以去之，是给邪以出路。五味子酸温，既敛肺止咳，又敛阴生津，同干姜、细辛相合使用，散收兼顾，饮邪去而不伤正气。甘草甘温，其一助茯苓益脾气，其二合干姜温中阳，其三佐使和药性。《幼幼集成》曰："凡有声无痰谓之咳，肺气伤也；有痰无声谓之嗽，脾湿动也；有声有痰谓之咳嗽，初伤于肺，继动脾湿也。"该患儿有痰则咳，其治在脾，故加白术健脾祛湿，与茯苓相合，以杜生痰之源。待患儿咳止痰消，宗朱丹溪"未发以扶正气为主"治则，采取扶正固本的治法，以参苓白术散健脾气，渗痰湿，不仅能消除生痰之病理基础，也能清除痰这一病理产物，从而预防疾病反复。

二、哮时气壅，务必清肃

哮喘因伏痰触遇诱因而发，痰随气升，气因痰阻，相互搏结，阻于气道，肺失宣降，常表现为喘促气急，咳嗽痰多，喉间哮鸣，呼气延长，严重者不能平卧，张口抬肩，摇身撷肚，一派肺气壅逆之象，故而治疗哮喘时应注重顺应肺之肃降功能，散邪、祛痰、降气，使肺气得以清肃，气机畅达，则哮喘可平。哮喘缓解期咳喘已平，但病程日久，肺失卫外，脾失运化，肾失摄纳，痰饮留伏，加之哮喘反复发作，肺之宣降失权，气壅于肺，而致胸膈满闷，气息短促，稍有调护不当，遭遇贼风邪气或内伤饮食，便易复发，故而在调补肺、脾、肾三脏的同时，也应酌情选用降气之品，如炒杏仁、苏子、枇杷叶、前胡、白前、桑白皮、旋覆花等，使壅塞之肺气得以肃降。

【病案举例】

李某，女，7岁。2015年12月11日初诊。主诉：咳嗽3天。患儿既往有"支气管哮喘"病史，3天前因受凉出现咳嗽、鼻塞、流涕，自予止咳糖浆口服，效欠佳，遂来诊。现症见：咳嗽，有痰难咳，痰黄质黏，咳甚干呕，鼻塞，少涕，口唇干燥，恶寒，无发热，纳眠欠佳，大便稀，每日一行，小便调。查体：咽不红，听诊双肺呼吸音粗糙，可闻及哮鸣音。舌脉：舌淡红，苔薄白，脉弦。中医诊断：哮喘。辨证：上盛下虚证。西医诊断：支气管哮喘。治法：清上温下，降逆平喘。处方：苏子降气汤加减。炒紫苏子12 g，半夏9 g，厚朴9 g，前胡12 g，当归12 g，肉桂6 g，炙紫菀12 g，炙款冬花 12 g，鱼腥草 12 g，炙甘草 6 g，沉香粉（冲服）2 g。4 剂，水煎服，每日 1 剂。

二诊（2015 年 12 月 15 日）：咳嗽减轻，咳嗽以白天为主，咳痰清稀，鼻塞、少涕，纳眠可，二便调。查体：咽不红，听诊双肺呼吸音粗糙，可闻及痰鸣音。舌脉：舌淡红，苔薄白，脉弦。上方去鱼腥草、炙紫菀、炙款冬花，加炒芥子 6 g，干姜 9 g，补骨脂 12 g。7 剂，水煎服，每日 1 剂。

三诊（2015 年 12 月 22 日）：基本不咳，无痰，无鼻塞、流涕，纳眠可，二便调。查体：咽不红，听诊双肺呼吸音粗糙，未闻及干、湿性啰音。舌脉：舌淡红，苔薄白，脉缓。上方加党参 12 g，炒白术 15 g。7 剂，水煎服，每日 1 剂。

按语：患儿首诊属哮喘发作期，由感受外邪诱发，肺失宣肃，气逆而上，故见咳嗽、鼻塞、流涕；口唇干燥，属虚火上浮；下元不温，故便稀。该患儿总属痰壅气逆，上盛下虚，故选苏子降气汤加减。《丹溪心法·破滞气》用苏子降气汤"治虚阳上攻，气不升降，上盛下虚，痰涎壅盛，头目腰痛，大便秘结，冷热气泻，肢体浮肿。"苏子降气汤原方用治成年人肾虚不纳气之痰喘嗽症，小儿哮喘和成年人哮喘虽均为哮喘，但病理特点并不完全相同，成人之虚多因久病，而小儿则因其"五脏六腑之气皆不足"，因此临床治疗小儿哮喘可以苏子降气汤为基础使用，同时不拘泥于其中，随症加减。《医宗金鉴·幼科杂病心法要诀》所载苏子降气汤与《丹溪心法》同称，仅有沉香一味之差，主治"无邪气逆"，是指肺虚气逆证。所谓"无邪"是无明显邪闭痰阻的征象，小儿哮喘为慢性顽固性疾病，病程多迁延日久，且具有气短特点，其肺、脾、肾三脏之气多属不足。肺气虚弱，气逆上泛，仍有痰随气升之证，用苏子降气汤能益补脾肺，顺调气逆，温化痰湿。《幼科发挥》云："脾胃壮实，四肢安宁，脾胃虚弱，百病蜂起。"故后期加党参、炒白术培补肺脾，预防复发。

三、哮有夙根，法当培元

哮喘的内因责之于伏痰，与肺、脾、肾三脏功能不足有关。小儿肺常不足，卫外不固，易感外邪，邪气犯肺，肺之宣发肃降失职，水液输布障碍，易于凝液为痰；脾常虚，加之饮食不知自节，易致脾气受损，运化水谷精微失司，则酿湿生痰；肾常不足，肾气虚则不能蒸化水液，水湿上泛为痰；肾阴虚则炼津为痰。因此调治哮喘应从肺脾肾三脏着手，使肺气充盛，脾气健运,肾之阴阳平衡,则内伏之痰饮可消,哮喘之夙根得除,而哮喘之发作可平。培元法主要用于哮喘缓解期治疗,张景岳云:"五脏之病虽俱能生痰,无不在脾,而痰之本,无不在肾。"因此治疗时常选配健脾、温肾之品,如茯苓、白术、桂枝、当归、熟地、补骨脂、芡实、柏子仁等,以加强祛痰作用,杜其生痰之源,减少哮喘发作,达到根治的目的,此即为"见痰休治痰""善治者,治其生痰之源",即使在发作期以祛邪为主治疗的同时,亦应稍佐扶正之品,常可缩短哮喘的治疗时间。偏于肺脾气虚者,宜健脾益气、培土生金,常用人参五味子汤;偏于气阴两虚者,可选生脉散加减;偏于脾肾阳虚者,宜补肾固本,常用金匮肾气丸。

【病案举例】

刘某,男,6岁。2015年7月4日初诊。主诉:反复咳嗽半年余。患儿既往有"支气管哮喘""过敏性鼻炎"病史,半年前因受凉诱发,经雾化及静脉输液治疗后,咳喘缓解,但平素易感冒,咳喘每因感冒诱发,为求系统调治,遂来诊。现症见:无咳嗽、喘憋,鼻塞,无流涕,平素多汗,畏风,乏力,纳眠可,二便调。查体:面白少华,咽不红;听诊双肺呼吸音粗糙,未闻及干、湿性啰音。舌脉:舌淡红,苔薄白,脉弱。中医诊断:哮喘(缓解期)。辨证:肺脾气虚证。西医诊断:支气管哮喘。治法:补肺健脾,益气化痰。处方:人参五味子汤加减。党参15 g,五味子9 g,茯苓12 g,麦冬12 g,炒白术15 g,炒山药15 g,辛夷9 g,炙甘草6 g,生姜3片,大枣5枚。7剂,水煎服,每日1剂。嘱忌食羊肉、冷饮、酸奶、巧克力等。

二诊(2015年7月11日):无咳嗽、喘憋,无鼻塞、流涕,纳眠可,二便调。查体:面白少华,咽不红;听诊双肺呼吸音粗糙,未闻及干、湿性啰音。舌脉:舌淡红,苔薄白,脉弱。上方去辛夷,7剂,水煎服,每日1剂。

三诊(2015年7月18日):患儿一般情况可,纳眠可,二便调。查体:咽不红,心肺未及异常。舌脉:舌淡红,苔薄白,脉缓。上方去炒山药,加乌梅9 g,防风9 g,改炒白术12 g。7剂,水煎服,每日1剂。随访3个月,患儿咳喘未再复发。

按语:人参五味子汤源自《幼幼集成》,主治"久嗽脾虚,中气怯弱,面白唇白者",具有益气补中、健脾养胃、养阴清热、补肾养心之功效。该患儿哮病日久,肺气虚耗,肺主气司呼吸,肺主皮毛,肺气不足则肺卫气虚，卫外不固，不能温分肉，故见自汗畏风；肺气不足子病及母，脾脏失司则运化失常，水谷精微不能产生，宗气无以生则气短乏力。方选人参五味子汤加减，原方人参能益气补中，麦冬可润燥养阴，五味子能敛肺滋肾、生津益气，三味药同为君药，可获得相辅相成的功效，可气阴双补，补脾益气，且滋而不腻、补而不燥。白术能补脾益气、茯苓能健脾渗湿，两味药同为臣药，更突显健脾助运的功效。甘草不仅能促进主药调和，且能够获得甘温益气的效果。后期加防风、乌梅，与五味子相配，取"过敏煎"之意，防风辛润，善行皮毛与经脉之气，祛风之力可达十二经，善祛外来之风邪，并可解痉止痒；乌梅酸涩，一可敛肺定喘，针对肺气失于肃降，其酸涩之性可收敛肺气，助纳气定喘；二可生津润肺，以免防风辛散伤津。二药配伍，辛散祛邪而不耗气伤津，酸敛肺津而不留邪，两者相制相成，发挥祛风解痉、敛肺生津之效，从而达到预防哮喘发作的目的。

四、哮发突然，勿忘平喘

儿童哮喘在临床上虽然被人为地分为发作期和缓解期，但是在临证时不能截然分开，只是有所侧重而已，平喘的原则应该贯穿治疗的整个过程。缓解期常因感受外邪或接触异物等突然被诱发，发作时属病急标实之象，若不迅速决断，降气平喘，则可因肺肾两虚而又痰浊壅盛，不能治理调节心血的运行，命门之火不能上济于心，心阳受累，发生喘脱之危候。因此，无论是发作期还是缓解期，均应在常用方剂的基础上酌加平喘药物，旨在降逆平喘，以治肺为主，迅速恢复肺之肃降功能，防止发生阴阳离绝，出现喘脱危候。大量临床病例反馈，发作期加平喘药物能够迅速控制哮喘的发作，缓解期加平喘药物能够延长哮喘再次发作的间隔时间。

【病案举例】

李某，男，4岁。2016年11月19日初诊。主诉：咳喘1天。患儿既往有"支气管哮喘"病史，昨日进食羊肉、冷饮后出现咳嗽、喘息，遂今日来诊。现症见：喘息气急，喉中痰鸣，胸闷，烦躁，纳差，眠欠安，大便秘结，小便黄。查体：精神烦躁，面赤唇红，咽红；三凹征（＋），听诊双肺满布哮鸣音；心、腹未及异常。舌脉：舌红，苔黄厚，脉滑数。中医诊断：哮喘。辨证：痰热内蕴，气机郁滞。西医诊断：支气管哮喘。治法：清热化痰，止咳平喘。处方：定喘汤加减。炙麻黄6g，炒杏仁9g，白果6g，黄芩 12 g，桑白皮 12 g，桑叶 12 g，半夏 9 g，炒苏子 9 g，瓜蒌 15 g，浙贝 12 g。3 剂，水煎服，每日 1 剂。忌食冷饮及鱼、虾等腥膻之品。

二诊（2016 年 11 月 21 日）：喘息、胸闷基本缓解，咳嗽，咳黄黏痰，纳眠可，二便调。查体：咽红；三凹征（－），听诊双肺呼吸音粗糙，可闻及痰鸣音。上方去桑叶、浙贝，加川贝 6 g。4 剂，水煎服，每日 1 剂。

三诊（2016 年 11 月 25 日）：基本不咳，少痰，纳眠可，二便调。查体：咽不红，三凹征（－），听诊双肺呼吸音粗糙，未闻及干、湿性啰音。上方去炒苏子。7 剂，水煎服，每日 1 剂。

《幼科释谜·咳嗽哮喘》："哮症，古人专主痰，后人谓寒包热，治须表散。窃思之，大都幼稚，多吃咸酸，渗透气脘，一遇风寒，便窒塞道路，气息喘促，故多发于冬初。必须淡饮食，行气化痰为主。"该患儿秋冬季节发病，发病前有饮食不节病史，正如《症因脉治》云："哮病之因，痰饮留伏，结成窠臼，潜伏于内，偶有七情之犯，饮食之伤，或外有时令之风寒束其表，则哮喘之症作矣。"哮喘急性发作期应遵丹溪"已发以攻邪为主"之原则，降气平喘，以期迅速缓解症状。该患儿面赤唇红，大便秘结，喉中痰鸣，属肺火刑金，痰热内蕴，治选定喘汤加减，以麻黄开肺平喘，与白果相合共为君药使得宣肺而不耗气，敛肺而不留邪；臣以桑白皮泻肺平喘，黄芩清热化痰，共消内蕴痰热；佐以杏仁、苏子、半夏降气平喘，化痰止咳，甘草生用，调药和中，且能止咳。全方配伍以宣开与清降并用，发散与收敛兼施，融宣、降、清、收于一方，止咳定喘之力显著，使得症状迅速缓解，从而避免喘脱危证的发生。

五、哮久多郁，酌情疏肝

儿童哮喘发作持续时间较长，按常规治疗方法效果不佳，应考虑有肝气郁滞因素存在。哮喘反复发作，患儿肺之宣发肃降功能失司，气机不畅，加之哮喘发作时喘憋气促易使小儿情绪紧张，或家长过度焦虑使患儿承受精神上的压力，导致肝气郁结，失于调达。肝气郁滞，津液失布，内生痰浊，肝木横克脾土，脾虚失运，聚湿成痰；忧思郁怒，肝气郁结，或肺阴亏虚，肝火上炎犯肺，肺失清肃，或木火刑金，木叩金鸣而诱发咳喘；肝主疏泄，肝气条达，则气机通畅，肺气也能宣肃得宜，若风邪袭肺、肺气郁滞、肝失疏泄、气机郁滞，反过来又会影响肺气宣降，形成肝郁气逆，临床常见刺激性、痉挛性咳嗽。调肝理肺法的运用对哮喘症状的减轻、体征的缓解、加速疾病的治愈、减少复发等方面都具有重要的意义。治疗哮喘时，应酌情选用疏肝理气药，如柴胡、白芍、香附、郁金、佛手、青皮、苏梗、橘叶、蝉蜕、钩藤、川楝子等，意在使肝气得疏，恢复一身之气的正常升降出入，从而使痰饮得消，肺气得降，咳喘自止。

【病案举例】

李某，男，7岁。2001年4月1日初诊。主诉：咳喘10余日。患儿"支气管哮喘"病史2年余，每遇气候突变、感冒或活动后诱发，发作时以夜间为甚。用特布他林、沙丁胺醇等药物可暂时缓解。10余日前因受凉诱发，服用中西药效果不佳，今来李老处求诊。现症见：喘息频作，胸闷，气急，鼻翼翕动，夜不能卧，喉间痰声辘辘，痰液黏稠，难咳，汗出湿衣，烦躁不安，易激惹，纳差，大便秘结，小便黄。查体：精神烦躁，口唇红，咽红；听诊双肺满布哮鸣音；心、腹未及异常。舌脉：舌红，苔黄腻，脉弦滑数。中医诊断：哮喘。辨证：痰热内蕴，气机郁滞。西医诊断：支气管哮喘。治法：清热化痰定喘，疏肝解郁行气。处方：神秘汤加减。炙麻黄6 g，炒杏仁9 g，白果6 g，黄芩12 g，桑白皮12 g，地骨皮12 g，炒苏子9 g，炒葶苈子9 g，桔梗9 g，瓜蒌15 g，当归9 g，白芍15 g，柴胡12 g。3剂，水煎服，每日1剂。忌食冷饮及鱼、虾等腥臊之品。

二诊（2001年4月4日）：症见胸闷、憋喘基本缓解，偶咳，有痰，色黄，质黏稠，纳食尚可。查体：咽略红；听诊双肺呼吸音粗糙，可闻及痰鸣音，未闻及哮鸣音。舌脉：舌红，苔白略厚，脉滑数。气逆渐降，痰热渐化，肝郁稍缓，气逆痰热肝郁仍存。以清热、化痰、疏肝为治法。处方：上方去炒苏子、炒葶苈子，加浙贝母12 g。4剂，水煎服，每日1剂。

三诊（2001年4月8日）：患者症状消失，纳食可，二便调。查体：咽不红，听诊双肺呼吸音粗糙，未闻及干、湿性啰音。舌脉：舌淡红，苔薄白，脉缓。处方：人参五味子汤，党参15 g，五味子9 g，茯苓12 g，麦冬12 g，白术15 g，炙甘草6 g，生姜3片，大枣5枚。15剂善后。

按语：《神秘汤》出自《成方切用》，为定喘汤加疏肝药组成，用于哮喘发作、肝气郁滞者，乃李教授治疗哮喘常用效方。小儿哮喘每次发作持续的时间较长，按常法治疗效果不佳，应考虑有肝气郁滞的因素存在，可适当加用疏肝解郁行气的药物。该患儿此次咳喘发作由外感诱发，外邪侵袭，由表及里，影响少阳经脉，足少阳胆经和足厥阴肝经互为表里，波及厥阴，从而影响肝主疏泄的功能，故处方中酌加柴胡等疏肝之品，可使哮喘迅速缓解，缩短病程。

六、久哮多瘀，酌情活血

难治性哮喘反复发作，病程较长，缠绵难愈，患儿常表现为喘息、胸闷、胸痛，面色晦暗，唇甲发绀，舌暗有瘀点，或舌下脉络迁曲。多由外因触动伏痰，痰阻气道，肺之络脉瘀闭而成。肺主气，司呼吸，朝百脉，主治节，为气血交会之所。气为血之帅，血液在脉中运行有赖于气之推动作用，气行则血行，气滞则血瘀。哮喘反复发作，肺之宣肃失职，气机不利，不能贯心脉而行血，易致脉络瘀阻，瘀血产生，津液难行，聚而为痰；血为气之母，血能载气，又能养气，气依附于血中，有赖于血的运载而周行全身，且气的充盛及功能发挥依赖于血的濡养，哮喘易致机体瘀血产生，而体内瘀血的产生又会进一步加重气滞，气滞则津停，最终形成气滞、血瘀、痰凝互为因果之恶性循环，使哮喘迁延难愈。因此，在治疗哮喘时，也需适当选用活血药物，使瘀血得去，新血得生，痰饮得消，气机得畅。活血化瘀药物有活血、破血、逐瘀之分，作用有强弱之别，且小儿为稚阴稚阳之体，处于不断的生长发育时期，在选药时初期宜选用桃仁、红花、丹参、赤芍等药性平和之品，既可以活血化瘀，又不伤正气，后期瘀结较甚时可选用破血逐瘀之品，如三棱、莪术、全蝎、蜈蚣等。由于哮喘患儿痰瘀相伴为患，因此在治疗时应兼顾合治，分消其势，同时注意二者的主次关系，辨证施治。小儿脏气清灵，加之哮喘患儿脏腑功能不足，故用药不可过于峻烈，以免耗伤正气，变生坏病，在加用活血药的同时，注意调补固护五脏，使正气得复，气行则血行，瘀去则痰散。

【病案举例】

孙某，女，12 岁。2016 年 12 月 24 日初诊。主诉：咳嗽半月余。患儿"支气管哮喘"病史 7 年余，现应用"舒利迭"及口服"孟鲁司特"。半个月前感冒后出现咳嗽，服用中西医药效果不佳，遂来诊。现症见：咳嗽夜甚，有痰难咳，无鼻塞、流涕，纳可，眠欠安，大便费力，每日一行，小便调。11 岁月经初潮，月经不规律，行经腹痛，月经多夹有血块。查体：面色晦暗，咽不红；听诊双肺呼吸音粗糙，可闻及少许痰鸣音。舌脉：舌暗红，边有瘀点，苔薄白，舌下脉络青紫，脉细涩。中医诊断：哮喘。辨证：

伏痰内蕴，气滞血瘀。西医诊断：支气管哮喘。治法：活血化瘀，行气化痰。处方：四物汤加减。生地 12 g，熟地 12 g，川芎 9 g，当归 12 g，赤芍 9 g，白芍 9 g，干姜 6 g，炒白术 12 g，陈皮 9 g，地骨皮 15 g，款冬花 15 g，炒杏仁 9 g，浙贝 9 g。7 剂，水煎服，每日 1 剂。

二诊（2016 年 12 月 31 日）：咳嗽减轻，纳眠可，大便干，小便调。查体：咽不红，听诊双肺呼吸音粗糙，未闻及干、湿性啰音。舌脉：舌暗红，有瘀点，苔薄白有剥脱，脉细涩。处方：当归 12 g，生地 12 g，玄参 12 g，茯苓 12 g，丹参 12 g，泽泻 12 g，百合 15 g，乌梅 6 g，甘草 6 g。4 剂，水煎服，每日 1 剂。

三诊（2017 年 1 月 4 日）：基本不咳，纳眠可，二便调。查体：咽不红，听诊双肺呼吸音粗糙，未闻及啰音。舌脉：舌淡红，苔薄白，脉缓。上方继服，3 剂，水煎服，每日 1 剂。

按语： 哮喘患儿往往病程较长，早期常因外邪犯肺，使肺布津失职，津聚为痰，停阻于肺，阻碍气机升降，肺气郁滞，心脉失畅而血瘀；中期多见于病久子耗母气，常存肺脾两虚，肺虚气失所主，脾虚则运化水湿无力，水湿停滞成痰兼且脾虚气血生化无源，气虚无力推动血行则血瘀；晚期久病入络而瘀。肺为相傅之官，助心君行血，且肺朝百脉，通调水道，故痰瘀互阻导致肺的宣降功能失调，必将影响心行血而致瘀血进一步阻滞，加重病情。患儿哮喘病史较长，现症见咳嗽迁延难愈，面色晦暗，舌暗有瘀点，舌下脉络青紫，一派瘀血之象，故治疗时酌情加用活血化瘀药。小儿为稚阴稚阳之体，处于不断生长发育时期，在选药时初期宜选用桃仁、红花、丹参、赤芍等药性比较平和之品，这样既可以活血化瘀，又不伤正气。若瘀结较甚时则可选用破血逐瘀之品，如三棱、莪术、全蝎、蜈蚣等。常用方剂有四物汤、血府逐瘀汤、桂枝茯苓丸等。

七、哮为顽疾，多法合参

哮喘常反复发作，难以迅速根治，因而在治疗时应多法合参，中西医结合，根据患儿的情况制定规范的治疗方案，以控制哮喘发作，缓解临床症状，减轻患儿及其家长的负担。此外，在药物治疗的同时应详细交代家长掌握患儿的生活饮食注意事项，重视预防，注意气候影响，适当增减衣物，防止外邪诱发；避免接触刺激性气体、灰尘；饮食忌生冷、肥腻、辛辣等物，以杜生痰之源；防止过度疲劳和情志刺激；帮助患儿树立战胜疾病的信心，从而使哮喘的治疗取得良效。

此外，李老经过多年临证揣摩，发现部分哮喘儿童表现为中医湿热之证，如咳喘反复发作，缠绵难愈；平素嗜食肥甘，偏于厚味，钟爱冷饮；脘痞腹胀，肢体困重，多头部汗出，汗出黏腻；或伴发热，口渴欲饮不欲咽，大便黏滞不爽，气臭；小便偏黄；舌质红，舌苔厚腻或黄腻，脉滑等。该病证在治疗上有其特别之处，不能简单以寒、热或补虚分治。若以寒哮治之，则湿愈滞而不散、热愈炽而不解，湿热胶结，痰湿不化，肺络痉而咳喘不宁。若以热哮治之，则有湿为寒凉所困遏之虞。若以补虚治之，则有滋腻之补药碍胃困脾加重湿邪不化之忧。因此提出哮喘应有湿热证之分型，治以清热利湿之法，辅以清肺化痰，处方加味茵陈蒿汤，散上焦之湿兼开肺气，祛中焦之湿兼运脾胃，利下焦之湿兼清肠热，使湿去热无所附，湿散痰无所生，肺道清肃而喘咳得平，临床疗效确切。

【病案举例】

韩某，男，3岁。2016年11月30日初诊。主诉：咳喘3天。患儿于3天前进食油炸食品后出现咳嗽、喘息，自予止咳化痰类中成药口服，效欠佳，遂来诊。现症见：咳嗽次频，夜间较重，喘息气促，咳痰色黄，无发热，纳差，眠欠安，大便黏腻，味臭秽，小便黄。查体：口唇红，咽红，听诊双肺呼吸音粗糙，可闻及哮鸣音。舌脉：舌红，苔黄腻，脉滑数。中医诊断：哮喘。辨证：湿热内蕴。西医诊断：喘息性支气管炎。治法：清热利湿，化痰平喘。处方：茵陈蒿汤加减。茵陈15 g，栀子9 g，酒大黄6 g，浙贝9 g，石菖蒲12 g，郁金9 g，黄芩12 g，苦参9 g，泽泻9 g，瓜蒌12 g，车前草12 g，甘草6 g。4剂，水煎服，每日1剂。

二诊（2016年12月3日）：咳嗽减轻，以夜间及晨起为主，咳吐黄痰，纳眠可，二便调。查体：咽红，听诊双肺呼吸音粗糙，可闻及痰鸣音。舌脉：舌红，苔黄腻，脉滑。处方：上方加虎杖15 g，石韦9 g，改瓜蒌15 g。7剂，水煎服，每日1剂。

按语：哮喘是外邪触发"伏痰"所致，痰由湿成，可因食积蕴郁而成，或由外感而来，其中湿热型支气管哮喘治宜清热利湿、化痰止咳。加味茵陈蒿汤由《伤寒论》茵陈蒿汤加苦参、浙贝、甘草等味而来，用以治疗儿童哮喘湿热证。方中茵陈蒿为君药，清热利湿；辅以栀子、苦参清泄三焦湿热，重在通利水道，大黄泄热逐瘀，重在通利肠腑湿热；佐以浙贝解郁降气化湿，石菖蒲、郁金醒脾化湿，车前草清热利尿，瓜蒌清热化痰；使以甘草调和诸药。诸药共奏清热利湿宣痹、祛除发病之源、延缓病情进展之功效。

附 小儿哮喘贴敷方三则

（1）白芥子、细辛、甘遂、桔梗、黄芪、防风按2∶2∶2∶1∶2∶1比例配比，将药物用鲜姜汁及蜂蜜（比例2∶1）调糊，做成直径为1 cm的药饼。取穴：肺俞、脾俞、天突、膻中、定喘。每次敷贴2～4小时，每日1次。适用于哮喘缓解期肺脾气虚证。

（2）白芥子、细辛、肉桂、丁香、砂仁、苍术、白术、干姜、茯苓、陈皮按2∶2∶2∶2∶1∶1∶1∶1∶1∶1比例配比。取穴：大肠俞、足三里、关元、神阙。每次敷贴2～4小时，每日1次。适用于哮喘缓解期脾肾阳虚证。

（3）延胡索、白芥子、甘遂、细辛按2∶2∶1∶1比例配比，取少许研细的肉桂和生姜汁、蜂蜜调拌搅匀制成药饼。取穴：天突、膻中、足三里、肺俞、膏肓、肾俞。取初伏、中伏、末伏的第一天进行穴位贴敷，2～6小时/次，3年为1个疗程。适用于哮喘恢复期增强体质。

尚莉丽教授基于"治痰先治气"理论辨治小儿哮喘经验

尚莉丽教授，博士研究生导师，全国中医临床优秀人才，长期从事中医儿科临床、教学、科研工作，善于运用经方治疗小儿哮喘、呼吸道疾病、小儿腹泻等多种疾病，辨证灵活，用药精巧，尊古而不泥古，对小儿哮喘的治疗有独到见解，善于结合当代自然、社会环境和小儿自身体质特点辨证施治，临床治疗效果显著。现将尚教授运用"治痰先治气"理论辨治小儿哮喘经验分述如下。

一、"治痰先治气"理论溯源和认识

哮喘是小儿时期常见的肺系疾病，元代朱丹溪首创"哮喘"病名，认为"哮喘必用薄滋味，专主于痰"，提出"未发以扶正气为主，既发以攻邪气为急"的治疗原则。《幼科发挥·哮喘》云："发则连绵不已，发过如常，

有时复发，此为宿疾，不可除也。"可见哮喘是一种反复发作、缠绵难愈的疾病，而"伏痰"是导致哮喘反复发作的宿根。从"痰"论治成了大多数医家的观点。尚教授认为从"痰"论治固然无错，但哮喘反复发作，皆因其标易治，其本难愈。只有治病求本，才能事半功倍。小儿肺脏娇嫩，脾常不足，肾常虚。肺虚则卫阳不能充实腠理，易为外邪所侵，邪阻肺络，肺气失利，津液凝聚为痰；脾主运化水谷精微，脾虚则运化失司，生湿酿痰，上贮于肺；肾气虚弱，不能温煦蒸化水液，上泛为痰，聚液成饮。因此，肺、脾、肾三脏气虚才是生痰之源，为哮喘发作之本也。故叶天士在《临证指南医案·哮》中提出"幼稚天哮"之说。《证治汇补》云："人之气道，贵乎调顺，则津液流通，何痰之有？"可见，痰之所生，皆因气化不利所致。宋代医家庞安常也提出"人身无倒上之痰，天下无逆流之水，故善治痰者，不治痰而治气，气顺则一身之津液亦随气顺矣"。（程杏轩《医述·卷十·杂证汇参·痰》）因此，哮喘的治疗不仅要治痰，更要治气，善治痰者先治气。然庞氏其所强调的"治气"，是指行气导滞，以疏达肝气之郁滞为主，存在一定的片面性，未能全面反映"治气"的丰富内涵。尚教授认为痰之所生，虽有气滞而致液结者，而更为多见者，则是气虚而致水液不化，故"不知痰乃病之标，非病之本也，善治者治其生痰之源，则不消痰而痰自无矣"。（《临证指南医案》）

二、分期序贯治疗经验

尚教授将哮喘分为发作期、缓解期和稳定期，依期辨证施治。发作期以宣降肺气为主，攻补兼施；缓解期和稳定期立足于补益肺气、健脾益气、滋补肾气，并结合小儿体质特点进行个体化治疗，强调理气、补气贯穿疾病始终。

（一）发作期治"肺"，理气为主，补气为辅

哮喘发作期因感受外邪，引触伏痰，气逆而上，气机升降不利，而出现咳嗽、气喘哮鸣，呼吸困难。《黄帝内经》有云："诸气膹郁，皆属于肺"，张景岳认为"肺主皮毛而居上焦，故邪气犯之则上焦气壅而为喘。"因此，发作期治"肺"重点在治"气"。尚教授认为哮喘无论寒热，发作期均应以宣降肺气为基础治疗原则，针对寒热之不同，配伍温化寒痰或清热化痰药物，同时少佐补肺益气之品，强调此期虽气逆痰阻，以实证为主，但不可过

于攻伐，滥用降气化痰药物。小儿肺本娇嫩，强行化痰势必导致其气更虚，应以调理肺之气机为主，少量补益顾护肺气，肺气充盈，气机调达方可祛邪外出。寒性哮喘采用小青龙汤加减，方药组成：葶苈子 10 g，僵蚕 10 g，地龙 10 g，炙麻黄 5 g，桂枝 8 g，细辛 2 g，姜半夏 6 g，炒白芍 6 g，五味子 8 g，干姜 6 g，生黄芪 6 g，怀山药 6 g，炙甘草 6 g。方中葶苈子、僵蚕、地龙降气平喘，用为君药；炙麻黄、桂枝、干姜、细辛为臣药，散寒解表，温肺化饮，且炙麻黄又能宣发肺气而助君药平喘；五味子、炒白芍敛肺止咳，姜半夏燥湿化痰，生黄芪、怀山药补益肺气，均为佐药；炙甘草调和诸药为使。此方升降有序，攻而不峻，气机条顺，哮喘可愈。热性哮喘采用定喘汤加减，方药组成：葶苈子 10 g，僵蚕 10 g，地龙 10 g，怀山药 6 g，炙麻黄 8 g，蜜桑白皮 6 g，款冬花 8 g，姜半夏 8 g，苏子 8 g，炒黄芩 8 g，苦杏仁 8 g，炙甘草 6 g。方中葶苈子、僵蚕、地龙降气平喘之力强，用为君药；炙麻黄、苏子、苦杏仁、姜半夏、款冬花降气平喘，止咳祛痰，共为臣药；蜜桑白皮、炒黄芩清泄肺热，止咳平喘，共为佐药；怀山药甘平，滋补肺、脾、肾三脏之气，又可避免攻伐太过，亦为佐药；炙甘草调和诸药兼有益气之攻，共为使药。全方共奏清热涤痰、降气平喘之效。

（二）缓解期"三脏同治"，重点在脾，培补元气

哮喘发作休止，就进入缓解期。缓解期仍会出现不同程度的喘息、咳嗽、胸闷等痰候症状，但肺脾肾虚损突出。《医宗必读》载："脾土虚弱，清者难升，浊者难降，留中滞隔，凝聚为痰。"又云："脾为生痰之源，治痰不理脾，非其治也。"《医方集解》也认为："痰之生由于脾气不足，不能致精于肺，而痰以成者也。"可见治痰离不开治脾。尚教授认为小儿脾气不足，精微难化，致脏腑失养，机体御病能力下降是哮喘发作的内在因素之一。脾和肺是母子关系，脾胃虚弱，又累及肺气不足。此期实证渐消、虚证突出，虚实夹杂，但总体以虚证为主。一是肺脾肾三脏气虚贯穿始终，二是急性期加重了脏腑的耗损。根据"缓则治其本"的原则，缓解期在治疗上宜补益为主，重点在培补中焦元气，适当配伍化痰、活血药。强调哮喘之为病，主要责之于先天不足和后天失养，所以培补后天脾土以资先天尤为重要，此为培土生金之法。治疗多采用自拟健脾补肺化痰方，药物组成：生黄芪 15 g，太子参 15 g，炒白术 10 g，茯苓 10 g，怀山药 10 g，薏苡仁 10 g，白扁豆 10 g，陈皮 6 g，葶苈子 6 g，砂仁 5 g，桔梗 8 g，炙甘草 6 g。方中

太子参、生黄芪乃新安温补培元派常用健脾益气之品，尚教授不用人参、党参而用太子参，意在小儿"阳常有余而阴不足"。方中以太子参、生黄芪为君，臣以炒白术、茯苓、怀山药、薏苡仁、白扁豆、陈皮、砂仁，健脾化湿祛生痰之源，君臣共奏益气健脾之功；葶苈子降气化痰为佐药；桔梗宣肺化痰，又能载药上行，炙甘草健脾和中，调和诸药，共为佐使。全方以健脾益气为主，配伍少量理气化痰之品，攻补兼施。

（三）病后稳定期治"肾"，滋养先天，温补肾气

稳定期的治疗可以巩固疗效，减少复发次数，并可减少部分患者罹患典型支气管哮喘的发病率。尚教授认为此期患儿病情平稳，当治病求本，其本在肾也。肾为五脏阴阳之本，主纳气行水，五脏六腑皆赖肾气以温煦、推动。肾气足，则机体水液得以治；肾虚不能制水，则水不归源，上泛为痰。明代医家王节斋有论"痰之本，水也，原于肾；痰之动，痰也，主于脾；痰之成，气也，贮于肺。"又如《类证治裁·喘证》云："肺为气之主，肾为气之根，肺主出气，肾主纳气，阴阳相交，呼吸乃和。"因此，治痰先治气，其本在肾，此为金水相生也。此期采用金匮肾气丸加减，方药组成：肉桂 15 g，熟地 10 g，山萸肉 10 g，怀山药 10 g，泽泻 6 g，茯苓 6 g，五味子 6 g。方中重用肉桂为君，温补肾阳滋先天之不足；臣以熟地、山萸肉意在"阴中求阳"，山药、茯苓、泽泻通利三焦，肺、脾、肾三脏同调均为臣药；五味子摄纳肾气为佐使。本方温补而不峻猛，补肾为主，兼顾肺脾，充分考虑小儿的脏腑特点和疾病本质，有的放矢。

三、结合环境及小儿体质特点个体化治疗

中医历经几千年发展，每个中医理论的提出和发展都离不开当时的社会环境和时代背景，每种疾病的暴发与流行也和当时的自然环境和地域气候密不可分。尚教授特别重视结合本地域的生活习惯和自然气候特点，分析小儿的体质特征，辨证施治，在共性基础上，达到个体化治疗。如针对南方多湿热，痰易化热的特点，在治气基础上，侧重加大清热化痰祛湿之力；北方多寒冷，痰易寒化，在治气基础上，多佐以温化之品。有研究发现个体体质对某些疾病具有易罹性和倾向性，不同体质类型对于哮喘的发病、证型及预后具有不同的影响。因此掌握哮喘儿童的易感体质，不仅在治疗时能有的放矢，而且可以从日常调护上加以预防，将体质辨识与中医内外治法相结合以

调理气血阴阳平衡脏腑偏颇，达到"未病先防，既病防变"，减少哮喘的复发率，体现中医"治未病"思想。

【病案举例】

李某，女，6岁。2017年12月10日初诊。患儿于1天前因受凉后出现咳嗽气促，喉间哮鸣，痰多，清稀色白，形寒无汗，渴喜热饮，胃纳不佳，二便调，舌淡红、苔白腻，脉浮滑。既往有哮喘病史1年。查体：神清，精神可，咽部充血，双肺呼吸音粗，可闻及哮鸣音。中医诊断：哮喘发作期，寒性哮喘。治宜温肺散寒，降气平喘。方用小青龙汤加减，药物组成：炙麻黄5g，桂枝8g，细辛2g，姜半夏6g，炒白芍6g，五味子8g，葶苈子10g，僵蚕10g，地龙10g，干姜6g，黄芪6g，山药6g，炙甘草6g。4剂（免煎颗粒），温水冲服，分早晚2次服用。

二诊（2017年12月14日）：患儿咳嗽减轻，无喉间哮鸣，痰白质稀，舌淡红、苔薄白，脉浮滑。上方去地龙，加全蝎8g。4剂（免煎颗粒），用法同上。

三诊（2017年12月18日）：患儿偶有咳嗽、咳痰，无喉间哮鸣，乏力、多汗，舌质淡、苔薄，脉缓无力。中医诊断：哮喘缓解期，证属肺脾气虚。治宜健脾化痰，补肺固表。采用自拟健脾补肺化痰方，药物组成：黄芪10g，太子参8g，炒白术8g，茯苓6g，山药10g，薏苡仁10g，白扁豆10g，陈皮6g，葶苈子6g，砂仁5g，桔梗8g，炙甘草6g。7剂（免煎颗粒），用法同上。

四诊（2017年12月25日）：患儿诸症皆消，舌淡红、苔薄白，脉缓。中医诊断：哮喘稳定期，证属肾气不足。治宜补肾固本，以金匮肾气丸加减，药物组成：桂枝2g，熟地黄12g，山萸肉10g，山药10g，泽泻6g，牡丹皮6g，茯苓6g，五味子6g。15剂（免煎颗粒），用法同上。痊愈告终。

袁斌教授小儿呼吸道过敏性疾病治验

袁斌，教授，江苏省中医院儿科主任，从事儿科临床工作已有30余年，对小儿呼吸道过敏性疾病的治疗经验丰富，认为中医治疗小儿过敏性疾病的优势在于缓解期的调理，小儿呼吸道过敏性疾病虽病情错综复杂、临床表现各异，但万变不离其宗，即临证只须抓住"本虚标实"这一病机，予以调补肺脾、祛风散邪，便可执简驭繁，以不变应万变。

一、概述

小儿过敏性疾病是机体免疫系统受周围环境中的过敏原或自身抗原成分刺激后，对抗原（过敏物质）异常免疫应答，引起组织损伤或生理功能紊乱，从而给机体造成的伤害，属于异常的或病理性的免疫反应。近年来小儿过敏性疾病发病率逐年上升，有调查显示在 0~24 月龄婴幼儿中曾发生或正在发生过敏性疾病的为 40.9%，过敏性疾病各症状的现患率为 12.3%，且我国小儿过敏性疾病的发病率正在逐渐接近发达国家和地区。而呼吸道过敏性疾病在其中占比最大，常见的有变应性鼻炎、变应性咳嗽、支气管哮喘等。据统计，我国儿童变应性鼻炎的发病率为 7.83%~20.42%，全国城市中 14 岁以下儿童支气管哮喘的累积患病率达 3.02%，给家庭和社会造成了较为严重的负担。目前，西医治疗主要依靠糖皮质激素、抗组胺药物、白三烯受体拮抗剂等，虽取得一定疗效，但存在易复发、易耐药等问题。因此，探讨小儿呼吸道过敏性疾病的中医治疗显得尤为重要。

中医没有过敏这一概念，也没有抗原、抗体的说法，但中医的正气理论、体质理论及脏腑理论可与之相对应。袁斌教授认为，小儿过敏性疾病总体上可归为内因和外因两方面，内因责之于脾胃虚弱、肺气亏虚、肺阴亏损等，外因责之于风邪侵袭。小儿呼吸道过敏性疾病虽表现形式不同，但在缓解期的基本病机是一致的，在治疗小儿呼吸道过敏性疾病缓解期时以调补肺脾、祛风散邪为总则，辅以养阴润燥，以宣通益肺方加减，主要药物组成有黄芪、太子参、茯苓、白术、甘草、黄精、佛耳草、老鹳草、九香虫、辛夷、白芷、红景天，且取得良好的效果。现将袁斌教授治疗小儿变应性鼻炎、变应性咳嗽、支气管哮喘的经验分别论述如下。

二、分病论治

（一）变应性鼻炎

变应性鼻炎是儿童常见的变态反应性疾病，属于中医"鼻鼽"范畴。《素问·脉解篇》中有"所谓客孙脉则头痛鼻鼽腹肿者，阳明并于上，上者则其孙络太阴也，故头痛鼻鼽腹肿也"，首次提出了鼻鼽这一病名。《素问玄机原病式·卷一》亦载有"鼽者，鼻出清涕也""涕，鼻中因痒而气喷作于声也"，简要论述了鼻鼽的典型症状，对其病因、病机及治法并未做详细论述。古代医家多认为鼻鼽主要是由于卫气不足，风邪、饮邪相互作用引起，其根本病机是本虚标实。《诸病源候论》有"肺气通调则鼻气自通，寒气入侵，肺气不和则鼻道阻塞津涕不能自收"，指出其病位主要在肺。虽其病位在肺，但表现在鼻，其病机与脾关系密切，乃肺、脾气虚所致。国医大师干祖望认为鼻虽为肺窍，然荣于脾胃，基于"四季脾旺不受邪"理论，提出调理脾胃防治变应性鼻炎。袁斌教授认为，小儿鼻鼽外因责之于风、寒、火、燥邪犯肺，内因责之于肺气虚损、肺卫不固，又因小儿鼻鼽反复发作，故还与脾气不足相关，因此，在小儿鼻鼽缓解期则以"祛风散邪、调补脾肺"为治则，选用宣通益肺方为主方加减。

【病案举例】

陈某，男，10岁，因"反复鼻塞流涕3年"就诊。患儿于3年前因"急性上呼吸道感染"出现鼻塞流涕，感冒痊愈后鼻塞流涕时作，晨起明显，伴鼻痒，平素汗出较多。刻下：面色少华，稍有鼻塞、流涕，无头痛，纳食欠佳，夜寐安，易出汗，二便尚调，舌淡，苔薄腻。既往有"粉尘螨、屋尘螨"过敏，目前正使用粉尘螨滴剂行"脱敏治疗"。中医诊断：鼻鼽（肺脾气虚、风袭鼻窍证）。西医：变应性鼻炎。治宜补肺健脾、祛风脱敏。方选宣通益肺方加减，组成：太子参6g，茯苓10g，麸炒白术10g，炙甘草3g，红景天6g，佛耳草10g，老鹳草10g，辛夷6g，白芷6g，麸炒僵蚕6g。14剂，水煎服，早晚各一次。药后复诊，患儿服药期间无鼻塞、流涕，汗出症状好转，原方减佛耳草、辛夷，增防风6g。14剂，水煎服，早晚各一次。后随访，家长诉患儿鼻塞流涕症状未作。

按语： 该患儿处于变应性鼻炎缓解期，治疗以"扶正祛风"为主。小儿肺常不足，卫表不固，易于感受外邪，又鼻为肺之窍，外邪侵袭，鼻先受其害。《素问·玉机真藏论篇》曰："中央土以灌四傍……其不及，则令人九窍不通。"小儿变应性鼻炎与中焦脾土失健有关，因此，选用太子参、茯苓、白术、甘草以健运脾土，脾运正常，则肺气有源；肺卫得固，则鼻窍则通。一诊时患儿尚有鼻塞流涕等症状，因此在健脾补肺的基础上加佛耳草、老鹳草、辛夷、白芷、僵蚕等祛风通窍之品，佛耳草主入肺经，功能祛风化痰，《本草正》载其"大温肺气，止寒嗽，散痰气，解风寒寒热，亦止泄泻"；老鹳草善祛风通络，祛诸风皮肤发痒；辛夷辛温走气而入肺，能助胃中清阳上行通于天，能温中治头面目鼻之病，为治疗鼻衄之要药；白芷气温力厚，通窍行表，同辛夷、细辛用治鼻病；僵蚕为儿科常用虫类药，味咸辛而性平，功善祛风散结。又因变应性鼻炎病程漫长，常反复发作，病久入络，在遣方用药时，袁斌教授常选用既能祛风通窍，又可活血通络之品相伍为用，取老鹳草活血通络、红景天活血通脉等功用，以增强疗效，减少过敏性疾病反复发作的可能。二诊时，患儿症状未作，治疗继续以原法再进予以巩固。

（二）变应性咳嗽

变应性咳嗽以干咳为主要临床表现，属于过敏性气道炎症性疾病。当前，变应性咳嗽的发病机制尚不明确，其病理特点主要是嗜酸性粒细胞性支气管炎性病变。由于患儿的气道敏感性增高，但不伴有气道高反应性及气流受限，因此支气管扩张剂治疗无效。中医将其归于"咳嗽""风咳""喉源性咳嗽""久咳"等范畴。儿童变应性咳嗽病位在肺，与五脏相关，《内经》载："五脏六腑皆令人咳，非独肺也"。变应性咳嗽的病机关键为肺虚邪恋，以扶正达邪为基本治疗法则，临床上有报道用玉屏风散加减，多获良效。袁斌教授认为小儿变应性咳嗽总属本虚标实，因肺脾亏虚、风邪恋肺所致，其治疗重点在于扶正祛风。临床变应性咳嗽的患儿多有脾虚之证候，正如《杂病源流犀烛》中言"盖肺不伤不咳，脾不伤不久咳"。袁斌教授在治疗小儿变应性咳嗽时以健补脾胃、宣肺祛风为基本治则，遣方选用宣通益肺方加减。

【病案举例】

袁某，男，3岁，因"咳嗽反复发作半年余"就诊。患儿于半年前因"急性支气管炎"出现咳嗽，经抗感染治疗后情况好转，后咳嗽反复发作，时轻时重。刻下：咳嗽，无喘息，无发热，偶流鼻涕，纳一般，寐尚可，二便调，舌淡，苔白。既往有"变应性鼻炎"病史。中医诊断：咳嗽（肺脾气虚、风邪恋肺证）。西医诊断：变应性咳嗽。治以健脾补肺、宣肺祛风，以宣通益肺方加减。处方如下：太子参6 g，茯苓10 g，麸炒白术10 g，炙甘草3 g，红景天6 g，佛耳草10 g，老鹳草10 g，辛夷6 g，白芷6 g。7剂，

2 日 1 剂，早晚各一次，水煎服。14 天后随诊，家长诉患儿咳嗽明显减少，鼻塞流涕好转，续服上药半个月以巩固疗效。

按语： 小儿咳嗽分"虚""实"两端，实证常见于急性期，患儿咳嗽频作，喉间有痰，此时应清肺涤痰或温肺化痰，以祛邪为主。虚证常见于慢性咳嗽患儿，患儿咳嗽间作，以干咳为主，痰少或无痰，此时应注重补益肺脾，以扶正为主。小儿变应性咳嗽与单纯的慢性咳嗽又有所差异，其在肺脾虚损基础上，兼有风邪留恋，总属本虚标实之证，因此，小儿变应性咳嗽的治法在健脾补肺基础上应辅以祛风散邪。本案例患儿有变应性鼻炎病史，且咳嗽已有半年余，当属本虚标实证之肺脾两虚、风邪恋肺，选用太子参、茯苓、白术、甘草以培土生金，并以佛耳草、老鹳草、辛夷、白芷辛散宣肺、祛风通窍，又取老鹳草活血通络，佐以红景天益气活血、通脉平喘，全方共奏健脾补肺、宣肺祛风之功。

（三）支气管哮喘

支气管哮喘是由多种炎症细胞参与的异质性疾病，表现为反复发作性的喘息、胸闷、咳嗽等症状，且以夜间、清晨发作为主。支气管哮喘属于气道慢性炎症性疾病，以气道高反应性为典型特征，长期非特异性慢性气道炎症可导致哮喘患儿气道结构改变，使得气道重塑，形成不可逆肺损伤。西医对支气管哮喘的治疗主要选用持续抗感染及降低气道反应等药物，除了需要患儿绝对依从外，还要注意长时间的使用抗感染及降低气道反应药物容易导致不良反应的出现。支气管哮喘可归为中医的"哮病"范畴，中医认为本病多由肺腑功能失调，外邪、情志、瘀血等触发内伏之宿痰，导致痰气相搏，气道痉挛，从而引起的一种反复发作的痰鸣气喘性疾患。中医治疗本病遵循"发时治标，平时治本"的原则，且在疾病缓解期，中医药的治疗具有显著优势，其治疗的重点在于预防和控制，缓解患儿症状，改善肺功能和相关临床指标。《医方集解》提出："哮虽为肺病，然肺金以脾土为母，故肺中之痰浊亦以脾中之湿为母。"《薛生白医案》亦有曰："脾为元气之本，赖谷气以生，肺为气化之源，而寄养于脾者也。"因此，肺脾二脏与哮喘密切关系，若哮喘迁延不愈，久病可累及肾。袁斌教授认为患儿在哮喘缓解期以虚为要，以肺、脾、肾三脏亏虚为主，肺、脾亏虚最显，同时可兼夹风邪、痰浊、瘀血等病理因素。治疗在补益肺、脾、肾的基础上辅以祛风、化痰、活血等治法，可在宣通益肺方基础上加枸杞子、山茱萸、补骨脂、九香虫等补益肝肾之品。

【病案举例】

袁某，男，10 岁，因"喘息反复发作 4 个月"就诊，患儿于 4 个月前外感后出现喘息、气促、胸闷、咳嗽，4 个月内发作 3 次，经某医院诊断为"支气管哮喘"。刻下：咳嗽阵作，偶有喘息，晨起及运动后加重，面色少华，乏力，纳食欠佳，二便调，夜寐安，汗出较多，舌质淡红，苔薄白。肺功能检查正常。中医诊断：哮病（肺脾气虚、风痰内伏证）。西医诊断：支气管哮喘（缓解期）。治宜调补肺脾、祛风散邪，在宣通益肺方基础上加减。处方如下：太子参 6 g，茯苓 10 g，麸炒白术 10 g，炙甘草 3 g，酒黄精 10 g，红景天 6 g，酒萸肉 6 g，枸杞子 10 g，酒炒九香虫 5 g，佛耳草 10 g，辛夷 6 g。14 剂，水煎服，早晚各 1 次。药后随访，患儿咳嗽不显，诸症减轻。继续守方治疗 1 个月，并嘱其规律作息，均衡营养，适当运动，少食生冷瓜果。

按语：中医认为，支气管哮喘总属"本虚标实"，缓解期的治疗以扶正为主，祛风化痰贯穿疾病始终。该患儿肺功能检查正常，处于支气管哮喘缓解期，治疗以扶正为主兼以祛邪，通过健补脾肺、滋养祛风，达到扶正祛邪的目的。"四季脾旺不受邪"，宣通益肺方主要以四君子汤为基础方加减，调养脾气，又培土生金。方中太子参甘平，益气补中、生津润肺为君；白术健脾燥湿，合太子参以益气健脾、培土生金为臣；茯苓渗湿健脾为佐；炙甘草甘缓和中为使。增佛耳草、辛夷以祛风、化痰、通窍，红景天益气、活血通脉，又因哮喘的发生与肾精不足有关，因此又加酒萸肉、枸杞子、酒黄精以滋养肾阴，九香虫以温脾气、壮元阳，诸药合用共奏调补肺脾、滋养祛风之功，终获良效。

三、总结

小儿呼吸道过敏性疾病是患儿接触变应原后，由 IgE 介导的呼吸道黏膜慢性炎症，属于一类免疫系统失调的疾病。在临床上，小儿呼吸道过敏性疾病的表现形式虽有不同，但其病机异曲同工，总属肺脾虚损、风邪恋伏之本虚标实证。袁斌教授临证执简驭繁，在治疗小儿过敏性疾病时以宣通益肺方为主方，重视中焦脾土的调治及风邪的疏散，同时多根据具体病证的不同及小儿体质的差异进行加减变化，临床取得了良好的效果。

万力生教授治疗小儿哮喘经验

万力生，教授、主任中医师，广州中医药大学博士研究生导师，广东省名中医。世界中医药联合会儿科专业委员会副会长、中国中西医结合学会儿科专业青年委员会副主委、中华中医药学会儿科分会常务委员、国家自然科学基金项目评审专家、深圳市中西医结合学会儿科专业委员会主任委员等。

万力生教授长期致力于小儿哮喘的临床与基础研究，在治疗小儿哮喘方面具有丰富的经验，认为"肺风伏痰"是小儿哮喘的核心病机，创立"祛风蠲饮法"分期论治小儿哮喘，临床疗效显著。现将其经验介绍如下。

一、"肺风伏痰"是哮喘核心病机

支气管哮喘是儿科临床的常见病、多发病、难治病，历代医家对"哮喘"的论述颇多，最早可追溯至《内经·通评虚实论》中"乳子中风热，喘鸣肩息者，脉何如……"有描述小儿哮喘发作时的证候；关于病名的记载最早见于《丹溪心法》，并提出了"哮喘专主于痰"，指出了哮喘的病机核心为"痰"。哮喘的病机主要包括两个方面，一方面认为是小儿素体肺、脾、肾三脏不足，痰饮留伏；另一方面，感受外邪，接触异物，导致肺之气机不利，引动伏痰而发。《证治汇补·哮病》将哮喘病机概括为"内有壅塞之气，外有非时之感，膈有胶固之痰，三者相合，闭阻气道，搏击有声。"

万力生教授根据哮喘患儿发病特点，将其核心病机概括为"肺风伏痰"。哮喘发作之时，喘息、哮鸣、咳嗽时发时止，喷嚏时作，符合"风邪"之特点，但大部分患儿无发热、恶风寒、脉浮之外风之象，故区别于外风，同时又与中医所谓之"内风"，即肝风不同，故将其称为"肺风"；哮喘患儿素体肺、脾、肾三脏不足，气化不利，水液代谢失常，痰饮内生，与"肺风"相合，内伏于肺窍。因此，万教授认为"肺风伏痰"既是哮喘发作时之内机，也是哮喘反复发作之夙根，贯穿哮喘始终。

二、立"祛风蠲饮"之法，创"祛风蠲饮汤"

万力生教授认为"肺风伏痰"是小儿哮喘的核心病机，因此立"祛风蠲饮"之法，根据其临床经验，创立"祛风蠲饮汤"。

祛风蠲饮汤由炙麻黄、葶苈子、紫苏子、莱菔子、法半夏、细辛、僵蚕、广地龙、五味子组成。方中炙麻黄宣肺平喘以消肺风，葶苈子、紫苏子、莱菔子降肺气涤痰浊，法半夏、细辛温肺燥湿化痰，僵蚕、广地龙解痉祛风化痰以除风痰之胶固，五味子酸收以敛肺气，与炙麻黄相伍，酸辛相合，敛散相济，共收敛肺平喘之功。

三、分期论治，"祛风蠲饮"贯穿始终

万教授治疗小儿支气管哮喘，将其分为发作期、持续期、缓解期三期，分期论治，"祛风蠲饮"贯穿始终，以期祛其宿根。

发作期以外邪、饮食不当、异气异物或疲劳等引动肺风伏痰，气因痰阻，相互搏结，肺气不利，宣肃失司而发为哮喘，此期临床以喘息、哮鸣、咳嗽、胸闷、喉中痰多、喷嚏频作等为主要表现。偏于寒者，兼见痰稀色白，夹有泡沫、鼻塞、流清涕，恶寒无汗，无热或低热，舌质淡红，苔薄白或白滑，脉浮紧，指纹浮红，隐见于风关，治以温肺散寒，祛风蠲饮，在"祛风蠲饮汤"基础上加用桂枝以祛风寒邪气，细辛、干姜、法半夏温肺气化寒痰；偏于热者，咳喘声高息涌，喉间痰多，痰黄稠难咳，身热面赤，口干咽红，尿黄便秘，舌质红，苔黄腻，脉滑数，指纹紫，治宜清肺祛风蠲饮，在"祛风蠲饮汤"基础上加用生石膏、黄芩以清肺解热，瓜蒌皮、胆南星、竹沥以清化痰热。

持续期以虚实夹杂为主，肺风伏痰留恋不解，咳喘减而未平，静卧气息平和，动则咳喘难平，肺、脾、肾三脏不足之象已渐显，症见咳嗽、喘息、哮鸣减而未平，静卧则咳喘不显，动则喘鸣发作，偏于肺脾气虚者，兼见面色少华，自汗易感，遇风感寒则喷嚏、流涕不止，神疲纳呆，大便溏薄，舌质淡，苔薄白或白腻，脉弱，指纹淡滞，治以祛风蠲饮、补益肺脾，方选祛风蠲饮汤合玉屏风散或六君子汤加减；偏于肾虚者，兼见面色欠华，畏寒肢冷，神疲纳呆，小便清长，舌质淡，苔薄白或白腻，脉细弱或沉迟，治以祛风蠲饮、补益肾气，方选祛风蠲饮汤合都气丸加减。

缓解期以虚证为主，此期咳喘已平，以肺、脾、肾之不足为主要临床表

现，施治之时，当首辨肺、脾、肾不足，次辨气阴阳之偏衰。万教授临床常分肺脾气虚、肾气不足两证以治之。肺脾气虚者，临床多见，症见自汗易感，动则气促，咳嗽无力，面色少华，神疲乏力，纳差便溏，舌质淡胖，苔薄白，脉细软，治宜健脾益气，补肺固表，兼以祛风蠲饮，方选玉屏风散合六君子汤加减。肾气不足者，症见动则喘促，咳嗽乏力，偏于阳虚者，兼见面白肢冷，脚软无力，发育迟缓，夜尿清长，大便溏薄，舌质淡，苔薄白，脉细弱，治以温肾益气，方选"金匮肾气丸"加减，加用温肾纳气之沉香、胡桃肉、蛤蚧等；偏于阴虚者，症见干咳少痰，五心烦热，面色潮红，形体消瘦，潮热盗汗、便秘，舌红少津，舌苔花剥或无苔，治以滋阴益肾，方选"麦味地黄丸"加减。万教授在哮喘缓解期辨证选方基础上，酌加祛风蠲饮之品，如僵蚕、广地龙、刺蒺藜等以消"肺风伏痰"之夙根。

【病案举例】

张某，男，7岁3个月。2018年8月12日初诊。患儿以"间断咳嗽、喘息1年余，加重3天"为主诉就诊。患儿于1年前因受凉后出现咳嗽、喘息，喉间哮鸣、鼻塞、流涕等，给予"头孢类抗生素（具体不详）、丙卡特罗、孟鲁司特、布地奈德雾化"等治疗后缓解，后每遇受凉感冒即发咳嗽、喘息、哮鸣、胸闷、喷嚏、鼻塞等，经止咳平喘类药物治疗后可缓解。3天前再次受凉后出现咳嗽、喘息、哮鸣、呼吸困难、喷嚏、鼻塞等，给予"孟鲁司特、丙卡特罗及布地奈德雾化"治疗2天未见好转，遂就诊于我院门诊。既往有婴幼儿湿疹、过敏性鼻炎、过敏性结膜炎病史。刻诊：患儿咳嗽、喘息明显，呼吸困难，喉间哮鸣，夜间及晨起明显，痰多，偶可咳吐白色泡沫痰，夜间鼻塞，晨起喷嚏明显，无发热，稍有恶风，食欲欠佳，咳喘影响睡眠，二便尚可。查体：神清，精神稍差，营养中等，面色少华，口唇淡红，未见明显发绀。咽部轻度充血，扁桃体Ⅰ度肿大，未见脓点及疱疹。呼吸稍促，轻度三凹症，双肺呼吸音粗，可闻及明显哮鸣音，未闻及明显湿性啰音及胸膜摩擦音。心、腹及神经查体未见异常。专科查体：舌质淡红，苔薄白微腻，脉浮紧微滑。

万力生教授将其诊断为"哮喘，风痰内阻证"，治以祛风蠲饮。方药如下：炙麻黄5 g，桂枝10 g，葶苈子10 g，紫苏子10 g，莱菔子10 g，僵蚕10 g，广地龙10 g，五味子10 g，细辛3 g，辛夷10 g（包煎），法半夏10 g，茯苓10 g，炙甘草5 g。5剂，水煎服，每次100 mL，每日2~3次，口服。

二诊：5 剂汤药治疗后患儿咳嗽、喘息大减，但剧烈活动后仍有轻喘、阵咳，喉中有少量痰，汗出较多，面色少华，自感乏力，纳欠佳，夜寐较前好转，舌质淡，苔白腻，脉缓弱。万力生教授认为患儿处于哮喘持续期，咳喘未平，虚象已显，证属肺脾气虚，风痰内阻，治以祛风蠲饮、补益肺脾。方药如下：炙黄芪 15 g，防风 5 g，炒白术 10 g，生山药 15 g，炙麻黄 3 g，葶苈子 10 g，紫苏子 10 g，莱菔子 10 g，僵蚕 10 g，广地龙 10 g，五味子 10 g，焦山楂 10 g，炒麦芽 10 g，炙甘草 5 g。7 剂，水煎服，每次 100 mL，每日 2 ~ 3 次，口服。

三诊：服用上药 7 剂后咳喘已平，无痰，汗出亦减少，乏力好转，食欲、食量尚可，夜寐尚安，舌淡红，苔薄白，脉弱。万力生教授认为患儿目前已处于支气管哮喘缓解期，咳喘已平，调理肺脾为主，证属肺脾气虚证，治宜健脾益肺，兼以祛风蠲饮。方药如下：炙黄芪 15 g，防风 5 g，炒白术 10 g，煅牡蛎 10 g，麻黄根 10 g，党参 10 g，生山药 15 g，茯苓 10 g，陈皮 10 g，僵蚕 10 g，广地龙 10 g，五味子 10 g，莱菔子 10 g，焦山楂 10 g，炙甘草 5 g。

患儿平素上学，服用汤剂不变，改用颗粒剂，以"玉屏风散合六君子汤，酌加祛风蠲饮之品"先后调理 2 月余。后定期随访至今，体质大有改善，哮喘未再发。

四、经验方选

1. 祛风蠲饮汤

组成：炙麻黄、葶苈子、紫苏子、莱菔子、僵蚕、广地龙、细辛、法半夏、五味子。

方解：方中炙麻黄宣肺平喘以消肺风，葶苈子、紫苏子、莱菔子降肺气涤痰浊，法半夏、细辛温肺化痰，僵蚕、广地龙解痉祛风化痰以除风痰之胶固，五味子酸收以敛肺气，与炙麻黄相伍，酸辛相合，敛散相济，共收敛肺平喘之功。

加减：偏于寒者，兼见痰稀色白，夹有泡沫，鼻塞、流清涕，恶寒无汗，无热或低热，舌质淡红，苔薄白或白滑，脉浮紧，指纹浮红，隐见于风关，治以温肺散寒，祛风蠲饮，加用桂枝以祛风寒邪气，细辛、干姜、法半夏温肺气化寒痰；偏于热者，咳喘声高息涌，喉间痰多，痰黄稠难咳，身热面赤，口干咽红，尿黄便秘，舌质红，苔黄腻，脉滑数，指纹紫，治以清肺祛风蠲饮，加用生石膏、黄芩以清肺解热，瓜蒌皮、胆南星、竹沥以清化痰热。

功效：祛风蠲饮，宣肺平喘。

适应证：适用于哮喘发作期，症见喘息、咳嗽、喉中痰鸣、胸闷、气促等。

2. 祛风脱敏通窍汤

组成：炙麻黄、防风、荆芥穗、辛夷、苍耳子、川芎、白芷、乌梅、五味子、银柴胡、蝉蜕、僵蚕。

方解：其中炙麻黄宣肺通窍，现代研究麻黄所含伪麻黄碱具有减轻鼻腔黏膜水肿的作用；防风、荆芥穗祛风；辛夷、苍耳子、川芎、白芷防"苍耳子散"之义，具有祛风散邪、宣通鼻窍之功；银柴胡、五味子、乌梅、防风为近代验方"过敏煎"，防风祛风，五味子、乌梅酸涩收敛，银柴胡清热，合用祛风脱敏，现代研究该方具有显著抗过敏作用，广泛用于治疗各种过敏性疾病；蝉蜕宣散祛风，僵蚕祛风化痰，散风痰之胶固。

加减：鼻流清水涕，难以自止者，加诃子、酸石榴皮；鼻流黄脓涕者，加鱼腥草、黄芩、皂角刺、桔梗以清肺排脓；鼻塞明显者，加石菖蒲以加强通窍；鼻痒较剧、喷嚏不止者，加白蒺藜以祛风。

功效：祛风脱敏，宣肺通窍。

适应证：适用于小儿过敏性鼻炎，症见鼻痒、流清水涕、喷嚏、鼻塞等。

【病案举例】

林某，女，4岁，2020年1月18日初诊。

主诉：反复鼻塞、流涕、喷嚏1年余，再作1月余。

现病史：患儿于1年多前出现反复鼻塞、流清水涕、喷嚏，晨起明显，夜间鼻塞明显，遇冷、感冒或刺激性气味易发作，1个月前外感后再次出现发作，目前流清水涕、喷嚏晨起明显，夜间鼻塞，偶有晨起咳嗽，无痰，无发热，无恶心、呕吐，无腹痛、腹泻，平素汗多，手足凉，纳食尚可，夜寐尚安，二便尚调。

既往史、个人史、家族史：患儿既往体健，其父母均有过敏性鼻炎。

体格检查：神清，精神反应可。鼻腔黏膜稍充血，下鼻甲肿胀明显，鼻腔可见大量清水鼻涕，咽部充血不显，心肺腹及神经查体未见异常。舌质淡红，苔薄白腻，脉浮缓。

辅助检查：既往过敏原检测示总 IgE 1200 IU/mL，对屋尘螨、虾过敏。

诊断：西医诊断，过敏性鼻炎；中医诊断，鼻鼽。

辨证：风寒外袭，肺窍不利，卫表不固。

治则：祛风脱敏，宣肺开窍。

处方：祛风脱敏通窍汤（经验方）。

方药：炙麻黄 3 g，荆芥穗 5 g，辛夷 10 g，苍耳子 5 g，防风 5 g，银柴胡 5 g，五味子 5 g，白芷 10 g，乌梅 5 g，僵蚕 5 g，蝉蜕 5 g，川芎 5 g。共7 剂，每日 1 剂，水煎服，分 2~3 次口服。

二诊：患儿目前鼻塞、流清水涕、喷嚏明显好转，汗多仍作，辨证为肺卫不固，风痰内蕴，肺窍不利。

方药：炙黄芪 15 g，防风 5 g，炒白术 10 g，辛夷 10 g，苍耳子 5 g，银柴胡 5 g，五味子 5 g，白芷 10 g，乌梅 5 g，僵蚕 5 g，蝉蜕 5 g，炙甘草 5 g。共 14 剂，每日 1 剂，水煎服，分 2~3 次口服。

患儿服药后流涕、鼻塞、喷嚏已停，诸症消退。

3. 消食助运方

组成：苍术、枳壳、厚朴、山药、茯苓、干石斛、炒莱菔子、炒鸡内金、炒麦芽、炒山楂。

方解：苍术、枳壳、厚朴燥湿理气助运，山药平补脾胃，茯苓渗湿健脾，干石斛补脾胃之阴，莱菔子、鸡内金、炒麦芽、炒山楂消食化积。

加减：若口臭者，加槟榔；若恶心、呕吐者，加姜半夏、砂仁；大便干者，加火麻仁、郁李仁，大便秘结难通者，加大黄；腹痛者，加延胡索、香附。

功效：消食化积，健脾助运。

适应证：适用于小儿厌食症，症见长时期厌恶进食、食量减少、脾虚夹积等。

【病案举例】

莫某，男，4 岁 2 个月，2019 年 12 月 15 日初诊。

主诉：纳食欠佳 1 年余。

现病史：患儿于近 1 年来纳食量少，食欲欠佳，无恶心、呕吐，无腹泻、腹痛，形体略消瘦，无口渴、多饮，神清，精神反应可，夜寐尚安，二便尚调。

既往史、个人史及家族史：无特殊。

体格检查：神清，精神反应可，全身皮肤未见出血点，浅表淋巴结未见肿大，咽不红，心肺查体未及异常，腹软，无腹痛，无压痛及反跳痛，神经系统查体未见异常。舌质红，苔薄白腻。

诊断：西医诊断，厌食症；中医诊断，厌食症。

辨证：脾虚不运，饮食积滞。

治则：消食助运。

方药：苍术5 g，枳壳10 g，厚朴5 g，山药10 g，茯苓10 g，干石斛10 g，莱菔子10 g，鸡内金10 g，炒麦芽10 g，净山楂10 g，白扁豆10 g。共14剂，每日1剂，水煎服，分2~3次口服。

二诊：服药2周，食欲较前好转，可自己找食物，食量不大，略有挑食，口气重，大便干，上方加槟榔10 g，火麻仁5 g，继服2周；并嘱略控制患儿食量，减少进食油腻、甜腻、难消化食物。

患儿先后调理2月余，食欲佳，进食量与同龄儿童相仿。

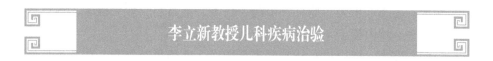

李立新教授儿科疾病治验

李立新教授是第六批全国老中医药专家学术经验继承工作指导老师，吉林省名中医，享受国务院政府特殊津贴专家，学术造诣深厚，医德高尚，师从国医大师王烈教授。在继承前人的基础之上，尊古而不泥古，既勤求古训，又博采众方。从医30余载，在大量临床实践中，逐渐形成了自己的学术思想。对于治疗儿科疾病有自己独到的见解。

一、从"痰瘀互阻"论治肺炎喘嗽

"痰瘀互阻"理论是李立新教授在多年治疗疑难、顽固性疾病的临床实践中总结的行之有效的实用性理论。其理论基础来源于"痰瘀同源""痰瘀同源"又源于"津血同源"。众所周知，津与血均化生于水谷精微之气。《读医随笔·气血精神论》云："津亦水谷所化，其浊者为血，清者为津，以润脏腑、肌肉、脉络，使气血得以周行通利而不滞者此也。"《灵枢·营卫生会篇》云："夺血者无汗，夺汗者无血。"二者相互滋生，相互作用。正如我们看到血液中除了有红细胞之外，血浆中还有大量水分，这些都可以理解为津。然而在病理状态下，由于各种内外因素，可致气机不利，气血运行不畅，而出现血瘀。血停为"瘀"，而津停便是"痰"。正如我们皮肤若有破损，除了有红细胞凝集之外，还有血清的渗出，此时凝集的血清就可以理解为痰。故"痰"与"瘀"常相互胶结、密不可分。临床常见顽痰久滞不祛者，而致久咳、哮喘、惊风等顽固之疾。每遇此情，李立新教授常以化瘀涤痰之法，常获良效。盖痰瘀二邪易为胶结、互阻，痰因瘀而滞，普通之痰变为胶固难祛之顽痰。故在此基础上李立新教授提出"治痰先治瘀，瘀祛痰自除"。逐瘀利肺方即是根据该法而立，用于治疗顽痰所致小儿"肺炎喘嗽"之疾。该方由虎杖、麻黄、石膏、杏仁、桃仁、桑白皮、葶苈子、半夏、陈皮组成。方中虎杖性味苦寒，活血化瘀，祛痰止咳，清热解毒，为君药；桃仁性平，味甘苦，活血祛瘀，亦有止咳平喘之功；麻黄性味辛散，宣肺而开闭，解表而平喘；桑白皮、葶苈子清肺泻火，降气平喘；石膏甘辛而大寒，归肺、胃二经，助君泻肺内郁热；半夏燥湿化痰，为化痰之要药；"善治痰者，不治痰而治气。气顺则一身之津液亦随气而顺矣"，故用陈皮善行气，行气而化痰、化瘀；诸药合用，共奏祛瘀涤痰、宣肺开闭之功。

【病案举例】

李某，女，3岁。2018年6月10日因咳嗽、喘促1个月就诊。患儿于1个月前出现咳嗽、喘促，时有喉间痰鸣，曾先后于省内多家医院就诊，均诊为"支气管肺炎"，予多种抗生素药物静点、激素类药物雾化吸入等治疗，期间亦间断口服中药治疗，咳嗽、喘促时轻时重。刻下：咳嗽、喘促，时有喉间痰鸣，咳少量黄色黏痰，口唇干燥，食少，寐不安，便干，尿黄。舌红质暗，苔黄厚腻，脉滑数。查体：双肺呼吸音粗，可闻及散在喘鸣音、中小水泡音及痰鸣音。诊为肺炎喘嗽（痰热闭肺证）。治宜清肺泻火、祛瘀涤痰。方用逐瘀利肺方加减。处方：虎杖15 g，麻黄3 g，石膏20 g，杏仁6 g，桃仁8 g，桑白皮12 g，葶苈子12 g，半夏6 g，陈皮12 g，大黄3 g，莱菔子10 g，枳实10 g，沙参10 g。每2日1剂，共服3剂，口服。

二诊（2018年6月16日）：咳嗽、喘促明显减轻，咳较多黄色稀痰，口唇无干，饮食略少，寐安，二便调。舌淡红质暗，苔黄略厚腻，脉滑数。查体：双肺呼吸音粗，可闻及少许喘鸣音、中小水泡音及散在痰鸣音。处方以前方去麻黄、莱菔子、枳实，加茯苓10 g，川贝2 g，继予3剂口服。

三诊（2018年6月22日）：偶咳，无喘促，无喉间痰鸣，食可，寐安，二便调。舌淡红，苔薄黄，脉滑略数。查体：双肺呼吸音粗，可闻及少许痰鸣音。调方如下：虎杖15 g，苏子10 g，白芥子6 g，杏仁6 g，桃仁8 g，桑白皮12 g，葶苈子12 g，半夏6 g，陈皮12 g，大黄3 g，莱菔子10 g，枳实10 g，沙参10 g，麦冬10 g。每2日1剂，共服3剂，口服。

二、从胃论治小儿湿疹

湿疹，中医古籍称为"浸淫疮""四弯风""奶癣"等。多数医家认为其发病是由于先天禀赋不足，或脾虚，或肺虚，肺脾气虚，湿气不化，郁而生湿热，加之后天外感风、湿、热、毒等病邪，外内合邪，浸淫于肌肤，而发病；或肺脾不足，生化无源，而致阴血亏虚，血虚易生风、化燥，肌肤失于濡润而发病。故现代医家多从脾、肺、肝、湿热、胎毒等方面论治。然而李立新教授认为小儿湿疹与胃关系密切，治疗时在清热、祛湿、解毒的同时，也要注重调和胃气。

（一）胃与脾的关系

众所周知，湿疹从六淫病邪的角度主要责之于风、湿、热、毒，而湿邪首当其冲。五脏中与湿邪关系最为密切的当属脾。《素问·经脉别论篇》言："饮入于胃，游溢精气，上输于脾，脾气散精，上归于肺，通调水道，下输膀胱。水精四布，五经并行，合于四时五脏阴阳，揆度以为常也。"可见脾在人体水液代谢当中的重要作用。脾主运化，脾虚则水液代谢异常，水饮不化，因而成湿。然而脾与胃是密切相关的。从经脉角度而言，脾与胃二者相互络属，为表里关系。《灵枢·本输》言："脾合胃。"从功能而言，胃主受纳，脾主运化，二者合称"后天之本""气血生化之源"。《素问·灵兰秘典论》说："脾胃者，仓廪之官，五味出焉。"脾运胃纳，是相互协作的，二者缺一不可，无胃之受纳，则就无脾之运化；若无脾之健运，则胃就难以受纳。同时，脾主升，胃主降。脾主升清，胃主降浊。因此，脾与胃，一脏一腑，一运一纳，一升一降，相互协调，共同完成对食物的消化、吸收，以及对精微物质的输布。

（二）胃与肺的关系

首先，肺为水之上源，肺气功能失调，会导致水液代谢异常，从而化成水湿。正如前言，"饮入于胃，游溢精气，上输于脾，脾气散精，上归于肺……"可见肺与胃需要相互协调配合，才会保证水液代谢的正常运转。其次，湿疹的发生不仅与先天因素有关，还与感受外邪有关。然而肺主表，肺亦主皮毛，肺气亏虚，皮毛易受邪气，外邪内邪相合，泛于肌表，方可发生湿疹。肺气的盈虚有赖于胃气的滋养。肺经本来就起源于中焦胃，土旺方能生金。再者，肺与大肠相表里。而胃与大肠密不可分。《内经》有时就将小肠、大肠的功能统括于胃，如《灵枢·本输》言："大肠小肠皆属于胃。"《伤寒论》有时亦将大肠、小肠统称胃，如"胃中有燥屎"，此"胃"即是指肠而言。同时，胃气以降为顺，而肺主宣发肃降。胃气不降，也会导致肺气不降，从而影响肺的功能。

（三）胃气与湿疹

历代医家都非常重视胃气的作用。《中藏经·论胃虚实寒热生死逆顺脉证之法》亦说："胃者，人之根本也，胃气壮，则五脏六腑皆壮。"胃气在食物的受纳、消化、吸收、输布的生理过程中起主要作用，而五脏六腑的功能均有赖于水谷精微之气。正如金·李杲在《内外伤辨惑论·卷中·饮食劳倦论》中所言："悉言人以胃气为本，盖人受水谷之气以生……"因此能够产生水湿之气的脏器如肺、脾、肾等，均与胃气密切相关。同时，脾胃为气血生化之源。脾失健运，胃气不足，气血生化乏源，则易血虚，而生风、生燥，而发为湿疹。

（四）胃阴与湿疹

胃者喜润而恶燥。《临证指南医案·脾胃》指出："太阴湿土，得阳始运；阳明阳（燥）土，得阴自安。以脾喜刚燥，胃喜柔润也。"胃的功能如受纳腐熟水谷等，除胃气的推动、温煦作用外，还需要胃液（阴）的濡润滋养，其功能才能正常。因此，在治疗湿疹时，虽祛湿与养阴似有矛盾之处，但仍要注意顾护胃阴。血虚风燥者，当滋阴养血。即使湿热重者，亦于方中佐以养阴之品，因胃喜阴故也。

综上所述，小儿湿疹虽病变肌表，而胃与该病的发生、发展密切相关。

因胃气壮，则五脏六腑皆壮，且胃喜润而恶燥。故治法上，虽该病多与湿热相关，仍当从胃论治，注重调和胃气，润以胃阴，兼以攻邪。

【病案举例】

关某，男，6个月。因周身湿疹4个月于2019年5月16日就诊。患儿于4个月前下颌部无明显诱因出现红色斑丘疹，略痒。家长未予重视，此后逐渐加重，并蔓延全身，部分呈苔藓样变。曾先后于多家中西医院就诊，应用多种肾上腺皮质激素类药物及中成药药膏外涂，多种中成药及中药口服，病情日见加重。刻下：周身斑疹及丘疹，以头面部为著，部分呈苔藓样，并伴有皲裂及渗出，瘙痒难耐，患儿烦躁易怒，食可，尿黄，大便黏腻，寐不安，舌红，苔黄厚腻，指纹紫滞，现于气关。诊为奶癣（湿热并重）。治法：益气和胃、清热祛湿解毒。处方：薏米20 g，砂仁10 g，石斛6 g，滑石12 g，石膏15 g，黄芩6 g，连翘8 g，车前子10 g，白鲜皮8 g，地肤子8 g，防风10 g，荆芥10 g，甘草5 g。每2日1剂，共服4剂。4剂过后，患儿复诊，周身湿疹明显好转，部分已完全消退，部分仍有皮肤泛红，苔藓样皮肤损已完全消退。

方中薏米益气和胃，顾护胃气，利湿而化浊，为君药；砂仁辛温，益胃气，化湿而温中；石斛甘微寒，养阴清热、益胃生津；砂仁、石斛相配，均归于胃经，一温一寒，既补虚又祛邪，一补胃气，一养胃阴；滑石、石膏、黄芩、连翘清热燥湿而解毒；车前子清热利湿；白鲜皮、地肤子燥湿而止痒；荆芥、防风解表祛风而止痒；甘草既补胃气又调和诸药，为使药。诸药合用，以顾护中焦胃气为主，和胃而祛邪，攻补兼施，久滞之湿热毒邪方得以消除。

三、半夏泻心汤治疗小儿胃咳

咳嗽是小儿临床常见的肺系病症，然而《素问·咳论篇》强调："五脏六腑皆令人咳，非独肺也。"其中"脾咳不已，则胃受之，胃咳之状，咳而呕，呕甚则长虫出"描述了胃咳的主要症状，并强调"此皆聚于胃，关于肺"。后中医学把由于胃的功能异常引起的咳嗽称为"胃咳"。临床表现为在咳嗽同时伴有胃部症状，如泛酸、嗳气、恶心、腹胀等。胃咳与现代医学的胃－食管反流性咳嗽密切相关。

本病临床多因小儿脾常不足、饮食不知自节、多食肥甘厚味等因素影响中焦气机，致脾胃升降失司，胃气反逆于肺，肺失清肃，肺气上逆而作咳。李立新教授根据多年临床经验，认为本病表现为肺胃同病，病机为本虚标实、肺胃气机紊乱。正如张景岳在《景岳全书·咳嗽》篇云："外感之咳，其来在肺，故必由肺以及脏，此肺为本而脏为标也；内伤止咳，先因伤脏，故必由脏以及肺，此脏为本而肺为标也。"在临床中李立新教授多以半夏泻心汤治疗本病，取其辛开苦降、调畅气机、止咳化痰之功。

半夏泻心汤出自《伤寒论·辨太阳病脉证并治》149 条："伤寒五六日……但满而不痛者，此为痞，柴胡不中与之，宜半夏泻心汤。"其药物组成为半夏、黄芩、人参、干姜、黄连、甘草、大枣，组方精炼，方中各药配伍考究，其功为辛开苦降、寒热并用、攻补兼施，为和解之剂。在临床中李立新教授治疗胃咳以此为基本方，并随症加味，且方中人参可用党参替代。若临床痰湿较盛，可加苏子、茯苓、白芥子、苍术；若痰热咳嗽，可加芦根、浙贝、薏苡仁；如流涕，加苍耳子、防风、辛夷；若干咳剧烈，已伤肺胃之气阴，可加北沙参、麦冬、石斛；若伴有喘促，可酌加地龙、僵蚕等；若泛酸明显，可加煅瓦楞子等；若呃逆明显，可加旋覆花、代赭石、白芍；若大便稀薄，可酌加车前子、山药等；腑气不通者，酌加厚朴、佛手等。

【病案举例】

张某，女，10 岁。2018 年 1 月 8 日因咳嗽 1 月余就诊。1 个多月前患儿感寒后开始咳嗽，呈阵发性频咳，以夜间和晨起咳嗽为主，每遇饱食、平卧时加重，严重时咳则呕吐痰涎或胃中食物，痰少，无声音嘶哑，无犬吠样咳嗽及鸡鸣样回声，咽喉干痒，口干，胃脘胀满，嗳气，纳呆，小便可，大便溏。舌淡红，苔厚腻，脉弦滑。查体双肺呼吸音粗，未闻及啰音，胸部 X 线检查无明显异常。曾服用头孢菌素、阿奇霉素及多种中成药，效果不佳。辨证为脾胃不调，肺失宣降。治宜辛开苦降，调畅气机，宣肺止咳。方用半夏泻心汤加减。处方：半夏 5 g，黄芩 10 g，黄连 5 g，厚朴 8 g，百部 10 g，党参 10 g，白前 10 g，前胡 10 g，麦冬 10 g，干姜 3 g，炙甘草 5 g，佛手 6 g。6 剂，水煎服，每日 2 次。

二诊（2018 年 1 月 14 日）：患者述服上药咳嗽明显减轻，夜间可安卧，腹胀好转，大便黏稠，舌淡红，苔薄腻，脉弦滑。效不更方，再予上方，略做加减，前方去厚朴，余药不变。6 剂，煎服法同前。

三诊（2018 年 1 月 20 日）：诸症好转，偶咳，无痰，无咽痒、口干，无脘腹、胀满，无嗳气，纳可，眠可，二便调，舌淡红，苔薄白，脉同前。调方如下：党参 10 g，白术 8 g，茯苓 10 g，炙甘草 6 g，陈皮 10 g，半夏 5 g，百部 10 g，麦冬 10 g。6 剂，煎服法同前。随访 1 个月，症状稳定，未复发。

本病案虽咳在肺，时因于胃，咳嗽为继发，故为胃咳。系因脾胃虚弱，运化失职，湿浊内生，阻滞气机，肺气失宣而咳；脾胃升降失常，则脘腹、胀满、纳呆；清气不升则大便溏；浊气不降则嗳气，甚则呕吐；津不上润，则口干、咽痒。故治此类咳，主要是从调畅中焦脾胃气机入手，治疗的重点在于和胃降逆，调其气机。脾胃的升降功能协调，继而肺之宣降有序，则咳嗽自止。方中半夏辛温，燥湿化痰，化饮散结，又善降逆止呕。《主治秘要》云："燥胃湿，化痰，益脾胃气，消肿散结，除胸中痰涎。"干姜味辛性热，温中散寒，温肺化饮，能助半夏温脾暖胃。二药辛散温开，可散郁积之气和痰浊水饮，使肺复清肃之功。黄芩、黄连清热燥湿，苦寒泄降，尤能清泄肺胃之热，"热者寒之"，泄肺热，防止热邪炼液成痰，使肺宣肃治节功能得到改善，咳嗽得以缓解。泄胃热，使脾胃运化受纳功能相得益彰，防止痰热上干于肺，二药共奏苦降之法。以上四药相合体现了辛开苦降、寒温平调之法。辛开苦降调畅肺胃气机，寒温并用调和阴阳。党参、甘草甘温益气，和中生津，调补中焦，既能防止半夏、干姜辛热伤阴，又防止黄芩、黄连苦寒伤阳。上药合用可寒热互用以和其阴阳，苦辛并进以调其升降，补泻兼施以顾其虚实。再予百部、前胡、白前、麦冬等温润宣肺、化痰止嗽，厚朴、佛手宽中行气，燥湿健脾，使脾胃健运，则湿去痰消，肺气宣畅，则咳嗽自止。

半夏泻心汤是《伤寒论》中调理脾胃的经典方剂之一，因其组方合理精妙，目前已不限于治疗消化系统相关疾病。在临床中只要我们抓住疾病的主要病机，辨证准确，便可将其广泛应用于临床各科疾病的治疗，且常可取得满意的临床效果。

徐金星教授应用消托补法治疗儿童鼻窦炎经验

徐金星，教授，一级主任医师，龙江名医，第二批全国优秀中医临床人才，第五批、第六批全国老中医药专家学术经验继承工作指导老师。师从国医大师张琪、王烈、薛伯寿及四川省名中医胡天成教授，临床经验丰富，是国内著名的中医儿科专家。在学术上徐教授善于应用扶正祛邪及内外结合方法，对儿童的很多疾病都有独到心得。

急性感染性鼻窦炎指由病毒、细菌等病原微生物引起的鼻窦黏膜部位的急性感染，是鼻科最常见疾病之一，其临床特点为鼻塞、流涕、头痛。尤以青少年及老人多见。近年加之空气污染等因素的影响，急性感染性鼻窦炎患病率急剧增高。中医学多从鼻渊论治，数千年来积累了丰富的经验，效果明显。徐金星教授从内疡角度出发，采用消托补法治疗鼻窦炎，亦取得满意疗效。现简单介绍如下。

一、疾病范畴

外科疮疡是指由于外邪侵袭，多发生于体表，见证于皮、肉、筋、脉的某一局部的化脓性疾患。其病发机制源于《内经》，《灵枢·痈疽篇》云："夫血脉营卫，周流不休，上应星宿，下应经数。寒邪客于经络之中，则血泣，血泣则不通，不通则卫气归之，不得复反，故痈肿。寒气化为热，热胜则腐肉，肉腐则为脓，脓不泻则烂筋，筋烂则伤骨，骨伤则髓消，不当骨空，不得泄泻，血枯空虚，则筋骨肌肉不相荣，经脉败漏，熏于五脏，脏伤故死矣。"徐金星教授认为鼻窦炎的病理过程与中医"疮疡"相似，故可归入"疮疡"之"内疡"范畴。现代医学认为，鼻窦炎主要为上颌窦、额窦、蝶窦、筛窦四组鼻旁窦感染，以鼻塞、流涕、头痛等局部症状为主。其发病过程从感冒后卡他症状，引流不畅，原发或继发病原微生物感染，引起黏膜急性炎症，甚则损伤黏膜骨质的病理过程，与中医外科疮疡病理过程相近，故治疗上徐金星教授认为其可采用疮疡消托补法治疗。

二、病因病机

中医学认为鼻渊病机以胆热移脑、肺经郁火、肝胆脾胃湿热等为主，徐金星教授认为鼻为肺窍，通天气而清净，内生五邪一般不直接干扰窦腔。外邪侵袭为鼻窦炎之直接病因，脾胃湿热、肺气虚寒、脾气不足为间接病因，如无直接病因作用即使有间接病因存在亦不能引起鼻窦炎症。邪客鼻窦，蒙蔽清窍，流连生热，肉腐成脓，为鼻窦炎之病机。无论何种鼻窦炎，皆由细菌病毒等外邪侵袭引起，或由机体正气不足，治节失司，不能克制正常生存于体内的正常菌群而引起，亦可视为外邪侵袭。

其病理过程为风寒湿热之邪侵袭肺系，客于鼻窍，气机不利，津液不化而多涕，郁而化热，壅塞鼻窦，经络凝滞不通而痛。鼻通天气，郁结不散，清窍蒙蔽而出现头晕、听力下降。久则化热，热盛肉腐为脓，甚则侵蚀骨质，或内陷走黄。初起随病邪不同，不一定全具火热之象；中期化腐成脓而毒热炽张；后期毒势虽去，正气不足而病情流连。

三、治法方药

内疡之治法，古人推崇内治，而内治之法，无非消、托、补三法。

消法是使肿疡在初起阶段得以消散的治疗方法，在《临证指南医案·疮疡门》中华岫云评述："大凡疡症虽发于表，而生则在于里，能明阴阳、虚实、寒热、经络、俞穴，大症化小，小症化无，善于消散者，此为上工。"消法仅应用于疮疡未成脓阶段。消法之用，当视疾病的致病因素及患者人体气血盛衰辨证立法，表实者解表，里实者通里，热结者清热，寒凝者温通，因病而变，不一而足。鼻窦炎初起，鼻涕分泌物清稀或黏稠但未见黄绿臭秽时，可用消法。无论鼻窦炎处于哪个阶段，皆有清窍蒙蔽之象，如鼻塞不通、头脑昏沉、耳蒙不聪等。如清窍宣通，天气清宁，是邪有出路，必不能聚集而变销肉蚀骨之大患。故开窍为鼻窦炎治疗第一大法，贯穿疾病始终。开窍宣肺法，即鼻窦炎之消法，方药以济生方苍耳子散为主加减，方用辛夷、苍耳子、香白芷、薄荷叶四味，此方在鼻窦炎各个阶段皆可应用，初起应用可开窍散邪，避免邪热郁结，化腐成脓。成脓期及恢复期应用则兼有引经报使作用，引导清热排脓及调和气血功效药物上达鼻窍之效。所不同者，初起宜重用，起开窍散邪之功；成脓期剂量减少为初起的二分之一，使邪有出路，引导脓液外泄；恢复期用量最少，为初起的三分之一，引经报使。

托法有透托及补托两法，能使脓出毒泄，疮疡之邪移深就浅，使扩散之邪趋于局限。鼻窦炎中期，鼻涕黄绿稠厚，气味臭秽，实同疮疡肉腐成脓一般无二。加之鼻窍壅塞于外，鼻窦窦腔引流不利于内，脓涕实已成最大之致病之源，上则郁闷鼻窍发嚏，中则侵蚀窦腔之骨肉，下则刺戟咽喉而作呕作咳，脓已成而不用托法，脓毒积聚，不易外出，有养虎为患之弊。概脓涕早去一时而疾病早愈一时。

其托法与外科托法一致，毒盛正不虚，脓涕已成可用透托，常用程氏透脓散，方中生黄芪为疮家圣药，益气托毒生肌，当归、川芎二味和血补血活血，大畅血中之元气，二者与黄芪合用活血和营，鼓动气行而加速脓液排出。穿山甲走窜之力最强，无孔不入，无微不至，贯彻经络。皂角刺性锐力利，搜风化痰引药上行，与穿山甲助黄芪消散穿透，直达病所，有软坚溃脓，祛除陈腐之气之功。白芷、牛蒡子、金银花增加其辛散透脓、清热解毒之用。其中黄芪一味尤应注意，其炙用则能补元气而无托毒之力，并有助火益毒之弊，故本方黄芪必须生用、重用。

如脓涕稀少淋漓不净，腥臭不甚，白浊或灰绿色暗，并见面色无华、脉数而无力等象，此是正气已虚，无力托毒外出，须用补托之法，重用黄芪、人参、当归、白术、熟地等，重者可用附子、肉桂。

补法、适补法用于疮疡后期，毒势已去，精神衰惫，元气虚弱，乃应用补益之药，恢复机体正气，助养创面新生。鼻窦炎后期虽鼻塞、流涕诸证悉平，但据现代医学研究，鼻腔、窦腔功能在急性发作完全控制后 8 周方能恢复。期间若有伤风、鼻炎等发生，极易造成鼻窦炎迁延。故应用补法，可以提高机体抗病能力，减少感冒侵袭，促进受损之黏膜纤毛蠕动恢复，使窦腔恢复正常之自净功能，避免复发。如毒邪未尽，切忌遽用一味补益，以免留邪为患，助邪嚣张，而犯"实实之戒"。

【病案举例】

郝某，男，5 岁，门诊患者。

初诊（2012 年 7 月 21 日）：其母自述反复鼻塞、脓涕、咳嗽 1 月余。曾就诊于本市 2 家医院，诊断为"支气管感染"，予消炎、化痰、止咳药物静点并口服治疗 20 余日，用药则咳嗽稍退，停药则复出现，症状较前严重。为求进一步治疗，诊于我院，诊时所见患儿咳嗽不甚而带痰音，但双肺呼吸音清，且并非肺部疾患所致，鼻塞浊涕，咽后壁黄白相间分泌物满布，考虑为鼻窦炎所致，故予鼻窦 CT 检查，结果显示：双侧上颌窦、蝶窦、筛窦积液。诊断为鼻窦炎。查舌红苔白略腻，切其脉浮，辨为风湿热毒蕴结鼻窍所致，法当开窍透邪、清热托脓为主。处方：炙麻黄 5 g，辛夷 10 g，苍耳子 5 g，穿山甲 10 g，皂角刺 10 g，白芷 10 g，蒲公英 20 g，薄荷 10 g，桔梗 10 g，黄芩 7.5 g，牛蒡子 10 g，生甘草 10 g。水煎取汁 100 mL，分早晚温服。服用 1 剂后，咳嗽痰声明显加重，时有干呕，但鼻腔已不似前完全郁闭，嘱其为正常排脓现象，正常服药。3 剂后咳嗽、痰声、鼻塞、浊涕均减轻。连用 7 剂。

二诊：咳嗽、痰声、鼻塞、浊涕均减轻，咽后壁虽有滴漏，为黏白色少许分泌物。处方：辛夷 10 g，苍耳子 5 g，皂角刺 15 g，白芷 10 g，蒲公英 20 g，薄荷 10 g，桔梗 15 g，黄芩 7.5 g，牛蒡子 10 g，生黄芪 30 g，生甘草 10 g。10 剂，水煎取汁 100 mL，分早晚温服。

三诊：咳嗽、痰声、鼻塞、浊涕均无。偶尔活动后轻咳，咽后壁清净，舌淡苔白润脉缓。处方：辛夷 5 g，苍耳子 5 g，蒲公英 15 g，桔梗 10 g，生黄芪 30 g，生白术 6 g，防风 5 g。10 剂，免煎中药，温水 100 mL 冲服，分早晚温服。后随访半年未有复发。

按语：本病虽为感染所致，但临床所见抗感染、抗病毒治疗效果极差，或几乎无作用。徐金星教授一诊以程氏透脓散合苍耳子散为主，加用了开肺解表之麻黄增强苍耳子散的开窍作用，又加用了能促进腺体分泌的蒲公英及桔梗，加强透脓散的排脓作用，黄芩清肺经鼻窍之郁热。诸药合用，共奏开窍透邪、清热托脓之功。一般服用之后，由于窦腔内浊液脓涕排出较多，咳嗽都会加重，年纪小者由于浊涕刺激咽喉可引起呕吐，随着浊液脓涕排出逐渐减少，一般 3 天左右就会有改善。

二诊随着病情好转，减去峻烈之麻黄及价格昂贵之甲珠，加入益气托毒生肌之生黄芪，攻补并重，勿使正伤而邪恋。

三诊以玉屏风散补益脾肺而不留邪善后，既可清肃余邪，又可预防感冒而防鼻窦炎复发。

王孟清教授从痰论治小儿肺系疾病经验

王孟清，二级教授，主任医师，博士研究生导师，湖南省名中医，第六批全国老中医药专家学术经验继承工作指导老师，中华中医药学会儿科分会副主任委员，世界中医药联合会、中国民族医药学会儿科分会副会长，全国中医药高等教育学会儿科教育研究会副理事长，湖南省中医药和中西医结合学会儿科专业委员会主任委员，湖南中医药大学第一附属医院儿科主任，儿科教研室主任，国家中医药管理局重点学科、重点专科学科带头人。王教授从事儿科临床、科研、教学工作近 40 年，在运用中医药诊治儿童各系统疾病中积累了丰富的经验，其对儿童肺系疾病，如小儿支气管哮喘、闭塞性细支气管炎等疾病的治疗，临证多从"伏痰"入手，分期论治，取得了明显的临床疗效。现简要介绍如下。

一、从伏痰论治小儿支气管哮喘

（一）重视小儿哮喘"伏痰致病"理论

《症因脉治·哮病》云："哮病之因，痰饮留伏，结成窠臼，潜伏于内。"《不居集》中提到"伏痰，略有感冒，便发哮嗽，呀呷有声"，《医学实在易·哮证》有"哮症……痰窠结于肺膜，内外相应……寒气与肺膜之浊痰，狼狈相因，窒塞关隘，不容呼吸，而呼吸正气，转触其痰，鼾鼾有声"，逐渐明确痰饮留伏是哮病等肺系疾病反复发作的原因，痰伏肺系，外邪引动，阻于气道，气机失畅而咳。王教授继承前辈的思想和学术观点，结合"伏痰致病"理论的特点，进一步提出哮喘的发生和发展与外邪引动"伏痰"有关，因儿童脏腑功能特点引起各种寒热、虚实转化等证候变化。

（二）将化痰贯穿小儿哮喘防治始终

依据伏痰在体内"引、动、留、伏"的变化特点和患者的临床表现，王教授主张将小儿哮喘分为5期防治，即高危期、诱发期、发作期、持续期、缓解期。不同时期需结合患儿的具体特点辨证施治，但化痰贯穿其防治的始终。

1. 高危儿早调肺脾，以杜痰源

对具有特应性表现的哮喘高危儿，如易感、体肥虚胖、易泻、面色㿠白、佝偻病、喉间痰鸣、湿疹，加上有家族过敏史等积极防治，运用膏方儿童健脾补肺膏治疗，从肺脾两脏调节以祛除宿根伏痰，预防哮喘的发生。

2. 诱发期宣肺化痰，以免发作

此期为哮喘的首要阶段，此时外邪犯肺，欲引伏痰，痰尚未动。病机特点为感受外邪，郁遏肺卫，肺卫失宣，常见于感染病毒或接触异物（过敏原），以鼻塞、流涕、喷嚏、咳嗽为主要表现。此时的治疗重点在于"肺气失宣"，宣散外邪、调畅肺卫气机为主要治疗方法，可减少哮喘的发作次数及减轻发作程度，常用疏散轻宣之药。外感风寒用华盖散（炙麻黄、杏仁、苏叶、桔梗等）以辛温宣肺，外感风热用桑菊饮（桑叶、菊花、桔梗、杏仁、大青叶、薄荷、芦根、甘草等）以辛凉宣肺。此期虽然伏痰未动但仍可因肺气失宣而出现津液疏布不畅而渐生痰饮，故而在此期可分用温化寒痰如橘红、半夏，清化热痰的瓜蒌皮等药。为防治病毒诱发儿童哮喘，王教授运用清热宣肺化痰法自拟"截哮汤"（炙麻黄、杏仁、桃仁、白前、射干、大青叶、白鲜皮、炙甘草等）以宣畅肺卫气机、化痰，临床取得较好疗效。王教授对此期尤为看中，一经正确治疗患儿症状可在短期内消失，不会出现典型的发作，对哮喘的发作有积极的控制意义，体现了中医"未病先防，即病防变"的思想。

3. 发作期平喘化痰，以缓病情

此期以喘息为主，患儿出现喉中哮鸣，呼吸急促，肺部听诊以哮喘音为主，本期的病机特点在于肺失宣肃，气逆而上，为实证。治疗的重点在于"气逆"和"痰"，此时的痰应该同时包含了"有形之痰"和"无形之痰"，王教授认为这"无形之痰"则是伏痰的重要表现形式，主要体现在肺气的易于逆乱，息道的易于阻塞上，是一种偏功能性的体现，类似于西医学中的"气道高反应性"，具有典型的易被"触发"的特点。治疗上常用宣降肺气、解痉平喘、化痰之法，善用麻黄、杏仁宣降肺气以平喘，达到快速缓解症状的目的。对于热性哮喘，可选麻杏石甘汤合苏葶丸（麻黄、苦杏仁、生石膏、甘草、紫苏子、葶苈子等）；寒性哮喘，可选小青龙汤合三子养亲汤（麻黄、法半夏、细辛、五味子、干姜、白芍、桂枝、莱菔子、紫苏子、白芥子、炙甘草等）；外寒内热，可选定喘汤（法半夏、苦杏仁、紫苏子、黄芩、蜜麻黄、款冬花、甘草、白果、桑白皮）；同时注意根据寒热不同加用化痰止咳之药，如紫菀、款冬花、旋覆花、浙贝母、胆南星、竹沥等；对于喘急者，可加用地龙、代赭石解痉平喘。王教授对于病毒诱发的小儿哮喘属热证者用五虎汤（麻黄、杏仁、石膏、甘草、细茶）进行治疗，取其清热宣肺、止咳平喘之功；同时在五虎汤基础上加黄芪、大青叶、桃仁研制了咳喘宁口服液，用于治疗病毒诱发的小儿哮喘取得了较好疗效。

4. 持续期温化寒化，以痰为重

气逆消失后，明显的喘息得以平息，出现喉中痰多，或咳，或偶喘，肺部哮鸣音基本消失，而以痰鸣音为主。此期的病机特点为痰实壅肺，此时痰邪逐渐趋于平静，但消失比较缓慢，有留伏的征兆，类似于"气道慢性炎症"，亦可对气道造成损伤，治疗重点在于化痰。王教授根据其寒热不同，将此期分为寒痰伏肺证及痰热伏肺证，寒痰者用三子养亲汤合二陈汤（莱菔子、紫苏子、白芥子、陈皮、法半夏、茯苓、甘草等）；热痰者用清金化痰汤（黄芩、栀子、桔梗、麦冬、桑白皮、浙贝母、知母、瓜蒌、化橘红、茯苓、甘草等）。此时逐渐进入稳定状态，痰为主要矛盾，当根据"小儿脾常不足""脾为生痰之源"等理论适时开始注意调养小儿脾胃，脾胃功能完善，有助于化痰，可用神曲、山楂、鸡内金等药健脾和胃。

5. 缓解期补虚化痰，以绝"夙根"

缓解期是指哮喘患儿症状、体征消失，呼气流量峰值（PEF）≥80% 预计值，并维持 3 个月以上。此期的患儿平素可无特殊症状，但可能出现反复感冒、气短自汗、运动耐受力差、活动后气促等一些特殊情况下的表现，此期的病机特点是以本虚为主，主要表现为肺、脾、肾不足。中医历来提倡"治病当求其本"，所以此时的治疗重点当是通过调补脏腑，改善脏腑功能不足，促进"伏痰"的消散；治疗上采用分阶段、按周期间断服药，以先补脾、后补肾、补肺贯穿始终的辨体质为主结合辨证的调理方法，对喘息性疾病缓解期患儿给予体质干预，以减少或避免其喘息的发作，并取得了较好的效果。肺脾气虚用人参五味子汤合玉屏风散（太子参、五味子、茯苓、炒白术、黄芪、薏苡仁、陈皮、防风、山药、炒鸡内金、麦冬、炙甘草），脾肾阳虚用金匮肾气丸（肉桂、熟地黄、山茱萸、山药、茯苓、五味子、苦杏仁、附子等），肺肾阴虚用麦味地黄丸（麦冬、五味子、山茱萸、百合、熟地黄、枸杞、山药、茯苓、防风、黄芪、白术、当归、太子参等）。汗出较多者用煅龙骨、煅牡蛎固涩止汗，纳谷不香者用焦神曲、谷芽、焦山楂消食助运，便溏者用怀山药、炒扁豆健脾化湿，虚喘明显者用蛤蚧、冬虫夏草补肾纳气，夜尿多者用益智仁、菟丝子、补骨脂补肾固摄，盗汗甚者用知母、黄柏育阴清热，潮热者加鳖甲、青蒿清虚热。本阶段治疗用药为 3～4 个月。本期注重肺、脾、肾三脏不足同等重要，同时注意清化"伏痰"与"瘀血"，以绝哮喘"夙根"。

【病案举例】

李某，男，1 岁 9 个月。初诊：2017 年 7 月 7 日。主诉：反复咳喘 1 年余，再发 2 天。现病史：患儿咳嗽、痰鸣，咳痰色黄，咳吐不利，咳甚则呕，喘息，鼻塞，精神一般，无发热，纳一般，寐可，大便干，两日一行，小便调，舌红，苔黄，指纹紫。既往史：早产儿，自出生后反复感冒、咳嗽，喘息数次，有肺炎、湿疹病史。查体：神清，咽稍红，两肺呼吸音粗，可闻及散在干性啰音，心率105次/分，心律齐，无杂音。诊断：中医诊断为哮喘（热哮）；西医诊断为支气管哮喘。治则：清热宣肺，化痰定喘。定喘汤加减，处方如下：炒白果2 g，蜜麻黄1 g，法半夏3 g，桑白皮5 g，炒葶苈子3 g，紫苏子5 g，黄芩3 g，炒地龙3 g，苦杏仁5 g，鸡内金5 g，辛夷3 g，煅赭石10 g（先煎），炙甘草3 g。5剂，水煎服，每日1剂，分2次温服。

二诊（2017年7月14日）：服药后，患儿已无咳喘、鼻塞，无发热，精神可，现易出汗，纳少，便溏，每日一行，小便调，舌质淡，苔白，指纹淡红。以人参五味子汤加减，处方如下：太子参3 g，五味子2 g，茯苓6 g，炒白术6 g，黄芪6 g，薏苡仁10 g，陈皮5 g，防风3 g，山药5 g，鸡内金6 g，麦冬6 g，炙甘草3 g。10剂，水煎服，每周连服5天，停2天。

三诊（2017年8月1日）：患儿无明显不适，纳寐可，二便调，舌红，苔白，指纹淡红。查体无异常。以麦味地黄汤加减，处方如下：麦冬5 g，熟地黄5 g，山药6 g，黄芩2 g，茯苓5 g，防风3 g，黄芪6 g，补骨脂5 g，炒白术5 g，当归5 g，太子参5 g。10剂，水煎服，每周连服5天，停2天。

四诊（2017年8月29日）：患儿无明显不适，查体无异常，药以前方去补骨脂，加酒黄精5 g，女贞子5 g。继服10剂，水煎服，每周连服5天，停2天。

五诊（2017年9月12日）：患儿晨起稍有流清涕、喷嚏，无咳嗽、喘息，纳寐可，二便调，舌红、苔稍黄，指纹淡红。查体无异常，续以三诊方10剂，每周连服5天，停2天。体质调理疗程结束。

随访1年，患儿喘息未再发，亦未患喘嗽等肺系疾病。

二、从痰、闭、瘀、虚辨治儿童闭塞性细支气管炎

（一）对儿童闭塞性细支气管炎的认识

闭塞性细支气管炎是儿童难治性疾病，治愈率较低并具有较高的死亡率。王孟清教授认为，闭塞性细支气管炎以持续咳嗽、喘息、呼吸困难为主要临床特征，中医学虽无相应病名，但可参照"喘证"进行辨证论治；但闭塞性细支气管炎的中医病机较"喘证"更为复杂，其发病原因有内外二端，初起外因责之于感受风热邪毒，内因责之于肺脏娇嫩。风热邪毒内犯于肺，郁而不解，炼液成痰，痰热互结，闭阻肺络，肺气闭塞，乃见咳喘气逆，痰壅气促；肺主气而朝百脉，肺气郁闭，则血行不畅，脉道滞涩，瘀由此生，痰瘀胶着，阻于气道，遂成日后疾病反复之宿根；小儿脏腑娇嫩，肺、脾、肾三脏本已不足，若疾病反复发作，更致肺之气阴耗伤、脾之气阳受损、肾之阴阳亏虚，则每遇外感，或感寒邪，或感热邪，均引动伏痰，搏阻气道，致喘息哮吼，咳嗽痰鸣，呼吸困难。

（二）宣肺开闭，降气平喘——宣降开闭汤治疗儿童闭塞性细支气管炎

王教授认为儿童闭塞性细支气管炎的病位主要在肺，病机总与闭、痰、瘀、虚有关，急性发作期以闭、痰为主，病程日久，则虚实夹杂，虚以肺、脾、肾三脏不足为本，实以肺气郁闭、痰瘀互结为标。王教授在临床中对该病的治疗积累了一定经验，并有自己的独到见解。

王教授强调分期论治，疾病不同阶段其病机不同，治则各异。儿童闭塞性细支气管炎的病机以"闭"为中心，因为肺气闭阻，不能正常肃降，乃气逆咳喘，宜降气平喘，王孟清教授认为急性发作期以闭、痰为主。症见：咳嗽痰鸣，声高息涌，喘息气促，或伴发热、口唇青紫，大便干结，小便黄赤，舌红，苔黄腻，脉数或滑数，指纹紫滞于风（气）关，以宣肺开闭、降气平喘之宣降开闭汤加减治疗。常用炙麻黄宣畅肺气以开闭，代赭石重镇降逆，地龙清肺平喘。《医学衷中参西录》谓代赭石"质重坠，又善镇逆气，降痰涎，止呕吐，通燥结"，犹适宜于肺热肠燥，伴有便秘的闭塞性细支气管炎患儿，此三药为治疗闭塞性细支气管炎的要药。痰、瘀是闭塞性细支气管炎疾病过程中的病理产物，同时又是其致病因素，贯穿疾病始终，治疗儿童闭塞性细支气管炎要重视化痰、祛瘀通络，以矮地茶、法半夏、瓜蒌仁等化痰，桃仁、当归、丹参、地龙等活血通络。其中矮地茶既能化痰又能活血，桃仁既能活血又能降肺气，地龙既能通络又能平喘，当归、丹参均为活血补血之品，根据患儿所处病期，辨证选用，以使痰消气顺，瘀滞能除，而瘀滞消散，则肺气顺畅，痰亦可消，则咳喘自平。同时，血液运行通畅，则肺络不闭，闭塞性细支气管炎之病理基础不复存在，疾病可逐渐向愈。虚是缓解期的主要病机，闭塞性细支气管炎之脏腑虚损主要责之于肺、脾、肾三脏不足，但由于个体体质差异，临床常有脏腑气血阴阳虚损之偏颇，且各脏虚损常相互兼夹。要重视肺、脾、肾同补，根据病程长短，常以补肺、脾为先，继补脾、肾为主。补肺、脾常用太子参、黄芪、白术、茯苓、玉竹，

补脾、肾常用山药、补骨脂、地黄、黄精等。

总之，治疗闭塞性细支气管炎应分期辨证论治，其病机核心关键为闭、痰、瘀、虚。不同病期，病机侧重点有所不同，临证时应抓住闭塞性细支气管炎的病机核心，以开闭、化痰、通络、补虚为基本治法，根据不同时期的病机偏重分别施治，往往能收到比较好的疗效。

【病案举例】

蒋某，女，2岁7个月。初诊：2016年1月24日。主诉：反复咳喘18余月。现病史：发热，咳嗽阵作，喉中痰响，喘息气促，精神欠佳，纳少，夜寐不安，二便可。舌红，苔黄腻，指纹紫滞于气关。既往史：患儿于2014年6月初因"重症肺炎"住院，期间查腺病毒（+）。纤维支气管镜检查示：双下叶管腔内可见脓性分泌物，黏膜轻度发红。经呼吸机辅助呼吸及抗病毒、抗感染等对症支持治疗，患儿好转出院，但频繁出现咳嗽、喘息、活动不耐受。2015年5月查胸部CT提示：支气管肺炎、小气道改变，可见马赛克灌注征。查体：肛温38.0 ℃，脉搏158次/分，呼吸49次/分，血氧饱和度90%，面色红赤，口唇无发绀，咽部充血，扁桃体Ⅰ度肿大，三凹征（+），双肺呼吸音粗，闻及中细湿性啰音及喘鸣音。诊断：中医为喘证（痰热闭肺证）；西医为闭塞性细支气管炎。治则：宣肺开闭、降气平喘。宣降开闭汤加减，处方如下：蜜麻黄2 g，苦杏仁5 g，生石膏15 g（先煎），煅赭石10 g（先煎），前胡5 g，法半夏3 g，黄芩3 g，葶苈子5 g，地龙5 g，当归5 g，鸡内金5 g，炙甘草3 g。5剂，水煎服，每日1剂，分2次温服。

二诊（2016年1月27日）：服药后，患儿热退，上症悉减，但咳痰黄白，大便干结。见痰热渐退，肺络渐通，气机得以宣降。

继以原方加减，处方如下：蜜麻黄2 g，苦杏仁5 g，生石膏10 g（先煎），煅赭石10 g（先煎），前胡5 g，法半夏2 g，黄芩3 g，葶苈子9 g，干姜3 g，桃仁3 g，紫苏子5 g，炙甘草3 g。7剂，水煎服，每日1剂，分2次温服。

服药后，患儿无喘，偶干咳，精神、纳寐可，舌质红，苔花剥，予麦味地黄丸补益肺肾。

三、经验方选

小儿久咳方，药物组成：桑白皮、干地龙、地骨皮、枇杷叶、诃子肉、南沙参、麦冬、炙黄芪、百部、款冬花、紫菀、山楂、侧柏叶、前胡、甘草等。功效：清肺养阴，止咳化痰。用于小儿各种感染后长期咳嗽、小儿过敏性咳嗽等属肺之气阴不足、郁热留恋、夹痰的患者。

第二章　脾系疾病

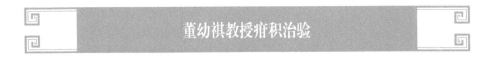

董幼祺教授疳积治验

董幼祺是国家级非物质文化遗产董氏儿科第六代传承人，宁波市杰出人才，享受国务院政府特殊津贴专家，中华中医药学会儿科分会名誉副主任委员，世界中医药联合会儿科分会顾问，全国及浙江省董幼祺名老中医工作室、"海派中医流派——董氏儿科"建设项目专家，全国老中医药专家学术经验继承工作指导老师，浙江省名中医等。

董氏儿科主要有三大特色：一是创立"推理论病、推理论治"的学术思想，提出了"明理、识病、辨证、求因、立法、选方、配伍、适量、知变"的临证九诀，并以此来指导确立儿科的辨证治疗原则；二是用药精细，创立了六字要诀"轻、巧、简、活、廉、效"用于疑难杂病，方简效显；三是继承和创新了小儿外治诸法，丰富了儿科临床的治疗手段。

疳积为儿科四大症（痧痘惊疳）之一。疳积之成，起于脾胃失调。水谷入胃，赖脾运化，水谷精微变为气血，灌溉诸脏，营养一身，故有"水谷素强者无病，水谷减少者则病，水去谷亡者则死"的说法。《小儿药证直诀》有云"疳皆脾胃病，亡津液之所作也"，说明疳积之形成是由于脾胃之损伤，维持机体各部营养及生长所必需的物质缺乏，以致全身气血虚惫，出现一系列虚弱干枯的症状。如初起常见身热潮热，面黄肌瘦，久则头皮光洁，毛发焦枯，腮缩鼻干，两目昏烂，睛生白翳，喜暗憎明，揉鼻挦眉，尿浊泻酸，吃啃衣咬甲，口馋嗜食，并嗜异物，对炭、米、泥土等甘之如饴。此皆疳证病机、症状之特征也。

疳积的病因，历代儿科医家均认为主要与喂养不当有关。以襁褓幼婴，乳哺未息，即三五岁的孩提，胃气未全而谷气未充，父母不能调将，以舐犊之爱，令其恣食肥甘、瓜果生冷及一切烹煎脍炙之品，朝餐暮啖，渐致积滞胶固，积久生虫，腹痛泻痢，而诸疳之症作矣。万密斋谓："小儿太饱则伤胃，太饥则伤脾。"过饥过饱，脾运失常，疳之由也。又有攻击太过，损伤胃气，亦可成疳。另有因吐、泻、疟、痢等病之后，津液耗亡，乳食减少，调治失宜，而成疳者。

"疳"之病名，有两种含义。一种疳者"疳"也，认为小儿饮食失调，过多地恣食肥甘生冷，损害脾胃功能，形成积滞，日久致疳；另一说疳者"干"也，认为津液干涸，形体羸瘦，每多营养不足，是为疳症。虽然前者是指病因，后者是指病机，但两种解释在认为疳发于脾胃损伤上则是一致的。或有人问，如今城市小儿疳症反多，其故安在？答曰：主要原因是过于溺爱，一味依顺，致任意恣食，饥饱无度。诸如瓜果杂食、棒冰冷饮、巧克力等超额喂养，胃气先伤；而正常的谷食，反而少进，久而久之，运化失司，气滞食积，致成疳积。此即疳者"甘"也之谓。

综上可见，疳之成病有以下四点因素。①乳儿脏腑娇嫩，肠胃未坚，乳食杂进，耗伤脾胃，易成疳积。②小儿断奶以后，犹恋乳食，生养不足，脾气暗耗；同时饮食乖度，恣意饮啖，因而停滞中焦，日久成积，积久成疳。③小儿食不运化，并感染虫卵；虫既内生，口馋嗜异，虽能食而不肥，则疳症成焉。④小儿吐泻之后，中气不复；或妄施攻伐，津液枯竭，均使肠胃失养，食滞而结，终致疳积。

至于前贤尚有五疳之分，以及多种疳积之名，然总不外伤及脾胃而变生诸证。诚如先辈所云，"大抵疳之病，皆因过餐饮食，于脾家一脏，有积不治，传之余脏，而成五疳之疾。"（《幼科释谜》）《幼科发挥》亦云："虽有五脏之不同，其实皆脾胃之病也。"因此，治疳之法，总不离乎脾胃；且疳之为病，脾胃虚弱为本，即热者亦虚中之热，寒者亦虚中之寒，积者亦虚中之积。所以古人于疳症，治积不骤攻，治热不过凉，治寒不峻温。董教授根据前人之法，结合自己临床经验，在治疗中，视患儿体质之强弱、病情之浅深，使用补、消二法。其初起或虽久而体尚实者，予先消后补法；对病久体质极虚者，用先补后消法；此外，还有三补七消、半补半消或九补一消等法，均据患儿具体情况而定。待其脾胃化机逐渐恢复，则相应渐次侧重于滋养强壮。同时，还配合针刺四缝穴，以振奋中气，激动化机，在临床上确有加速疗效的功用。

分型治疗如下。

1. 疳积实证

主证：口馋嗜食，腹部膨硬，舌苔厚腻，面色萎黄，发结如穗，便下开结。

证候分析：积久成疳，运化失司，气机不畅，故腹部膨硬，积滞在内，水谷精微失于敷布，不能荣华泽发，故面色萎黄，毛发为穗，舌苔厚腻。

治则：消疳化积。

方药：董氏消疳1号方，煨三棱、煨莪术、炙干蟾腹、青皮、木香、胡连、醋炒五谷虫、佛手、炒山楂。

此方适应疳积而形体尚实者，以消为主。

2. 疳积虚实并见证

主证：口馋纳呆，面色萎黄，毛发如穗，腹满尚软，舌苔薄腻，便下欠化。

证候分析：疳积失运，脾气不足，故色萎神差，毛发如穗。疳积不佳，脾气不畅，故腹满苔薄腻，纳呆口馋。

治则：健脾消疳。

方药：董氏消疳2号方，炒党参、焦白术、茯苓、生甘草、陈皮、青皮、炒五谷虫、炒神曲、煨三棱、煨莪术。

此方适应疳积而体质较虚，或服消疳药后，其疳渐化，以半补半消为主。

3. 疳积虚多实少证

主证：面色萎黄，毛发如穗，形神不振，纳谷不香，舌苔薄净，大便松散，腹满而软。

证候分析：疳积日久，脾运失健，气不足则色萎神差。气不生血，不能泽发则如穗。脾运失健，而使大便松散。疳未化尽而腹仍满也。

治则：健脾为主，少佐消运。

方药：董氏消疳3号方，炒党参、焦白术、茯苓、生甘草、陈皮、炒淮山、炒扁豆、广木香、炒五谷虫、煨三棱。

此方适应疳病以虚为主，或疳积渐趋恢复者，以调补为主，少佐消运。

上例数方，为临床所常用者，但并非刻板套用，必须随症化裁。如飧泄清谷者，加炮姜、煨肉果、煨诃子肉等；疳热不清，加胡连、青蒿；面白无华、自汗肢冷、里阳虚者，加附子、肉桂；舌光剥而口干唇红、阴液亏者，加生地、麦冬、石斛、乌梅等。白膜畏光、两目羞明者，加谷精珠、夜明砂、密蒙花、鸡肝散等；兼虫积者，加使君子、苦楝根皮，以及诸如雷丸、芜荑、槟榔、贯众等。如兼患牙疳，以牙疳散外敷。若兼其他诸脏病症者，须辨证灵活论治。疳化以后，当用参苓白术散加减调理。

附 牙疳散方

用于疳积引起牙疳出血，龈烂口臭。药物：人中白（煅存性）、绿矾（烧红）、五倍子（烧黑）各 6 g，冰片 0.6 g，共研细末。用时先将患处以温水拭净，然后敷之，每日 2～3 次。本散方无毒。

参苓白术散加减方：用于疳积已消，脾胃尚未复原者宜用本方调扶。药物：党参、炒白术、茯苓、淮山药、炒米仁、炒扁豆、莲子肉、陈皮、炙甘草、生姜、红枣。

关于针刺四缝穴问题，这是重要的辅助手段。针刺四缝穴治疗疳积，早见于《针灸大成》。四缝为经外奇穴，位于两手除拇指外其余四指的掌面，由掌起第一节与第二节横纹中央即是。其法以三棱针深刺穴位 1.5～3 mm，刺出稠质黏液。疳重者全是黏液，轻者黏液加血，未成疳者无黏液而见血。间日或三四日刺一次，一般刺 3～6 次，黏液减少，直至无黏液仅见血。四缝穴的部位与三焦、命门、肝和小肠有内在联系，针之可调整三焦，理脾生精。不但能加快疗效，而且在诊断上亦有鉴别的意义（一般无疳者，刺之多无黏液，并在治疗中，随着疳健化，而液亦少，并可见血）。

【病案举例】

例1 李某，女，3 岁。

初诊：患儿口馋嗜食，形色萎倦，毛发如穗，腹满便溏，舌苔厚腻，疳积已久，治以消疳和脾（针刺四缝穴黏液多）。

处方：胡连 2.4 g，炒五谷虫 10 g，佛手 6 g，煨三棱 5 g，青皮 5 g，广木香 3 g，陈皮 3 g，炒谷芽 10 g，炒山楂 10 g，焦白术 10 g。5 剂。

二诊：药后腹部转软，舌苔化净，口馋嗜食，大便松散，此积渐去，而脾不健也，当以健脾消积（针四缝黏液少）。

处方：炒党参 6 g，焦白术 10 g，茯苓 10 g，生甘草 3 g，陈皮 3 g，胡连 2.4 g，木香 3 g，炒扁豆 10 g，炒谷芽 10 g，炒五谷虫 6 g。5 剂。

三诊：疳积已化，腹软舌淡，纳谷正常，便调溲清，治以健脾和胃

（针四缝穴黏液少、见血）。

处方：炒党参 5 g，焦白术 10 g，茯苓 10 g，生甘草 3 g，陈皮 3 g，炒淮山 10 g，炒扁豆 10 g，炒谷芽 10 g，鸡内金 6 g。7 剂。

按语：该例患儿为疳积实证，虚象初以显露，故治疗上先以消疳除积为主，5 剂后疳渐得化，遂予消补兼施，但疳化腹软则以健脾和胃以巩固之。本例乃先消后补之法。

例 2　程某，男，4 岁。

初诊：患儿疳久脾虚，面色萎黄，形神不振，消瘦，发稀如穗，拔之即起，腹满尚软，纳谷不香，便下溏薄，舌淡苔薄腻，予以消扶兼施（针四缝穴黏液多）。

处方：炒党参 5 g，焦白术 10 g，茯苓 10 g，生甘草 3 g，青皮 5 g，陈皮 3 g，广木香 3 g，炒淮山 10 g，陈香橼 5 g，煨三棱 5 g，炒谷芽 5 g。5 剂。

二诊：药后形神稍振，纳谷一般，便下尚条，舌苔薄净，再以原法（针四缝穴黏液少）。

处方：炒党参 5 g，焦白术 10 g，茯苓 10 g，生甘草 3 g，陈皮 3 g，木香 3 g，炒淮山 10 g，炒扁豆 10 g，煨三棱 5 g，青皮 5 g。5 剂。

三诊：药后面色渐润，纳可腹软，舌薄，二便尚条，疳积已化，脾运亦健，再以调理脾胃为主（针四缝穴黏液少、见血）。

加减方：上方去三棱、青皮。7 剂。

按语：该患儿疳久不化，脾胃已虚，故初用半补半消之法，待疳渐化，则再以调补脾胃而安。

例 3　徐某，女，14 个月。

初诊：疳积已久，形瘦骨立，毛发焦枯，又因感后热咳，迁延不愈，舌苔厚腻，纳谷不香，腹满便溏，亟须消疳扶脾，使脾运得健，肺金自安（针四缝穴黏液较多）。

处方：炒党参 5 g，焦白术 10 g，茯苓 10 g，生甘草 3 g，陈皮 3 g，醋炒五谷虫 10 g，姜半夏 10 g，佛手 6 g，寒食曲 10 g。3 剂。

二诊：药后热净，腹部已软，纳谷稍动，唯咳痰仍作，大便溏泄，再以消扶为主（针四缝穴有黏液）。

处方：炒党参 6 g，焦白术 10 g，茯苓 10 g，生甘草 3 g，陈皮 3 g，木香 3 g，姜半夏 10 g，煨诃子 5 g，炒淮山 10 g，炒扁豆 10 g，佛手 5 g。

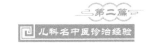

3 剂。

药后诸恙渐和，再以调扶脾胃十余剂而安。

按语： 本例患儿西医诊为支气管肺炎、佝偻病，经治疗后，高热虽退，但低热稽留，咳嗽多痰，且久不愈。此为患儿原本疳积，脾土已虚，且病后致脾土更弱，土不生金，故致低热、咳嗽，便泄久之难愈。从本治疗，消疳扶脾，培土生金，使脾运一振，脾气自展，此亦为"虚则补其母"之理也。

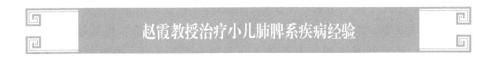

赵霞教授治疗小儿肺脾系疾病经验

赵霞，南京中医药大学主任中医师、教授、博士研究生导师，江苏省中医药领军人才培养对象，师从全国名中医汪受传教授，从事小儿肺脾系疾病的临床、教学与科研 20 余载。赵霞教授对小儿哮喘、过敏性鼻炎、便秘等肺脾系疾病的诊疗认识独到，验之临床，疗效颇丰，现将其介绍如下。

一、擅用麻杏石甘汤及其类方治疗小儿咳喘疾病

咳喘性疾病包括咳嗽、肺炎喘嗽、哮喘等是小儿时期常见肺系疾病。麻杏石甘汤是仲景经典名方，出自《伤寒论》，由麻黄汤去桂枝，倍用麻黄，加石膏，增甘草用量而得，具有辛凉宣泄、清肺平喘之功效。主治表邪未解、邪热壅肺证。多可见身热不解，咳逆气急，鼻翕，口渴，有汗或无汗，舌苔薄白或黄，脉滑而数。麻杏石甘汤类方包括麻黄汤（《伤寒论》）、大青龙汤（《伤寒论》）、厚朴麻黄汤（《金匮要略》）、越婢加半夏汤（《金匮要略》）、三拗汤（《太平惠民和剂局方》）、华盖散（《博济方》）及定喘汤（《摄生众妙方》）等，皆可用于治疗小儿咳喘性疾病。赵霞教授临证认为，小儿咳喘性疾病只要证属肺热壅盛，皆可运用麻杏石甘汤及其类方化裁加减，并基于麻杏石甘汤类方总结出 3 个验方，临证加减治疗小儿咳喘性疾病，疗效颇佳，具体如下。

（1）宣肺止咳方：炙麻黄、蜜桑白皮、炒苦杏仁、连翘、瓜蒌皮、炒牛蒡子、前胡、浙贝母、桔梗、甘草。多用于治疗外感风热咳嗽或痰热咳嗽初期。

（2）清肺化痰方：蜜麻黄、炒苦杏仁、炙甘草、赤芍、黛蛤散、炒紫

苏子、胆南星、浙贝母、瓜蒌皮、蜜桑白皮、法半夏、辛夷。用于小儿痰热内蕴之咳喘。

（3）降气平哮方（自拟方）：蜜麻黄、燀苦杏仁、炒白芍、钩藤、炒紫苏子、盐车前子、炒莱菔子等。用于哮喘发作期。

【病案举例】

章某，男，2岁。2018年7月13日初诊。家长代诉：反复咳喘1年，再发1周。患儿于近1年来咳喘反复，已发作6次，未经正规治疗。1周前受凉后出现咳嗽，以夜间明显，喉间哮鸣，今至门诊就诊。患儿咳嗽阵作，喉间痰鸣，稍有喘息气促，流清涕，微恶寒，纳食尚可，夜卧不安，小便调，大便偏干。既往有湿疹史、尘螨过敏史，否认过敏性疾病家族史。查体：咽部充血，听诊双肺可闻及哮鸣音。舌质红，苔薄黄，指纹浮紫。诊断为哮喘，证属外寒内热证。治以解表清里、降气平喘。方用降气平哮方（自拟方）加减，处方：炙麻黄3 g，燀苦杏仁8 g，炒白芍10 g，钩藤6 g（后下），车前子8 g，炒莱菔子10 g，炒紫苏子10 g，黄芩6 g，防风6 g，辛夷6 g（包煎），甘草3 g。7剂，每日1剂，水煎服，早晚分服。

二诊（2018年7月20日）：患儿服药期间喉喘较前明显缓解，偶有咳嗽，无鼻塞、流涕，稍有夜寐不安，舌质红，苔薄。上方去钩藤、辛夷，加茯神10 g。再进7剂，每日1剂，水煎服，早晚分服。

三诊（2018年7月27日）：患儿服药后喘平，偶咳有痰，平素汗稍多，纳便调。予原方去麻黄、杏仁、车前子，加浮小麦。再进7剂，后随诊4周，患儿咳喘未作。

按语： 本案证属哮喘外寒内热证。患儿表寒未解，而里热已生，治疗应以解表清里、降气平喘为主。李用粹在《证治汇补·哮病》云"哮即痰喘久而常发者，因内有壅塞之气，外有非时之感，膈有胶固之痰，三者相合，闭拒气道，搏击有声，发为哮病。"赵霞教授认为"内有壅塞之气"为哮喘发作的关键，治疗当以降气平喘为要，认为降气能开肺、降气能缓急、降气能平喘、降气能化痰，自拟降气平哮方，该方由麻杏石甘汤类方三拗汤合三子养亲汤加减拟定，方中炙麻黄解表散寒、开宣肺气以止咳平喘，使肺气郁滞得解，燀苦杏仁降利肺气，与麻黄相伍，一宣一降以恢复肺气宣肃之功；炒莱菔子、炒紫苏子、车前子降气化痰平喘，将三子养亲汤中原白芥子易为车前子，成"新三子"，以免白芥子之辛辣刺激，损伤小儿稚嫩之肺津，加强清肺化痰、降气平喘之功。配以黄芩以清泻里热；加炒白芍敛阴和营以缓肺气之急；因哮喘患儿多为特禀体质，虫类息风药可致敏加重咳喘，赵霞教授特以非虫类药如钩藤、炒白芍祛风缓急而达平哮之功，免过敏之扰。

二、祛风清热，擅调营阴（卫营同治）治疗小儿鼻鼽

小儿鼻鼽是以鼻塞、流涕、打喷嚏和（或）鼻痒等为主要症状的变态反应性疾病，与肺经伏热、肺气虚寒、脾气不足、肾阳不足等因素相关，肺经伏热是小儿鼻鼽最常见的证候。赵霞教师承汪师"伏风"理论，认为禀赋先天，疏之不散，息之难平之伏风，是鼻鼽反复发作的夙根，气候交替，环境改变之时，外风引动体内伏风，两风相合束于肺窍，聚于鼻窍。在此基础上，赵霞教授进一步认为风为阳邪，善行而数变，营主血，凉润属阴，伏风潜于体内，与营阴交织。一方面受营阴滋润制约，营气充足，则伏风不易浮出与外风相合；另一方面，伏风可暗耗机体营阴，易引起精血津液耗伤。《奇效良方》曰："鼻窒与嚏痒者，热客阳明，胃之经也。"若小儿乳食不节，食积化热，郁火内伏于肺经，煎熬营阴，营阴耗损，则伏风失于濡润，易于扰动不安。

故赵霞教授强调小儿鼻鼽应卫营同治，在卫祛外风通鼻窍，在营养血活血，平息伏风。方用鼻敏通窍方（自拟方），由辛夷、炒苍耳子、白芷、川芎、防风、白芍、乌梅、生石膏组成。方中辛夷、炒苍耳子外散表邪，内通鼻窍，共为君药。白芷祛风解表，醒鼻开窍，且引诸药入阳明经；生石膏甘寒，清肺胃之郁热。白芍、乌梅味酸，养血和营，敛肺生津，又防辛温之药发散太过而耗伤小儿气津，且有抗过敏之用；共为臣药。川芎上行头面，疏通经络，可行血中之气，祛血中之风；白芍、乌梅、川芎共奏祛风和营，取"治风先治血，血行风自灭"之意；防风为风中润剂，性甘润，既祛外风，又息内风。合方散中有收、外去卫分邪风，中清肺经伏热，内治营阴伏风，卫营同治，共奏祛风通窍、清肺止涕之功。

【病案举例】

李某，男，4岁。2019年5月28日初诊。家长代诉"喷嚏、流涕反复发作2年"。患儿于2年来晨起频繁打喷嚏，流清涕，鼻塞，鼻痒，眼痒，遇风加重，晨起单声咳，喉中有痰，鼻衄时作，纳食佳，有口气，大便一两日一行，偏干，夜寐不安，寐后汗多。舌质暗红，苔薄黄。诊断为小儿鼻

衄，证属肺经伏热，治以祛风通窍、清肺化痰。处方：炒苍耳子6 g，辛夷6 g（包煎），川芎6 g，白芷10 g，白芍10 g，防风6 g，生石膏15 g（先煎），白蒺藜10 g，胆南星6 g。7剂，每日1剂，水煎服，早晚分服。

二诊（2019年6月4日）：患儿晨起喷嚏次数明显减少，鼻塞、鼻痒、眼痒程度减轻，咳嗽偶作，喉中少痰，大便调，质软，舌质红，苔薄黄。予原方去厚朴，7剂，每日1剂，水煎服，早晚分服。

三诊（2019年6月11日）：患儿晨起偶打喷嚏，余诸证皆消，舌质红，苔薄白。效不更方，7剂，每2日1剂，水煎服，早晚分服。随访1个月，患儿鼻衄未再发作。

按语：小儿乳食不知自节，喂养失宜易导食积内停，化热灼津，积热扰动肺经伏风，上犯鼻窍，可发为鼻衄，而见口气、便干、苔黄之象。以鼻敏通窍方祛风调营，清肺化痰，卫营同治。小儿脏器清灵，随拨随应，症状迅速得到缓解。

三、五脏一体观、独重运脾诊疗小儿功能性便秘

功能性便秘是小儿临床常见的非器质性胃肠病之一，全球4~17岁儿童的便秘发病率为3%~5%，便秘的病位在大肠，大肠传导失司是便秘的关键病机。赵霞教授临证强调"五脏一体观"，提出"五脏皆使小儿便秘"的诊疗新思路。《诸病源候论·小儿杂病诸候五》言："小儿大便不通者，脏腑有热，乘于大肠故也。脾胃为水谷之海。水谷之精华，化为血气，其糟粕行于大肠。若三焦五脏不调和，热气归于大肠，热实，故大便燥涩不通也。"赵霞教授认为功能性便秘病位虽主在大肠，但五脏皆使小儿便秘。其中，脾失健运是小儿便秘发病的主要原因，脾胃为气机升降枢纽，气血化生之源，脾失健运，食积内停常致津枯肠燥或肠道无力排便；肺失宣肃、肺经有热为发病诱因，肺与大肠相表里，肺失宣肃，肠道气机失调，或肺经有热，循经下扰，煎灼肠津，致糟粕难以下行；肾常虚是小儿便秘的根本，肾主二便、主津液，津液不足则大便秘结；心肝功能失调是影响情志与排便习惯的重要因素，心主神明，肝主疏泄，肝气不疏，肠腑气机郁滞，或情志抑郁致心火偏亢，灼伤阴津，不能濡润肠道，均致小儿便不得下。在治疗上应五脏兼顾，独重运脾。除传统的润法、下法外，尤重消积运脾和胃，调理气机升降，兼以泻肺、平肝、补肾、泻心，五脏兼顾，内外兼调，且借助饮食、训练等外界刺激，恢复大肠传导功能。临床常用润肠通便方（自拟方）加减，

方由枳实、厚朴、连翘、神曲、炒决明子、胡黄连、鸡内金组成。方中枳实、厚朴为君，调畅气机，运脾消积，下气除满；臣以鸡内金、焦神曲健脾化积，与枳实、厚朴共奏运脾消积之效；佐以天花粉养阴生津润燥；连翘入心、肺、胆经，清热散结；决明子既泻肝火又润肠道；巧用胡黄连苦降直坠，除久停化热之食积，量简力专。全方共奏运脾消积、清润通便之效。

【病案举例】

石某，女，3 岁。2017 年 8 月初诊。长期便秘，大便 2～3 天 1 次，干结如羊屎，排便困难，需开塞露或肥皂水助排，伴口干、口臭、纳差，形体偏瘦，面色少华。患儿平素脾气急躁，挑食，少食蔬菜，少饮水，夜间伴有磨牙，舌质红，苔黄腻，有瘀点。

诊断便秘（胃肠积热证），治宜消积运脾。处方：炒枳实 10 g，厚朴 10 g，莱菔子 10 g，六神曲 10 g，鸡内金 3 g，连翘 10 g，焦栀子 10 g，炒决明子 10 g，火麻仁 10 g，胡黄连 1 g，莪术 6 g。7 剂，每日 1 剂，水煎分 2 次服。

二诊：胃纳好转，口气、磨牙消失，大便一两日一行，质地不干，排便顺畅，最近 3 天未使用开塞露。舌质暗红，苔白。患儿大便好转，中病即止，效不更方，原方去胡黄连，再服 7 剂。

三诊：患儿服药期间，大便每日一行，纳食尚可，舌质暗淡红，苔薄白。患儿大便基本正常，原方厚朴减量，去莪术加桃仁、太子参、生白术益气运脾，祛瘀消滞。继服 2 周后，改为 2 日 1 剂，再服 2 周停药。随访 3 个月，大便正常。

按语：饮食结构不合理、不良排便习惯是小儿功能性便秘发生的重要因素，本案患儿平素挑食，饮少，不喜食蔬，加之年幼不善排便，膏粱炙煿热积于内，出现纳差、口臭、夜间磨牙、苔白微腻等症状。病机为胃肠积热，糟粕内结，治以运脾消积，润肠通便，方用润肠通便方加减。方中胡黄连性偏苦寒，尤适于便秘证属胃肠积热者，但为苦寒攻伐之品，应中病即止，二诊患儿排便已有改善，即去胡黄连。至三诊，患儿大便基本正常，但舌苔仍暗淡，以桃仁加强祛瘀消滞之功。以上诸药五脏兼顾，标本兼治，健脾补运兼施，体现了赵霞教授"五脏一体观"和独重运脾的便秘诊疗特色。

秦艳虹教授"健脾贵运，运脾贵温"辨治小儿泄泻经验

秦艳虹，教授，主任医师，博士研究生导师，全国优秀中医临床人才，国家中医药管理局重点学科带头人，山西省名中医，山西省教学名师，山西省学术技术带头人。从事中医儿科学的教学、科研、临床工作 30 余年，薪传全国名中医山西小儿王贾六金医术，拜师国医大师王烈门下，亲受全国名中医汪受传教授、四川名医苏树蓉教授、山西名医门九章教授等岐黄之学，熟读经典，勤于临证，教书育人，以中医药防治小儿肺脾病证为主要研究方向，擅长治疗小儿外感发热、慢性咳嗽、哮喘、肺炎、小儿腹泻、厌食、积滞、遗尿、紫癜、湿疹等多种疾病，疗效显著，对婴幼儿喂养保健、疾病防治有丰富的临床经验。现将其治疗小儿泄泻经验总结如下以飨同道。

一、小儿"脾常不足"的生理病理特点

脾位于中焦，在膈之下。足太阴脾经与足阳明胃经相互络属于脾胃，互为表里。机体的消化运动，主要依赖于脾和胃的生理功能。机体生命活动的持续和气血津液的生化，均有赖于脾胃运化的水谷精微，故称脾胃为气血生化之源。故《素问·灵兰秘典论》说，"脾胃者，仓廪之官，五味出焉。脾开窍于口，其华在唇，五行属土，在志为思，在液为涎，主肌肉和四肢。"脾的生理功能为主运化、升清和统摄血液，主运化是脾最为重要的生理功能。

脾主运化，运即转运输送，化即消化吸收。脾主运化，是指脾具有把水谷化为精微，并将精微物质转输全身的生理功能。脾的运化功能，可分为运化水谷和运化水液两个方面。如《素问·经脉别论》中的"饮入于胃，游溢精气，上输于脾，脾气散精，上归于肺"等表明了食物中营养物质的吸收，全赖于脾的转输和散精功能。因此，脾的运化水谷精微功能旺盛，则机体的消化吸收功能才能健全，才能化生精、气、血、津液，才能使脏腑、经络、四肢百骸，以及筋肉皮毛等组织得到充分的营养，而进行正常的生理活动。反之，若脾的运化水谷精微功能减退，即称作脾失健运，则机体的消化吸收功能失常，而出现腹胀、便溏、食欲缺乏等症状。运化水液是指对水液

的吸收、转输和布散，是脾主运化的一个组成部分。运化水液的功能是将吸收的水谷中多余的水分能及时地转输至肺和肾，通过肺、肾的气化功能，化为汗液、尿液排出体外，能防止水液在体内发生不正常停滞，也就能防止湿、痰、饮等病理产物的生成。运化水谷和水液，是脾主运化功能的两个方面，二者可分不可离。脾的运化功能，不仅是脾的主要生理功能，而且对整个人体的生命活动至关重要，故称脾胃为"后天之本"。

小儿时期脏腑娇嫩，形气未充，为稚阴稚阳之体，五脏六腑成而未全，全而未壮，形体结构和功能活动是不成熟、不完善的，以"脾常不足"尤为突出。既有绝对不足的一面，也有相对不足的一面，脾胃有形的结构与无形运化功能均未健全，但由于生长发育迅速，对营养物质的需求较高，比成人迫切，相对而言，脾胃功能较难满足机体的需要，古代医家把这种特点称为"脾常不足"。若小儿饮食不知自节，某些家长缺乏育儿知识喂养不当，冷暖不能调节、疾病用药不当，易于损伤脾胃，造成受纳、腐熟、精微化生传输方面的异常，产生脾系疾病，如呕吐、腹痛、泄泻、厌食、积滞、疳证等，进而造成其他脏腑濡养不足，衍生出多种相关疾病或使原有疾病发作、加重。

二、钱乙"脾主困"的病机特点

历代儿科医家均重视脾主运化的生理功能和病理意义。北宋儿科医家钱乙在《内经》《金匮要略》《备急千金要方》等脏腑辨证基础上，根据五行生克关系与五脏虚实理论，首创儿科五脏辨证纲领，提出了儿科五脏辨证的规范。如归纳五脏证候特点为"心主惊，肝主风，脾主困，肺主喘，肾主虚"，明确提出了"脾主困"的重要学术思想，总结小儿脾病特点为"脾病，困睡，泄泻，不思饮食"，进一步加以虚实辨证，如"脾主困，实则困睡，身热，饮水；虚则吐泻，生风"。"脾病，困睡泄泻，不思饮食"皆突出了"困"字。"困"就词义的虚实而论，困堵、窘迫属实；贫乏、困倦属虚。"脾主困"也同样包括了小儿脾胃病胃热盛迫、脾为湿困、饮食停滞等实的一面；又包括了脾胃虚弱、食欲不振等虚的一面。脾主运化是脾最基本的生理功能。与此相对它的病理就是脾失健运，即脾困，认为脾病的证候特点是脾气困遏，运化失职，升降失司。钱乙针对"脾困"的病机特点确定了"运脾"的治法，尤善用甘温运化，注意升阳护阴，运脾主方为益黄散，该方以陈皮、丁香、木香、青皮理气助运为主，加炮诃子暖胃、甘草和中，广泛用于食不消、吐泻、疳证、慢惊风等多种病证，其立方主旨便在于舒展脾气，恢复脾运。此外，钱氏创立白术散，该方生胃津舍弃甘凉阴柔生津之味而不用，却投以甘平微温补通芳化之品，确为钱氏独到之处。钱氏另一运脾病名方异功散，即在《太平惠民和剂局方》四君子汤增陈皮一味，便使之成为补运兼施之方。张山雷在《小儿药证直诀笺正》中称道："此补脾而能流动不滞，陈皮一味果有异功，以视《太平惠民和剂局方》四君子，未免呆笨不灵者，绚是放一异彩。仲阳灵敏，即此可见一斑。"以上都强调了调理脾胃既要运脾，还要温脾，温运同用；同时选择药性轻灵之品，也可防止临床用药呆滞之弊。诸上皆对后世"脾不在补而在运"学术思想发展有深刻的启示作用。

三、"脾健贵在运不在补"的运脾学说

江育仁教授最早提出了"脾健贵在运不在补"。江教授认为脾常不足是泛指消化、吸收功能的不足，脾主运化是脾的生理功能，故有脾以运为健的说法。不适当的补脾实足以碍脾，这是儿科中应用调理脾胃法的一个特点。江教授指出，"运，有行、转、旋、动之义，有动而不息之特征。运与化是脾的主要生理功能，运者运其精微，化者化其水谷，运化水谷精微以敷布全身。对于小儿来说，不仅为其维持生理活动所必需，而且是其生长发育的物质保障。因此脾胃被称为后天之本，正是由其主运化的生理功能所决定的"，提出了扶助运化在小儿脾胃病治疗中的重要意义。

当今临床的小儿脾胃病因饮食不足、营养缺乏而引起者已越来越少，因喂养不当、饮食不节而产生者则越来越多。故脾胃虚弱病证在减少，以运化功能失健为主的病证日益增多，运脾法以调和脾胃、扶助运化为宗旨，符合当今小儿脾胃病的发病特点。

对临床常见小儿脾胃病做证候分析，其病机多与脾运胃纳、脾升胃降的功能失职有关：脾运失健，胃不受纳导致厌食；食积中阻，运化失司导致积滞；气机不利，脾胃壅滞导致腹痛；升降失常，浊气逆上导致呕吐；脾失升清，合污下流导致泄泻；脾运失职，气血不充导致贫血；运化无能，精微不敷导致疳证。因此治疗小儿脾胃病均应从健脾运脾着手，辨证施治。

在此理论指导下，临床注重调理脾胃，在运用江育仁教授"运脾学说"基础上，辨证运用燥湿运脾、健脾运脾、理气运脾、消导运脾、温阳运脾等运脾五法，逐渐形成"健脾贵运，运脾贵温"的学术特点，常选用苍术、

厚朴、陈皮、半夏、藿香、砂仁等温运健脾，广泛应用于小儿多种脾虚湿盛所致泄泻、呕吐、厌食、积滞等病证取得显著疗效。

在临床教学中为了能更好地帮助学生理解"运脾法"，将运脾法拟人化"毛驴拉磨"，磨盘比作"脾"，磨麦子的过程比作脾主运化的功能，要想把麦子磨得好，磨得快，首先从磨盘本身来说石材质地坚硬致密比松软稀疏要好，即健脾运脾；所磨的麦子干的比湿的好磨，即燥湿运脾；每次所磨的麦子少的比多的易磨，即消食运脾；一头驴子拉磨不如两头驴子好拉，即理气运脾；气候温和比寒冬腊月磨麦子效率高，即温阳运脾，如此即能容易理解上述五种运脾法。

四、小儿泄泻及"湿"在泄泻发病与病机中的意义

泄泻是以大便次数增多，粪质稀薄或如水样为特征的小儿常见病，以感受外邪、伤于饮食、脾胃虚弱为主要病因。小儿脏腑娇嫩，肌肤薄弱，若调护失宜，易为外邪侵袭。若外感风、寒、热诸邪与湿邪相合而致脾胃功能运化失职发为泄泻，故前人有"无湿不成泻""湿多成五泻"之说，此时"湿"作为重要的发病因素；一旦发生泄泻，脾为湿困，运化失职，水谷不化，则必停聚而为湿为滞；加以肠道未能维持正常分清别浊的作用，则水湿积滞下趋大肠而为泄泻。此时"湿"已形成病理产物，并以湿邪沉着黏腻之性，影响脾气升清，显示湿邪在病机中的意义。湿为阴邪，困脾伤阳，气化失司，小便不利，更加重泄泻的程度。外感之湿邪可为致病之因，而内生之湿邪常为脾病之果；内外之湿，乳食之滞蕴蓄脾胃，是为泄泻病理的基本因素。"湿"既是病因、病机，又是病理产物，在泄泻发病中有重要地位。因此，小儿泄泻的病位主要在脾胃，病机关键为脾困湿盛，升降失司，水反为湿，谷反为滞，清浊合而下降形成泄泻，运脾化湿是治疗小儿泄泻的基本治则。

五、"健脾贵运，运脾贵温"——运脾学说在脾困湿盛泻的传承与创新

西医学将小儿腹泻分为感染性腹泻和非感染性腹泻，除感染性腹泻中侵袭性致病性大肠杆菌肠炎导致的黏液脓血便需要真正使用抗生素外，大多数腹泻如轮状病毒感染引起的腹泻和非感染性腹泻可根据病情使用肠道微生态疗法、对症治疗，有脱水或电解质紊乱等症状时给予液体疗法。临床常见先天禀受孕母嗜食生冷之体，后天调护失当，夏季坐卧湿地，贪凉饮冷，久居

空调寒凉之家，病后滥用苦寒克伐脾阳之品，使脾升胃降功能失职，酿生诸疾，见水样便、蛋花汤便，一日数十次溏稀大便，面色萎黄无华，脘腹疼痛，喜热喜按，食欲缺乏，倦怠无力，手足不温，大便稀溏，舌质淡，苔薄白，脉沉细或细弱等，中医证属寒湿泻、脾虚泻或脾肾阳虚泻，以脾困湿盛、脾阳不振为主要病机。多见于秋季腹泻患儿，家长缺乏喂养知识盲目输液，殊不知所输注的液体恰是中医的寒冷水湿之品，可进一步影响脾主运化的功能；此外，常温下进入体内的液体还要吸收人体热量逐渐升温至正常体温，雪上加霜，势必损伤阳气，脾失温养，运化无权，泄泻重矣。

湿邪非温不化，气机得温则运，此时治疗不仅要运脾，更要温脾。运脾加温脾则更能促进脾之运化，健脾温阳较单纯健脾益气取效更快；早用补益脾阳，还可以阻止病情向脾肾阳虚证发展，疗程更好，预后更佳。《灵枢·论疾诊尺》说过，"婴儿病……大便赤瓣，飧泄，脉小者，手足寒，难已；飧泄，脉少，手足温，泄易已"，就已指出了阳气对于泄泻预后的重要性，由此运脾学说有进一步传承发展。秦艳虹教授主张"健脾贵运，运脾贵温"，并在多年临床实践中，自拟温运散治疗小儿脾困湿盛泄泻取得良好疗效。常用药为苍术、陈皮、炮姜、肉桂、白术、茯苓、藿香、葛根、焦山楂、鸡内金、防风、桔梗，重点在于运脾温脾。张隐庵的《本草崇原》有"凡欲补脾，则用白术；凡欲运脾，则用苍术；欲补运相兼，则相兼而用……"故方中首选苍术、陈皮燥湿运脾，宣阳化浊；湿为阴邪，非温不化，脾为太阴湿土，得阳方运，次选炮姜、肉桂温脾助运，共为君药；茯苓、白术健脾助运；藿香芳香化湿，葛根生津升清，阻止脾气下陷之气机共为臣药；山楂、鸡内金消食化积，运脾开胃共为佐药，防风、桔梗能胜湿，载药上浮为使药。方中集运脾五法于一体，具有温运除湿、健脾止泻之功，兼有调理脾胃、消食导滞之力，对证属脾虚湿困的婴幼儿腹泻疗效甚好。

【病案举例】

患儿，男，11个月。初诊：2013年12月10日。主诉：大便稀泻6天。6天前患儿无明显诱因出现蛋花汤样水便，每日3~5次渐至10余次，无发热，时有恶心，纳差，皮肤干皱，啼哭少泪，面色苍白，四肢欠温，小便少，眠可。进一步追问有进食油腻史。舌淡红，苔花剥，脉细。院外枯草杆菌二联活菌颗粒、蒙脱石散等中西医治疗疗效不佳，遂来院就诊。查体：神倦乏力，咽轻度充血，扁桃体Ⅰ度大小。心肺听诊无异常。腹软，无压痛，未触及包块，腹部皮肤弹性较差，展平缓慢，肠鸣音亢进。唇舌红，指纹淡紫。大便常规检查：脂肪球。细菌培养：阴性。电解质检查：无明显异常。西医诊断：婴儿腹泻，中度脱水；中医诊断：泄泻。证属脾阳不足，水湿下注。治法：温运脾阳，升清止泻。①中药温运汤加减，处方：苍术 8 g，白术 8 g，茯苓 8 g，鸡内金 8 g，肉桂 5 g，炮姜 6 g，藿香 8 g，苏叶 8 g，白蔻仁 6 g，陈皮 8 g，桔梗 6 g，甘草 6 g。4 剂，水煎服，每日 1 剂，少量频服。鼓励"进食"而非"禁"食，饮食清淡清洁，营养丰富易于消化，嘱多饮水（淡糖水，淡盐水）、稀拌汤、挂面汤、龙须面汤等。如泻下次数增多可加口服补液盐，或自制口服补液盐（500 mL 稀米汤 + 1.76 g 盐）按 50 mL/kg 计算总量，并于 4 小时内口服；鼓励进食，以流质为主，可适当减少食物质量和数量，暂停添加辅食，最好母乳喂养。②小儿腹泻贴。取穴：神阙、龟尾、关元、中脘穴。4～6 小时更换一次。③推拿按摩：推补脾经 500 次，推补大肠经 200 次，推三关 300 次，摩腹 5 分钟，推上七节骨 300 次，捏脊 10 遍。每日治疗 1 次。

二诊（2013 年 12 月 14 日）：服前方 2 剂后大便次数为每日 2 次，量少呈糊状。效不更方，继服上药。

三诊（2013 年 12 月 17 日）：4 剂后粪质成形，尿量明显增多，逐渐有汗出，四肢转温，舌质淡，苔薄白，并已开始加少许辅食，说明脾运有恢复之势。继服参苓白术散加减巩固疗效，并指导饮食要定时定量，忌生冷、辛辣、肥甘厚腻之品，合理喂养，规律饮食，量质适中，视脾胃功能恢复状态缓慢添加辅食，不可操之过急。

按语：本例患儿无明确感染史，系宿乳内蓄夹湿伤脾，脾困湿盛，脾阳不足，水湿下注而泄。用温运散加减，方中温阳药炮姜、肉桂量小却起着重要作用。《名医方论》："阳之动始于温，温气得而谷精运。"从现代医学角度讲，温阳药具有扩张胃肠毛细血管，改善局部循环及肠功能紊乱作用，有利于肠道正常菌群生长，抑制条件致病菌繁殖；还可改善肾脏微循环，达到利尿、分利大便作用。其他药物功效同前。每遇类案，即投此方，均获良效，甚感欣慰。另外，泄泻后不论何因均损伤脾胃，因此治疗常以参苓白术散健脾收工。

小儿年幼，神识未开，大多不愿服药，惧怕打针，特别是婴幼儿内治给药常有困难而使得内治法应用有所限制。而小儿肌肤柔嫩，脏气清灵，使用外治之法，可充分发挥其作用迅速、使用方便、易为家长和患儿接受等优势，自古有"良医不废外治"之说。《理瀹骈文》说："外治之理，即内治之理；外治之药，亦即内治之药，所异者法耳。"故本案除内服中药外，还采用贴敷、推拿、捏脊等外治法。该患儿使用辛温、香燥之小儿止泻贴，由丁香、肉桂组成，符合脾"喜燥恶湿"之性，紧扣"健脾贵运，运脾贵温"之治则，具有温中健脾止泻之功用。小儿推拿疗法补脾经能健脾胃，补气血；推补大肠经、上七节骨温阳止泻，固肠涩便；推三关可益气活血，扶正祛邪；配合捏脊以调和阴阳气血，温通经络，调理脏腑功能。

临证应随症加减：有脾肾阳虚证时加制附片等，气虚显著用太子参、茯苓、炒山药、芡实，有黏液脓血便时加马齿苋、白头翁，大便夹不消化乳块加焦三仙、连翘，食欲缺乏加焦山楂、鸡内金、陈皮。

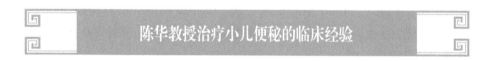

陈华教授治疗小儿便秘的临床经验

陈华，教授，主任医师，硕士研究生导师，浙江省名中医，全国第三批优秀中医临床人才，全国第四批老中医药专家学术经验继承人，全国首届百名杰出女中医师，从事中医儿科临床、教学、科研30余年，对儿科常见病、疑难病及儿科外治法均有一定研究，在小儿便秘的治疗中积累了丰富的经验，临床疗效显著。

便秘指大便秘结不通，排便次数减少或间隔时间延长，或便意频而艰涩难出的病证。本病可单独存在，亦可继发于其他疾病过程中。西医将其分为器质性便秘和功能性便秘两种，在儿科临床上后者更常见。便秘日久，常易并发肛裂、痔疮，导致患儿畏惧排便，形成恶性循环；腑气不通，则出现腹痛、腹胀、排便哭闹，继而食欲缺乏，长此以往易影响患儿的生长发育。中医学认为便秘的病因包括正虚因素、饮食因素、外感热邪、情志因素，病机主要是气血阴阳亏虚、热结、寒凝、气滞引起肠道传导失司。《金匮要略·五脏风寒积聚病脉证并治》曰："趺阳脉浮而涩，浮则胃气强，涩则小便数，浮涩相搏，大便则坚，其脾为约。麻仁丸主之。"陈教授根据多年的临证经验发现：与成人不同，小儿便秘实证以热证多见，虚证以阴虚、气虚为主，临床中尤其以虚证或虚实夹杂证最多见，总结出气阴双补、理气润肠的基本治法，现阐述如下。

一、明确病机，注重气阴两虚

陈教授认为小儿便秘病位在大肠，与五脏均有相关性，尤其与肺脾关系最为密切，从八纲辨证其病机可以概括为本虚肠燥，本虚主要为阴虚、气虚。小儿"阳常有余，阴常不足"，易因肠道失于濡润而成大便坚硬之症，又可因外感热病后，津液损耗，由实转虚，形成肠燥阴虚或阴虚便秘；小儿肺脾常不足，肺主一身之气，且与大肠相表里，脾主为胃行其津液，肺脾气虚，无力推动腑气下行，无力布津下散，故而大便秘结难出。

因此，陈教授认为小儿便秘的核心病机为：气阴不足，气虚无力推动，阴虚无以濡养。

二、立法施治，强调益气养阴

基于气阴不足的病机，陈教授认为当以养阴益气、润肠通便为主要治法，方用小儿通秘方，药物组成为：太子参、麦冬、玉竹、淮山药、生白术、火麻仁、炒枳壳、炒莱菔子、炙甘草。本方以沙参麦冬汤化裁而成，选取太子参、麦冬、玉竹三味主药养阴润燥，火麻仁润肠通便，生白术、山药补中益气，枳壳行气通便，炒莱菔子降气消食，甘草益气和中、调和诸药。全方滋阴与健脾法同用、补气与理气法合用，气阴双补，调畅气机，补而不滞。加减化裁：热病后，余热未清者，加鲜芦根、淡竹叶等清解余热；积滞化热者，予连翘清热消积；虚热甚，伤津重者，加鲜石斛或生地、玄参，取增液汤之意；大便干结甚者，加郁李仁、瓜蒌仁润肠；伴肛裂出血者，加地榆、槐花凉血止血；腹胀、腹痛者，加厚朴行气消胀，白芍养阴缓急止痛；并阳明腑实证者，加生大黄泻下热结，中病即止；食积纳少者，加炒山楂、鸡内金消食导滞；伴阳虚者，加肉苁蓉、菟丝子、干姜。

三、把握药性，用药灵活适量

理法方药乃辨证论治的精髓，一草一药如一兵一卒，必须熟悉其性味、归经、升降浮沉、毒性及炮制后的药性，才能用药得当；小儿脏器轻灵，随拨随应，更应掌握好药量和时间。陈教授治疗便秘喜用鲜品，如鲜芦根、鲜石斛，对于阴虚肠热或单纯阴虚便秘的效果较好，鲜芦根用量达30 g，鲜石斛一般用量9~12 g，鲜石斛先煎代茶饮，而后与他药再煎，使药效得以充分发挥。白术用生白术，既益气健脾，又理气通便，剂量 9 ~ 12 g，以达益气通便之功。药性峻烈之品如大黄等，则不仅要控制剂量（3 ~ 6 g），同时要中病即止，以防伤正。

四、综合调治，注重饮食运动

陈教授认为便秘的致病因素除了疾病，还与饮食结构、排便习惯有密切关系，而食积是小儿便秘的重要病因，两者相互影响，互为因果。《医宗金鉴·幼科心法》曰："夫乳与食，小儿资以养生也。胃主受纳……若父母过爱……则宿滞不消而疾成矣。"随着生活水平的不断提高，小儿饮食不节、嗜食肥甘及不健康食品导致食积成为常见现象。部分父母、长辈过度喂养，一方面"过饱则伤"，脾胃受损，气虚运化愈加乏力；另一方面形成食积，积滞化热，阴津更致干涸，均可加剧便秘。因此，陈教授提倡便秘的治疗需综合调治，在临床中十分注重健康宣教，内容主要包括饮食喂养指导、运动及良好排便习惯的培养。便秘患儿首先应改善饮食结构，荤素搭配，营养均衡，不偏食；加强户外运动，多参加体育锻炼，避免久坐；养成每日定时排便的习惯，建立排便规律；针对 6 岁以下小儿，指导家长每日顺时针摩腹，以促进肠蠕动。

【病案举例】

骆某，女，3 岁。2016 年 8 月 18 日初诊。主诉：大便干结 1 个月。1 个月来患儿大便干结难解，四五日一行，需要使用"开塞露"后方能排出，时有肛裂出血，腹痛，胃纳尚佳，素来偏食，多荤少素，晨起口臭，夜寐欠宁，时有龋齿。体格检查：神清，气平，面色欠华，形体消瘦，咽无充血，心肺听诊无特殊，腹平软，无明显压痛。舌质红，苔少，根稍厚，脉细。诊断：便秘。证属脾胃阴虚，兼有积热。治法：养阴清热，润肠通便。处方：太子参 9 g，麦冬 9 g，制玉竹 6 g，炒枳壳 6 g，炒莱菔子 9 g，玄参 9 g，火麻仁 12 g，生甘草 3 g，杭白芍 6 g，郁李仁 9 g，淮山药 9 g，瓜蒌仁 9 g，炙鸡内金 6 g，淡竹叶 6 g，桔梗 3 g。7 剂，每日 1 剂，水煎服。

复诊（2016 年 8 月 25 日）：大便转润，隔日一行，偶需"开塞露"通便，肛裂好转，晨起口臭减轻，舌脉同前。治拟原法出入，上方去白芍、淡竹叶，加连翘 4.5 g，制川朴 6 g，改鸡内金 9 g。5 剂，每日 1 剂，水煎服。并嘱多素少荤，忌食辛辣刺激食物，指导家长摩腹方法。

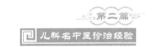

三诊（2016 年 8 月 30 日）：药后大便渐润，一二日一行，能自解大便，晨起偶有口臭，夜寐转宁，龋齿消失。治拟原法继进，上方去连翘，加炒麦芽 12 g，改炙甘草 3 g。7 剂，每日 1 剂，水煎服。

【病案举例】

王某，男，23 个月。2017 年 3 月 21 日初诊。主诉：大便难解 1 年余。患儿于 1 年前添加辅食后逐渐出现大便次数减少，约三日一行，艰涩难出，常需"开塞露"助排便，排出大便稍干，时有肛裂无出血，伴腹胀，偶有腹痛，胃纳欠佳，小便调，夜寐欠宁，时有哭吵。外院检查已排除器质性病变。体格检查：神清，气平，面色少华，形体偏胖，肌肉软，咽无充血，心肺听诊无异常，腹平软，无明显压痛。舌质淡红，苔薄白，指纹淡紫，位于风关。诊断：便秘。证属气阴两虚，兼有气滞。治法：健脾理气，养阴通便。处方：太子参 6 g，生白术 9 g，陈皮 6 g，制玉竹 6 g，川朴 4.5 g，瓜蒌仁 12 g，焦山楂 9 g，炒莱菔子 9 g，淮山药 9 g，火麻仁 12 g，玄参 6 g，炙鸡内金 9 g，炙甘草 3 g。7 剂，每日 1 剂，水煎服。指导家长摩腹方法，嘱每日居家操作。

1 周后复诊：大便渐调，隔日一行，可不用"开塞露"，肛裂好转，1 周内腹痛 1 次，胃纳略增，夜寐转宁，舌淡红，苔薄白，指纹淡紫，位于风关。治拟原法出入，处方：太子参 6 g，生白术 9 g，麦冬 6 g，陈皮 6 g，炙甘草 3 g，淮山药 9 g，炙鸡内金 9 g，瓜蒌仁 9 g，白芍 6 g，制玉竹 6 g，川朴 4.5 g，生山楂 9 g，炒莱菔子 9 g，火麻仁 12 g。7 剂，每日 1 剂，水煎服。

三诊：面色渐华，大便每日一行，胃纳尚佳，睡喜俯卧，夜寐尚安，舌脉同前。处方：太子参 6 g，生白术 9 g，麦冬 6 g，炙黄芪 6 g，陈皮 6 g，炙甘草 3 g，炙鸡内金 9 g，白芍 6 g，茯苓 9 g，炒麦芽 12 g，焦山楂 9 g，炒莱菔子 9 g，火麻仁 12 g。7 剂，每日 1 剂，水煎服。随访 3 个月，无复发。

彭玉教授"理脾为先"，运脾为纲辨治小儿脾系疾病经验

彭玉，教授，中医药高等学校教学名师，第六批全国老中医药专家学术经验继承工作指导老师，贵州中医药大学第二附属医院中医儿科学学科带头

人，国家中医药管理局"黄建业传承工作室"负责人。从医执教近 40 载，治学严谨，谨遵师训，临证善用查咽喉、望山根、察肉轮、辨指纹望诊方法辨识小儿体质虚实、病性寒热；重辨证，引西润中，主张"理脾为先"，运脾为纲，将中医药、民族医药、小儿外治、健康管理等融会贯通，擅长辨治小儿脾系疾病与生长缓慢等病证。现将彭玉教授"理脾为先"，运脾为纲辨治小儿脾系疾病经验介绍如下。

一、脾系疾病临证诊法特点

（一）脾病重问诊，以明病因

小儿为"纯阳"，宋有钱乙祖师"五脏六腑，成而未全……全而未壮"（《小儿药证直诀》），明有万全等医家补充"肺常不足""脾常不足""肾常虚"及"稚阴稚阳"的小儿生理病理特点认识，现已成为后世儿科医师辨治小儿肺脾肾病证的重要理论依据。小儿脏腑娇嫩、脾常不足之生理特点，与现代医学对婴幼儿时期消化酶分泌不足、活性低下、消化道系统生理解剖发育不成熟等微观认识相吻合，此为婴幼儿易患肺脾肾病证之基础。彭玉教授归纳小儿脾系疾病患儿喂养存在以下原因：①食物结构不合理，家长相对缺乏科学、合理的喂养知识，高脂高蛋白或滋补类偏重；②喂养单一，惧怕食物过敏，婴儿期过度限制蛋白类食物，或添加辅食过晚；③不良饮食习惯未予及时纠正，如暴饮暴食、过饥过饱、恣意零食、生冷、挑食偏食等损伤脾胃，或较长时间流质饮食，咀嚼训练不足；④多病易病、体虚小儿，常用抗生素干预，致药毒损脾。故临证对厌食、泄泻、积滞、矮小症、生长发育迟缓或体重身高增长缓慢、反复呼吸道感染等病证患儿，重视喂养史问诊，以辨其病因。如不足 6 个月婴儿必问喂养方式、次数等；6 个月以上婴儿必问辅食添加类别、时间、喂养方式、数量、餐次等；1 岁以上幼儿需详问饮食结构、饮食习惯，以及是否有偏食、恣食生冷等。辨治小儿脾病倡导"三分治疗，七分养护"理念，注重家长科学合理喂养知识普及，指导辅食添加方法、时间与种类，强化婴幼儿进食技巧的训练；治疗常选用药食两用之品，如山药、薏苡仁、扁豆、冬瓜、大枣、陈皮、苍术、山楂等健脾和胃药调养，倡导预防为先，防治结合，防重于治。

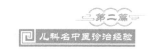

（二）望山根察肉轮，辨脾胃虚实

《幼幼集成》曰："山根，足阳明脉所起。"山根位于两目内眦间，正常即青筋隐隐，或连及鼻梁、眉心。山根形色变化，能反映小儿脾胃脏腑的气血盛衰及邪之所在，对5岁以下患儿具有重要诊断价值。彭玉教授指出山根青筋显露或形色异常，与脾胃病变有内在联系。如山根青筋显露呈"横形"提示脾胃虚弱或脾虚湿困，常见于疳证、贫血、慢性腹泻等；呈"竖形"，色偏紫红，多见肺脾气虚患儿，常有多汗易感冒、食少等症，指导辨证用药，在儿科望诊上继承创新。

《证治准绳·杂病》曰："肉轮者，目睑是也，中央戊己、辰戊戌丑未之土，脾主肉，故曰肉轮。"《灵枢·大惑论》曰："五脏六腑之精气，皆上注于目而为之精。精之辑窠为眼，骨之精为瞳子，筋之精为黑眼，血之精为络，其窠气之精为白眼，肌肉之精为约束……"将眼由外向内划分为五部位，对应五脏，名五轮，即肉轮、血轮、气轮、风轮、水轮。后世医家发展为"五轮学说"，以眼部不同部位形色变化诊察相应脏腑病变。南宋杨士瀛《仁斋直指方论》有"眼属五脏，首尾赤皆属心，满眼白晴属肺，其上下肉胞属脾……"指出上、下眼睑属脾，脾主肌肉，故称为"肉轮"。彭玉教授继承并创新其导师黄建业教授察肉轮辨体质之特色，将小儿肉轮形色变化作为小儿望诊主要内容，常以肉轮下方靠近目内眦部位对应皮肤出现紫色斑块与大小判断脾胃虚实鉴别点，斑块色深浅与脾胃虚损度和病程长短相关。若斑块呈大片状，色青紫，病程长，以脾胃气虚为主，有发展脾肾两虚之趋势；小片状，紫红色，病程较短，为以脾胃气阴两虚夹积热为多，有发展脾虚肝旺之趋势，对肉轮望诊应用，拓展了小儿望诊的内容。

二、"理脾为先"，辨治脾胃疾病特色

（一）脾之四精，养脏腑、助生长

《素问·灵兰秘典论》有"脾胃者，仓廪之官，五味出焉"，指出脾胃是受纳水谷，转化为精微物质充养脏腑，维系脏腑生理功能活动的主要脏器，故脾胃有"气血生化之源""后天之本"之称。《灵枢·玉版》记载"人之所受气者，谷也；谷之所注者，胃也；胃者，水谷气血之海也"，而"饮入于胃，游溢精气，上输于脾，脾气散精，上归于肺"等（《素问·经

脉别论》），指出食物中营养物质消化、吸收，有赖于脾之转输和散精功能。《素问·阴阳应象大论》云："清阳出上窍，浊阴出下窍；清阳发腠理，浊阴走五脏；清阳实四肢，浊阴归六腑。"脾胃位居中土，乃升清降浊之枢纽，脾之升清与胃之降浊在人体的气机升降中担当了十分重要的角色，彭玉教授继承黄老"理脾为先"的学术思想，基于脾主运化、小儿脾常不足之生理病理特点，将黄老对脾胃水谷转输为气血生化之"化精、输精"理论进一步发展创新，形成"生精、化精、散精、输精"的"四精"理论，进一步将脾主"运与化"环节剖析，将脾"运"气血生化之源概括为脾的生精、化精过程，将脾"化"生气血、精微布散转输归为脾的散精、输精过程。应用"四精"理论，整体剖析脾胃水谷化生为气血精微物质、濡养全身脏腑的全过程，临证结合小儿脾胃病诱因、症候体征、病史体质特点，分析脾胃病具体病灶或靶点，辨别小儿脾胃疾病病因病机、病位转归、治疗靶点，指导小儿脾系病证用药。

儿童处于生长发育时期，对水谷精微的需求更为迫切，但其"脾常不足"，运化功能尚未健全，相对其快速生长发育需求尤显不足。彭玉教授指出，在儿童生长发育时期生理状态下已形成"供需矛盾"，若辅食添加不能顺应脾胃习性，合理喂养，避免药石所伤，小心呵护脾胃功能，其生理特点必将成为儿童生长发育之瓶颈，治疗除施以理法方药外，指导家长喂养方法也非常重要。强调"乳贵有时"、若得小儿安须与"三分饥与寒"，尤在婴儿期辅食添加、母乳断乳为关键时期，稍不慎则损伤脾胃；故婴幼儿要循序渐进添加辅食，早期建立良好饮食习惯，避免因饮食不节、进食无规律，或长期处于饱食、过食状态，或滥用抗生素等，损伤脾胃功能，使脾运失健，轻则反复出现厌食、腹泻、呕吐、腹痛、食滞等证，辅食添加不进，致喂养单一，或饮食结构不合理；日久脾虚失运，气血生化不足，重则出现疳证、佝偻病、贫血、矮小症等脾肾病证，影响儿童生长发育。

（二）脾失斡旋（运），脾病为多

脾胃为后天之本，居中焦，脾与胃纳运相得则运化饮食水谷、升降相因则气机枢纽调畅、燥湿相济则顺应脾胃特性，气血生化旺盛，如脾胃受损，则生精、化精不足，气血精微不能上注于肺，肺失濡养，肺气不足，卫外不固，易于复感外邪，发生反复呼吸道感染、咳嗽、哮喘、汗证等肺病；脾胃散精、输精不足，气血精微不能下灌于肾，肾藏精，主生长发育失于滋养，脾病及肾，临床可见生长发育迟缓、五迟五软、佝偻病、水肿、疳证等脾肾疾病。脾弱受肝木反侮克土，则致夜惊哭吵不安、性急暴躁、易发惊风、多动之证。彭玉教授指出小儿脾病者，无论虚实，脾运失健为其主要病机所在，临证当辨别虚实。脾胃病证可因脾运失健或脾虚失运所致，前者为实证，久不治或不干预必致虚实夹杂或虚证，后者为虚证或虚实夹杂，如不能辨析病之虚实孰多孰少，治疗用药则不能分清扶正与祛邪孰轻孰重。如对凡属脾失健运或脾虚失运的脾系疾病，或肺脾两虚所致的脾肺疾病，补则易致脾胃呆滞，消则又会克伐生机。临证中，若能善用"斡旋中土"之法——升脾之清气，降胃之浊阴，往往能使很多疾病迎刃而解。

（三）理脾复脾之斡旋，助运化

彭玉教授是黄氏流派第三代传人，师承第二代传人黄建业名老中医，临证辨治脾胃病证既推崇江育仁老先生"欲使脾健，不在补而贵在运"之学术理念，又继承创新黄老"理脾为先"学术思想，以黄老"理脾七法"为治则，以"运脾散"运脾为纲，以运为补，快速恢复脾斡旋之机，以助脾胃运化，调气机升降，脾运复则中土斡旋，打开中焦枢纽，通达三焦，脾胃纳运相得，升清降浊，气血生化有源，脾胃气血精微，不断灌溉全身五脏六腑所需，以资儿童生长发育。在临证辨治儿童病证上紧护脾胃，注重脾胃气机调畅，以"理脾"为先，指出理脾即运脾，实为理顺脾胃气机升降正常关系，常顺应胃喜润恶燥、主降，脾喜燥恶湿、主动、主升的习性和喜恶，恢复脾胃固有运转能力，以及肺、脾、肝等气机升降，使脾气健运，则肺气充足、肾精充盛、心血充盈、肝气调畅，小儿阴阳平秘，正气强盛。

"运脾散"是黄老取《太平惠民和剂局方》中四君子汤和平胃散之方义化裁而成，将平胃散之"运"与四君子汤之"补"结合，将经方转为时方应用，达到"以运为补""运脾为纲"，恢复脾胃斡旋之机与化生气血精微之功能。组方苍术、白术、茯苓、山药、薏苡仁、陈皮、枳壳、神曲、甘草。以"苍术"为君药，辛苦温燥，性味芳香、醒脾悦胃，辛香则开郁宽中、疏化水湿，苦温则燥湿，辛温扶阳，开脾气之郁，疏脾湿之蕴，散脾经之寒，舒脾运之滞；其性走而不守，温燥悦脾。"凡欲运脾，则用苍术"（《本草崇原》），黄老用苍术顺应脾之喜燥、喜运、喜舒、喜温，"以喜为补"，又去脾之恶湿、恶滞、恶郁、恶寒，使脾气舒展，脾胃气机调和，快速恢复脾胃运化转枢，是治疗厌食的主药，这正是黄老"运脾散"立苍术为君药之理所在，配以砂仁、白术、茯苓、山药、白芍、山楂，形成治疗脾胃病证核心用药组合，与脾胃病证"运脾为纲"辨治特色。

（四）理脾善用调气，以助升降

"理脾七法"是黄老辨治小儿脾系病证常用治法，七法中"化湿法""消导法""安蛔杀虫法"功在消除脾运失健所致的痰、湿、食滞、气郁等病理产物，以治标为主；"益气法""养阴法""温阳法"温阳脾阳或滋养脾阴，以治本虚；"升提法"协调脾与其他脏腑关系，使脾能升清。以"化湿法""消导法""养阴法""升提法"运用广泛。彭玉教授对黄老应用理脾七法无不配用"理气之品"感悟较深，认为黄老重在恢复"脾胃转枢之机"，脾运失健无论虚实关键是气机升降失常，这也正是痰、湿、滞等病理产物产生病机和靶点所在，彭玉教授继承黄老调气之核心，创新性发展并增加"调气法"，调畅"气机升降"，以恢复肺胃气机之降、脾肝气机之和为首位，根据病因病机选配"调气"法用药，如食积气滞配槟榔片、旋覆花、莱菔子；食滞热盛配枳实、竹茹，湿盛气滞配厚朴、荷叶；脾虚气滞配佛手、木香；虫积气滞配槟榔片、川楝子；寒凝气滞配青皮、小茴香；益气养阴常配砂仁，脾虚肝旺配柴胡、香附。在肺脾积滞、肝脾失和病证中常应用温胆汤、小柴胡汤加减。

调气法应用须注意药性多为辛温香燥之品，久用、重用则易耗气伤阴散气，宜把握好应用时机与剂量，对食滞、水湿壅盛者调气之品量可偏大，对血虚、阴虚火旺者少用或不宜多用，均需中病即止。重证需每日一调处方，密切观察呕吐、腹胀、大便次数，结合现代医学之超声技术，动态观察肠腔、腹部等病理改变。如久病脾虚清阳不升，或肝失疏泄、胃失和降、肺气壅塞致脾气不升、清气不上、浊气不下之病变，重于调肝脾气机上升、肺胃气机下降，脾胃升降有序，则脾运可复，病理产物可除。"理脾"实则是理顺脾胃升降正常关系，加强或恢复其固有的运转功能，脾斡旋之机恢复则脾土旺盛，肺气自盈，肝气自调，脾胃病证自愈。临证对不思饮食、拒食、嗳气、泛酸、呕吐、口臭、腹胀、腹痛（小婴儿为阵发性哭吵）、大便稀溏或酸臭（夹奶瓣或食物残渣），舌淡，苔白厚腻，指纹紫滞者，选用竹茹、扁豆、山楂、谷芽、麦芽、木香等。若患儿食不贪、偏食、无饥饿感、腹胀、恶心、大便稀溏如水样（稍不慎多食）、腹中雷鸣、舌淡，苔白腻，加佩兰、藿香、厚朴、扁豆、砂仁。若厌食日久，长达数年，面黄肌瘦，易反复感冒、咳嗽、病情缠绵难愈，平素多汗，食少，甚至不食，无食欲亦不贪零食，大便量多不成形，每日1~2次，眠差、烦躁、好哭吵，山根青，舌淡，加党参、黄芪、防风、莲子、砂仁、煨诃子。尤其对早产儿、小婴儿乳糖不耐受之泄泻、腹胀、呕吐等反复不愈疾病，认为病灶在脾胃肠道空腔脏器之黏膜，外通肌腠，内近胃腑，为三焦之关键，与《重订通俗伤寒论》中"膜者，横膈之膜；原者，空隙之处"吻合；病机为气机升降失调，脾胃斡旋之机困阻，应用国医大师刘尚义"膜病"理论，彭玉教授借鉴达原饮之方义，以开达膜原，芳香辟秽化浊，除湿理气，宣透伏邪之法，选用厚朴、槟榔、草果、枳实、川芎、旋覆花、白芍等药，每多奏效。除脾胃疾病外，还以"膜病"理论为指导，辨治儿童鼻鼽、咽梗、乳蛾等呼吸道黏膜病变，用"肤膜同病""肤药治膜"之法疗效显著。

对脾胃阴虚者，注意阴虚与湿热之关系。胃阴包含胃之阴液，精、血、津液，是维持胃生理活动的精微，与胃阳一起完成受纳、腐熟水谷功能。脾阴与精液的生成、输布有密切关系，脾阴虚失升清转输功能，表现为食少，倦怠乏力，消瘦，手足心热，腹胀，口干不欲饮，大便干结或不爽，皮肤干燥抓痒，或反复口疮，舌红无苔，或少苔，或花剥苔，脉细微数，或指纹淡紫等脾阴不足证候。辨治上：①脾阴不足用滋补脾阴法，用药以甘平、甘淡为主，常用理脾阴正方加减，如山药（君药）、太子参、北沙参、玉竹、石斛、花粉、白芍等。对脾阴不足伴肝旺者，加乌梅、白芍。②胃阴不足以养胃阴为治则，用药以甘平或甘凉为主，方用益胃汤、沙参麦冬汤等，常用药物如麦冬、天花粉、玉竹、石斛、生地黄、知母等。易感冒多汗者，加泡参、黄芪、白术；舌红，苔黄者，加黄连；大便干燥者，加火麻仁、郁李仁、肉苁蓉。

【病案举例】

欧阳某，女，12岁。2018年11月23日初诊。主诉：口腔溃疡7天，加重1天初诊。刻下症：患儿口腔溃烂，疼痛不甚，口干，脘部胀满不适，午后身热，纳差，大便干结，形体瘦，两颧稍红，两侧颊黏膜、下唇黏膜、口角可见数粒溃疡，有少许黄色分泌物。唇红干少津，咽微红，舌质红，舌苔黄微腻。诊断：口疮，证属气阴不足，虚火上炎。方用理脾阴正方加减：生石膏（先煎）、山药、石斛、法夏、黄连、白芍、乌梅、北沙参、砂仁（后下）、炒白术、女贞子、银柴胡、甘草。3剂，每剂分3次，颗粒剂开水冲服。少食不消化之品。3剂后，口腔溃疡减轻，偶有口干，无胃脘不适，口角溃烂已结痂，舌质红，苔黄，效不更方，守原方去清热之石膏，以防寒凉伤胃；加竹叶、知母、玉竹、生地、莲子肉以清热养阴生津；扁豆以益气健脾。3剂而愈。

久病脾气虚损，脾气不足，犹如"皆有脾胃先虚，而气不上行之所致也"（李东垣《脾胃论》），脾气升举无力，气机下陷，降多升少，导致清浊升降失调，清阳不升，浊气不降，出现脾虚中气下陷之证，此为脾虚不能散精、输精所致；临床以反复脱肛、疝气、久泻、少气乏力、消瘦等为主症。运用升提法，逐步恢复脾胃气机，常用补中益气汤加减：黄芪、党参、白术、升麻、当归、葛根、柴胡、甘草。久泻加石榴皮、芡实，疝气加橘核、荔枝核，多汗加太子参、五味子。

【病案举例】

殷某，男，1岁6个月。2019年1月6日初诊。主诉：反复腹泻6个月，便时脱肛3天。刻下症：大便5~6次/日，黄色稀水便，多于食后作泻，泻后偶有脱肛，哭声乏力，多汗，舌淡嫩，少苔，指纹淡红。诊断：泄泻，证属脾虚中气下陷，治以补中益气、升阳举陷。方用补中益气汤加减：黄芪、党参、白术、苍术、石榴皮、升麻、葛根、茯苓、薏苡仁、当归、甘草。4剂，每剂分3次，颗粒剂开水冲服；4剂后，大便2次/日，成形，脱肛好转；再进6剂而愈。

三、防重于治，倡导"三早一改善"

彭玉教授指出在治疗中加强对家长科学喂养知识普及、婴幼儿进食技巧训练、精神调护，可收到事半功倍的效果。

（一）及早训练婴儿进食技巧

婴儿早期进食技能训练常被家长忽略或意识不到。婴儿5~6个月时应从小汤匙稀释喂养少量原味米糊开始，训练婴儿由吸吮过渡到能有效吞咽，1周后孩子视吞咽技能与食欲、大便情况，可逐步在米糊添加1/4个蛋黄；8~10个月鼓励和训练孩子自己进食，增加孩子食欲，锻炼孩子肢体粗细动作发育。家长最不易控制辅食添加是由一种到多种，常在未适应上一种食物时过早添加另一种食物，导致食滞、呕吐、泄泻发生。新添加辅食注意观察

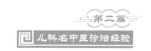

孩子大便、哭吵、食量、呕吐等现象，如有可暂停添加，等孩子恢复食欲后再添加。注意饮食荤素搭配合理，根据不同年龄阶段给予富含营养、易于消化、品种多样的食物。

（二）及早培养孩子的良好饮食习惯

古时强调"乳贵有时，食贵有节"，孩子要及早养成良好的饮食习惯，不足 3 个月婴儿按需喂养，3 个月以上儿童按时喂养，喂养时间适当定时，尽量白天 2 ~ 3 小时喂养一次，减少夜奶喂养，鼓励多食蔬菜及粗粮。避免饭前 1 小时进食糖果、饮料、水果，尽量减少孩子的饱腹感，为进食做好准备。强调家长尽量将孩子餐饮与家庭餐时间保持一致，引导和培养孩子对进食的乐趣，一同感受食物的味道，以增强消化液分泌，促进对食物的消化、吸收。

（三）及早病后脾胃调护

6 ~ 12 个月为婴儿期添加辅食阶段，也是易患脾胃病证时期，辅食添加量或质不适合，或添加过早或过晚，婴儿极易患呕吐、腹泻、厌食、积滞等疾病。一旦发生疾病，需要精心调理，但常因家长着急给孩子补充营养再次损伤脾胃；或担心进食过多限制进食，以淀粉样类食物为主，以致孩子食欲下降，出现厌食。重视儿童疾病脾胃调理，一是孩子在疾病治疗时顾护脾胃功能，每次处方酌选健脾和胃之焦山楂、建曲、炒麦芽等 1 ~ 2 味，用药味轻、剂量少；二是针对每个孩子体质拟定个性化饮食调理方案，指导家长喂养。而对厌食较重、病后无食欲孩子，遵照"胃以喜为补"的原则，先喂食小儿平素喜欢吃的食物，诱导其开胃，暂时不要强调营养价值，待其食欲恢复后，再按营养的需要逐步增加食物供给。

（四）改善进食环境，注意孩子精神调护

培养婴幼儿的进食兴趣是多方位的工作，尤其是进食环境、氛围，家长说话的语气、行为等对孩子都是一种刺激，家长要以鼓励为主，不要包办或强迫孩子进食，不要剥夺孩子共同参与进食的快乐行为。不论孩子出现什么错误，家长都要循循善诱，尽量避免进食前、进食中训斥、打骂孩子，如果孩子处于不良情绪中，难以对食物产生良好体验感，会导致食欲下降。

四、运脾为纲，辨治小儿厌食经验

小儿厌食是以较长时期食欲下降、食量减少为特征的儿童常见消化系统疾病，1~5 岁儿童发病率高，厌食是儿童常见的脾系疾病之一，城市发病率高于农村。厌食的发生常与喂养不当、先天不足、情志失调、他病伤脾等因素有关，如《赤水玄珠全集·卷十三》曰："不能食者，由脾胃馁弱，或病后再脾胃之气未复，或痰客中焦，以故不思食。"

（一）理脾和胃，调畅气机

适应证：厌食、食少、呕吐、恶心、脘腹胀满、口臭等症状。以"运脾散"为方加减治疗。运脾散中以苍术为君，其味微苦，气芳香而悦胃，性温燥而醒脾助运，为运脾之要药；以白术、陈皮、枳壳、山药为臣，健脾和胃；佐以焦山楂、荷叶等理气消积、醒脾和胃。加减：呕吐、口臭、腹胀，加竹茹、生地、枳实、天花粉、天竺黄；大便稀溏如水样，时有腹中雷鸣，加佩兰、藿香、砂仁、炮姜、煨诃子、扁豆；多汗，眠差，烦躁易哭吵，加防风、莲子、蝉衣、玉竹、地骨皮等；大便稀溏酸臭，夹乳凝块、食物残渣，神疲倦怠，加扁豆、藿香、连翘、黄芩、黄柏、鸡内金、莱菔子等。

【病案举例】

王某，女，2 岁。2019 年 11 月 4 日初诊。主诉：食少 1 个月，加重 2 天。1 个月前进肉食后，发热（39 ℃）、呕吐、腹胀，诊为消化功能不良，予"双歧杆菌、健胃消食颗粒、清热解毒颗粒"口服治疗曾有症缓。刻下症：食少，见食不贪，每餐均需要家长强迫进食，大便稀，每日 1 次，小便调，眠尚可。望其精神好，面色稍黄，咽红（＋），扁桃体不大，心肺（－），腹稍胀，舌红，苔根黄厚，指纹紫。小儿脾常不足，有饮食不洁史，病后未予调理，每日仍强迫进食，脾不健运、胃不受纳，故脾胃更虚，运化功能失司，致饮食逐渐减少；食而不化，集聚中焦，湿热内生，腹胀不适。舌淡、苔根黄厚、指纹紫均为脾胃积滞、中焦湿热之象。纵观舌脉症，诊断：厌食，证属脾胃不和，积滞中焦证，治宜健脾助运、消积化滞。运脾散加减：炒苍术、炒白术、薏苡仁、茯苓、砂仁、黄芩、大腹皮、陈皮、枳壳、炒莱菔子、甘草。6 剂，每日 1 剂，分 3 次冲服。

二诊（2019 年 11 月 9 日）：药后食少未改善，但能主动要求进食，服药当日大便 1 次，量多臭秽；现大便 1～2 次/日。舌淡红，苔根稍黄，指纹紫。药后脾运胃纳功能渐复，中焦气机调畅，食积消，故腹胀减、渐有食欲；脾运有力，胃降得司，腑气畅通，积滞得消，故便下臭秽量多，邪有出路。故辨为脾虚渐复，积滞渐消，治以健脾益气，佐以助运，效不更方，继以运脾散加减：炒苍术、法半夏、薏苡仁、陈皮、茯苓、砂仁、白术、大腹皮、枳壳、藿香、荷叶、焦山楂、甘草。共 6 剂，每日 1 剂，分 3 次服用。

三诊（2019 年 11 月 19 日）：诸症愈，食欲好，食量增，主动进食。

按语：脾胃失和是儿童厌食中常见的证型，多因喂养不当、疾病所伤等导致胃不受纳、脾失健运所致。脾胃为"气血生化之源""后天之本"，《灵枢·玉版》曰："人之所受气者，谷也；谷之所注者，胃也；胃者，水谷气血之海也"。脾升胃降的气机转枢是保证胃气推动水谷、脾气精微转换的重要环节，不论何种病因损伤脾胃，导致脾胃功能失调是造成厌食发生的重要病机。一诊方中以苍术为君药，其辛苦温燥，性味芳香、醒脾悦胃，开脾气之郁，疏脾湿之蕴，其性走而不守，温燥悦脾。"凡欲运脾，则用苍术"（《本草崇原》），砂仁、陈皮、枳壳、大腹皮理脾行气，白术、茯苓、薏苡仁、黄芩、炒莱菔子健脾利湿。二诊症状缓解，加入藿香、荷叶继以醒脾和胃，取得良好疗效。

彭玉教授认为在治疗厌食过程中如不及时纠正不良喂养习惯，指导家长改善喂养方式，治疗也只会收到事倍功半的效果。早期指导、科学普及喂养知识，使"防大于治"更有临床意义。

（二）滋阴补脾，调和阴阳

适应证：脾阴虚致运化、升清的功能失调，主要表现为食少，倦怠乏力，消瘦，手足心热，腹胀，口干不欲饮，大便干结或不爽，舌质淡红无苔或少苔，脉细微数或指纹淡紫。方用理脾阴正方加减：人参、白芍、山药、扁豆、茯苓、莲肉、荷叶、麦冬、石斛等。脾阴不足伴肝旺者，加乌梅、柴胡、白芍。口渴明显者，加玉竹、天花粉、芦根；大便干结者，加生地、肉苁蓉、枳实、郁李仁。

【病案举例】

黄某，女，5 岁 2 个月。2018 年 11 月 17 日，因"食少 2 个月，大便稀

2 天"初诊。刻下症：食少，多食则腹胀，倦怠乏力，手足心热，腹胀，口干不欲饮，大便干结，两三日一行。平时喜食辛香干燥之品。精神可，面色青黄，山根色青，体瘦，咽（-），腹平软，舌质淡红，无苔，心肺（-），腹平软，腹壁皮下脂肪 0.7 cm。诊断：厌食，证属脾胃阴虚，脾虚失运。患儿平时喜食辛香干燥之品，易于耗伤脾阴，脾运失健食少，久之阴液不足，胃肠失养则便干、手足心热、无苔。治以益气养阴，方以理脾阴正方加减：生地、南沙参、白芍、玉竹、葛根、山药、肉苁蓉、荷叶、玄参、胡黄连、大腹皮、甘草。4 剂，每日 1 剂，分 3 次服用，颗粒剂冲服。嘱少食辛辣香燥之品。

二诊：药后有食欲，食量稍增，腹胀缓解，大便 1 次/日，成形易结，稍臭。面色稍红润，舌淡红，苔薄白。药后脾胃运化功能渐复，食欲增加、腹胀缓解；阴液渐充，肠道润泽，大便得下。由于病程长，脾运尚未恢复正常，效不更方，上方去玄参、胡黄连、大腹皮，加白术、麦冬、枳壳以助脾运、滋脾阴。继服 6 剂，服法及医嘱同前。

按语：脾阴指脾的阴液，精、血、津液是维持脾生理功能的精微，与脾阳共同完成脾的运化、统血、升清。若脾阴虚，未予治疗，将进一步致脾胃运化、升清的功能失调。彭玉教授指出，厌食治以"平、和"为主，避免矫枉过正，用药时不论辛燥之品还是寒凉之药应中病即止。

第三章 心、肝系疾病

马融教授论治小儿癫痫经验

马融，教授，第五批、第六批全国老中医药专家学术经验继承工作指导老师，享受国务院政府特殊津贴专家、原卫生部有突出贡献中青年专家、首届岐黄学者。马融教授出身于中医世家，五代业医，誉满津门，有"马家儿科"之盛名。马融教授从小在父亲马新云教授的影响下，秉承家教，勤求古训，博采众长，其后又师从李少川、江育仁教授，在中医药治疗儿科疾病的临床及科学研究方面取得了更深的造诣。尤其在小儿癫痫方面，注重传承，勇于创新，提出了诸多新思想、新理论、新治法；运用中医药或中西医协同治疗儿童癫痫取得了较好的疗效，积累了宝贵的经验，获得了系列成果，学术水平居全国同行领先地位，深受国内外患儿家长的欢迎。现分述如下。

一、提出"痰伏脑络、气逆风动"病机论

马融教授师法古人，继承创新。在先贤"痫与痰"密切相关思想基础上，认为痰是癫痫的主因，以痰立论，融合新知，结合个人多年的临床体会，提出"痰伏脑络，气逆风动"为癫痫病机之核心，"豁痰开窍，顺气息风"为其基本治法。其中：①痰伏脑络是病理基础。痰的来源与肺、脾、肾三脏有关，肺失宣降、脾失运化、肾失温煦均可产生痰浊，尤其与脾肾密切相关。从肺治痰为治标之法，从脾治痰是正治之法，从肾治痰属治本之法。②气机逆乱是启动因素。升降出入，无气不有。若外感发热，肺气闭塞，影响气机出入；暴受惊恐，惊则气乱、恐则气下，影响气机升降；饮食过饱、食积阻滞阻遏气机运行等均为诱发因素。③窍闭风动是其临床表现。

伏痰随逆气蒙蔽清窍则见神昏、横窜经络则有抽搐，扰动其他脏腑，则可见感觉、运动、情感等相应症状出现。据此提出，癫痫的基本治法为豁痰开窍，顺气息风。气逆痰扰则痫作，气顺痰静则痫止，故顺气宜为先；气机调顺，痰邪自有出路，痰消风平则痫自止。因脾为生痰之源，故治疗以健脾顺气、豁痰息风为先；若遇癫痫反复发作，日久不愈，尤其对于难治性癫痫患儿，病久多耗伤肾精，肾之阴阳不足，气化温煦失职，顽痰不化；或阴虚火旺，灼津耗液，顽痰难消者，宜补肾培元化痰。同时注意分期论治，发作期针对核心病机，治宜豁痰开窍、降逆息风；发作间期以豁痰为要，可酌情采用宣肺化痰、健脾化痰、温肾化痰、清热化痰、温化寒痰、芳香化痰等，旨在祛除顽痰，减少或终止其发作。

【病案举例】

患儿，男，6岁。2018年3月1日初诊。

主诉：间断抽搐3月余。

现病史：3个月前患儿疑因劳累后出现意识丧失，双目凝视，口吐白沫，四肢抖动，持续10分钟后缓解，缓解后疲乏，就诊于天津市某医院。查脑CT、EEG均未见异常，未予明确诊断。诊前半个月患儿再次发作，症见左侧嘴角抽动，不伴肢体抽搐，持续1分钟，缓解后自述全身发热，2018年2月14—18日每日均有上述发作，再次就诊于天津某医院，诊断为癫痫，予奥卡西平，家长拒绝服用，特来我院脑病专科就诊。

现症：患儿近1个月内出现5次发作，表现为入睡10分钟后出现左侧嘴角抽搐，不伴躯体及四肢僵直抖动，持续约1分钟，缓解后全身发热，平素脾气急躁，注意力可，小动作不多。患儿智力、语言、运动发育可，平素怕热，纳差，寐欠安、易醒，二便调。舌淡红，苔薄白，脉平，咽不红。

患儿系第2胎第2产，足月剖宫产（羊水混浊），出生健康状况良好。患儿生后母乳喂养，母乳稍不足，未加奶粉，6个月大时添加辅食，1周岁停母乳。平素偏食，喜食瘦肉、油炸食品、冷饮，常饭后10分钟自觉腹部不适。既往史：左侧眼部血管瘤手术史；否认围产期异常史、家族史及药物/食物过敏史。

辅助检查：EEG（2017年12月1日，天津市某医院）示未见异常。颅脑MRI（2018年2月20日，天津市某医院）示右侧大脑前动脉水平段纤细。

西医诊断：癫痫。中医诊断：痫病（痰痫）。考虑患儿为脾肾亏虚，气血不足之体罹患痫病后，发作症状较轻，抽搐不甚，神昏不重。故治疗在豁痰、顺气、息风的基础上加用党参等益气健脾之品，以扶正祛痰为主，药用：石菖蒲 15 g，胆南星 6 g，天麻 15 g，川芎 10 g，陈皮 10 g，茯苓 15 g，党参 10 g，炒半夏 10 g，竹茹 10 g，僵蚕 10 g，全蝎 3 g，制白附子 6 g，麸炒枳壳 10 g，炒六神曲 10 g，净山楂 10 g，炒麦芽 10 g，甘草 6 g。每日 1 剂，水煎 250 mL，分 2 次服。

二诊（2018 年 4 月 13 日）：服药 5 周未发作，自行停药 1 周，发作 2 次。均于入睡后 10 分钟发作，表现为意识丧失，左侧嘴角抽动，四肢蜷缩不伴四肢抽动，持续 30～40 秒缓解后入睡。纳欠佳，寐安，二便调。舌淡红，苔白，脉浮，咽不红。继予前方治疗，嘱规范服药，忌自行减停药。

三诊（2018 年 9 月 16 日）：患儿 5 个月未发作。8 月 5 日因发热，自行间断服药，期间停药共计约 6 天。昨日发作 1 次，表现为：意识丧失，左侧嘴角抽动，四肢无强抽搐，持续 1 分钟缓解，缓解后无不适，余无不适。纳欠佳，二便调。舌淡红，苔白，脉平，咽不红。查肝肾功能正常。继以前法治疗，嘱规范服药，忌自行减停药。

四诊（2019 年 3 月 30 日）：患儿近半年来以涤痰汤为主，肺炎时改用麻杏石甘汤等加减治疗，但仍每个月发作 1～3 次，疑与家长管教严格，经常批评有关。患者发作时表现为：入睡 30 分钟以内发作，意识清醒，口角流涎，嘴角抽搐，无四肢僵直及抖动，持续 1 分钟后自行缓解后入睡。平素注意力不集中，小动作多，脾气急，胆小，敏感。挑食，寐安，二便调。舌淡红，苔白，脉平，咽不红。查肝肾功能正常。考虑有明显的情志因素影响，故中药在豁痰、顺气、息风的基础上，佐以疏肝理气解郁之品，以调畅气机，利于风、痰的消除。药用：石菖蒲 15 g，胆南星 6 g，天麻 15 g，川芎 10 g，陈皮 10 g，茯苓 15 g，龙骨 30 g（先煎），牡蛎 15 g（先煎），全蝎 3 g，党参 15 g，制白附子 6 g（先煎），竹茹 10 g，浮小麦 30 g，佛手 6 g，玫瑰花 6 g，五味子 6 g，麸炒枳壳 10 g，甘草 6 g，大枣 3 枚。每日 1 剂，水煎 250 mL，分 2 次服。

患儿以上方加减，治疗至 2020 年 6 月，已 1 年 9 个月未发作。

二、倡导抗痫增智并举，主张"从肾论治"

癫痫是多种原因引起的慢性脑部疾患，儿童为高发期。儿童处于不断生长发育过程中，各脏器结构功能及精神行为等发育尚未完善，癫痫发作本身及长期应用抗痫药物均可造成脑功能损害，影响患儿的认知功能及行为发育。据统计，癫痫患儿认知损害的发生率在国内达 30%～40%。因此，在抗痫的同时改善认知功能，提高生活质量，对改善癫痫患儿的远期预后，减轻家庭及社会负担具有重大的现实意义。

针对小儿癫痫伴认知障碍的突出问题，马融教授倡导抗痫增智并举，提出了"从肾论治"的思想，认为"肾精亏虚、髓海不充"为其根本。①肾与脑密切相关。肾藏精主骨生髓通于脑，肾与脑通过督脉密切沟通，肾与神志密切相关。②小儿具有"肾常虚"的生理特点。肾中精气充盛是小儿脏腑功能成熟完善、精神意识正常活动的物质基础。肾气的生发是推动小儿生长发育、脏腑功能成熟完善的根本动力。若遇早产、产伤、遗传或癫痫反复发作等因素，均可使脑髓受损，肾精耗伤，髓空精耗，出现注意力不集中、记忆力减退、学习困难等认知损伤。③肾精亏虚、风痰扰动为其病机之关键。肾虚与风痰相互为患加重癫痫，肾精亏损，髓海空虚，风痰易随逆乱之气乘虚上扰清窍而发痫病；肾精亏虚，气不化水，津液聚集为痰，上阻窍道，蒙蔽清阳，而作痫病。痫病久作，肾精亏虚、髓海失充或痰瘀阻窍，脑失所养，均可引起认知损伤。因此"益肾填精、豁痰息风"应为其基本治疗法则，据此研制了茸菖胶囊（组成：鹿茸、菟丝子、石菖蒲、胆南星、天麻、陈皮、半夏、茯苓、僵蚕等），取得了显著疗效。

【病案举例】

患儿，男，3 岁 10 个月。2006 年 3 月 7 日初诊。

主诉：间断性全身或局部抽搐 6 个月，伴右手、右脚软。

现病史：患儿于 2005 年 9 月 11 日出现第 1 次发作，发热（体温 38.2℃），突然自觉右腿、右手无力，发软，流口水，右手抓挠，神志清，无两目歪斜，持续数分钟自行缓解，于外院对症处理。2005 年 10 月 1 日无明显诱因出现第 2 次发作，表现为突然右臂不能动，流口水，继而全身抽搐，神志不清，持续 5～10 分钟，于外院予止抽、营养脑细胞住院治疗。2006 年 1 月 11 日出现第 3 次发作，症状与第 2 次相似。家属诉患儿自 2 岁 3 个月开始，无明显诱因出现间断性右腿、右手无力，影响行走、站立，持续几分钟自行缓解。

现症：患儿表现为发作性右腿、右手无力，流口水，意识不清，继而四肢抽搐，持续 5～10 分钟自行缓解。乏力，纳差，寐中辗转，盗汗，梦多，注意力不集中，情绪激动易怒，反应较同龄儿童稍慢。舌淡，苔薄白，脉弱。

患儿足月剖腹产，生后无窒息，生长发育稍迟缓。既往有热性惊厥史，否认颅脑外伤、脑炎、脑膜炎、惊吓及一氧化碳中毒史。否认家族遗传史。

辅助检查：24小时脑电图（2005年9月22日，天津某医院）：正常睡眠及清醒脑电图。颅脑MRI（2005年10月4日，天津某医院）：考虑髓鞘发育延迟。

韦氏智商测定（2006年3月7日）：VIQ 77，PIQ 75，FIQ 69。

诊断为癫痫（阵挛性发作），根据患儿癫痫伴认知功能损伤及患儿生长发育迟缓等特点，中医辨证为肾虚精亏、风痰闭阻证，治宜填精充髓、豁痰息风。予茸菖胶囊每次2粒，每日3次口服。

患儿服药4个月，期间出现1次下肢无力、2次上肢无力，但未出现抽搐及意识改变。平素有倦怠乏力、汗多、情绪急躁、注意力不集中等症状。服药期间大便干时加保和大黄散，外感风热时给予小儿豉翘清热颗粒口服对症治疗。

患儿服药至5个月后未再出现发作性无力症状，服药7个月时无明显诱因出现左目眼前发黑，随即右目亦出现类似表现，伴畏光，持续几分钟后缓解。将茸菖胶囊改为一次6粒，每日3次。

继服前药近2年未发作，期间患感冒、肺炎或消化不良时均对症处理，茸菖胶囊用量、用法不变。考虑患儿病情稳定，将茸菖胶囊减为一次4粒，每日3次。患儿服药4年未发作，复查24小时脑电图未见异常。韦氏幼儿智商测定：VIQ 83，PIQ 85，FIQ 81。茸菖胶囊遂逐渐减量，每3个月减1粒至停药，随访病情平稳。

三、创立脑电图辨证新方法，开拓癫痫辨证新思路

马融教授通过对320例癫痫患儿的临床观察，发现脑电图表现与中医辨证分型之间有一定的规律可循，首次提出了脑电图"实证波""虚证波""虚实夹杂波"的概念，采用脑电图辨证治疗小儿癫痫，取得了一定的疗效。①脑电图以尖、棘、快波单一出现或混杂出现为主，称为"实证波"。现代医学认为，尖波和棘波的形成是由各种原因导致神经元兴奋性异常增高而致；快波的形成主要由脑桥、延脑病变使中央脑及网状结构上行系统损伤导致功能亢进而致。马融教授认为这种神经元兴奋与抑制状态失衡、兴奋增强的现象与中医阴阳失调、"阳亢邪实"的状态极为相似，患儿临床亦多表

现为"邪气盛""正气充"的实证证候，治疗主张采用抑制"兴奋"的攻实祛邪法，如平肝潜阳、豁痰息风、镇惊安神、清心泻火等。药用石菖蒲、胆南星、天麻、川芎、朱砂、黄连、铁落花、钩藤等。②脑电图以单独慢波或以慢波为主，称为"虚证波"。慢波的形成多因大脑受损，神经元代谢降低，神经纤维传导速度减慢而致，反映了皮层功能低下。而小儿神经元发育尚未健全，突触间联系不完善，因此慢波特点更明显。这种功能低下与中医之虚证极为吻合，患儿临床常表现为一派"虚象"，治疗宜采用补虚扶正为主。药用紫河车、生地、茯苓、山药、泽泻、丹皮、山萸肉等。③脑电图以尖慢波、棘慢波、多棘慢波或实证波及虚证波混杂交替出现为主，称为"虚实夹杂波"。患儿常素体虚弱、痰瘀难祛，或素体本佳，因发作日久，邪气未去，正气已伤。临床表现既有风、火、痰、惊、瘀等实象，又兼肝、脾、肾等虚损，属虚实夹杂证，治疗宜攻补兼施、扶正祛邪。常用药有太子参、茯苓、清半夏、生铁落、胆南星、石菖蒲、羌活、天麻、钩藤等。

【病案举例】

患儿，女，8岁。主因间断抽搐2年加重3天入院。患儿发作时双目上吊，右侧面肌抽动，四肢强直，神志不清，无口吐白沫及二便失禁。有时呈点头样发作。每日4~6次，每次4~6秒，可自行缓解，缓解后欲睡。患儿纳可，大便干，舌红，苔薄白，脉滑。查脑MRI示脑萎缩。脑CT示脑室、脑沟、脑池明显增宽，双侧对称性基底节低密度影。脑电图表现各导均以δ、θ波为主，可见阵发尖-慢综合波及独立的尖波，显示重度异常。根据脑电图辨证为虚证型，治以扶正补虚为主，处方：紫河车10 g，生地25 g，丹皮12 g，茯苓15 g，泽泻10 g，山药6 g，麦冬15 g，五味子6 g，肉桂4 g，熟附子3 g，大枣3枚，补骨脂10 g，白芍30 g。本方随症加减，住院治疗17天，症状明显减轻，发作1次。

四、创立"合辨"新模式，中西医融合提高疗效

"合辨"是马融教授在深研儿童癫痫中西医理论的基础上，将其融会贯通，提出的高层次辨证方法。中医辨证，西医辨病，二者均是治疗用药的依据。中医辨证主要依据病史、诱因、临床表现等相关因素，西医辨病（发作分类）则是根据发作时的症状、脑电图改变等。中医重视病机的变化及各脏腑之间的内在关系，西医强调详细观察发作时的症状表现及脑电图波

形，并寻找其病因。中医思维宏观，重视人、自然、社会等因素对患儿的干扰及影响；西医采用还原论的方法，结合现在科学技术发展成果，寻源找"根"，从更微观的角度认识疾病。二者对疾病的认识不同，方法各异，但目标相同，那就是使癫痫患者尽快控制发作，回归社会，愉快地学习、工作、生活。

马融教授整合中西医对癫痫的认识，创立了小儿癫痫"合辨"的新模式，有效地指导临床应用。

（1）胎痫：多与婴儿先天禀赋不足有关。结合小儿"肝常有余""肾常虚"的生理特点，易见新生儿、婴幼儿癫痫发作。此类患儿智力运动发育正常，头颅影像学无异常，预后较好。病位在肝、心、肾，治宜轻柔、细腻，临床可采用益肾柔肝、祛痰醒神之法。常见的西医分型为良性家族性新生儿癫痫、良性婴儿癫痫、良性婴儿肌阵挛性癫痫。

（2）风热痫：最明显的特征为初期大多数患儿表现为热性惊厥，后发展为无热惊厥，疾病的过程中常因发热诱发癫痫发作。此型初期为热极生风，后期是外风引动内风。其病位在肺、肝、心，治疗时发作期宜疏风清热、凉肝息风为主，缓解期添加益气固表之品以防外感发热。常见的西医分型为遗传性癫痫伴热性惊厥附加症、Dravet综合征。

（3）风痰痫：核心病机为痰伏、气逆、风动。痰浊内伏是基础，气机逆乱是启动因素，肝风内动是其临床表现。其病位在心、肝、脾，治宜豁痰、顺气、息风。常见的西医分型为全面强直-阵挛性发作癫痫、青少年失神性癫痫、肌阵挛失神癫痫、青少年肌阵挛癫痫、颞叶癫痫、额叶癫痫、常染色体显性遗传夜间额叶癫痫。

（4）痰浊痫：小儿"脾常不足"，先天禀赋不足或后天调护适宜，均易致脾胃受损，脾运失常，痰浊内伏，遇逆气之引动，蒙心阻窍，则见失神、幻视等；引动肝风可见抽搐。脾升胃降为人体气机升降之枢，脾胃虚弱，升降失司，还可见胃气上逆，频繁呕吐。本型病位在脾、胃、心、肝，治宜豁痰开窍、降逆止呕。常见的西医分型为儿童失神癫痫、儿童良性癫痫伴中央颞区棘波、早发性儿童良性枕叶癫痫、晚发性儿童枕叶癫痫。

（5）精亏（虚）痫：本型临床表现具有两大特点：一为顽痰留滞经脉不易剔除则癫痫发作反复不已；二是顽痰阻于清窍多伴有神痴呆傻。其根本原因在于患儿发病年龄小、发作次数多、持续时间长，故多耗伤正气、损其真阴。肾精匮乏，髓海不足，脑窍失养，则可见患儿智力发育停滞。肾精亏损，阴损及阳，少火气衰，温煦无力，水聚为痰，阻滞心窍可见智力发育倒退。肾精不足，水不涵木，肝风内动，则抽搐反复不已。因此，本型病位在肾、心、肝，为肾虚风动、痰闭心窍之阴痫，治宜补肾息风、豁痰开窍。常见的西医分型为大田原综合征（婴儿早期癫痫性脑病）、婴儿痉挛症、Len-nox-Gastaut 综合征、早期肌阵挛脑病、Rasmussen 综合征（脑炎）、进行性肌阵挛癫痫、肌阵挛失张力癫痫、获得性癫痫性失语等。

【病案举例】

患儿，男，3 个月 23 天。初诊：2016 年 7 月 26 日。

主诉：发作性意识不清、头后仰、四肢僵硬 2 月余。

现病史：患儿 2 个多月前（出生后 1 个月 5 天）无明显诱因于入睡后出现第 1 次发作，表现为意识不清，头后仰，双目紧闭，嘴微张，四肢屈曲僵硬，未见抖动，双手握固，持续 2 秒，缓解后出现口角流涎，醒后易哭闹。先后就诊于当地 3 家医院，均考虑"缺钙"，予口服钙剂相关药物治疗 1 个半月，发作不但未减少，反而越来越频繁，每日约 15 次。诊前 1 个月查颅脑 MRI 示"左侧脑室旁斑片状稍高信号，ADC 低信号，白质体积略小，双侧额颞部蛛网膜下隙增宽，待除外左侧颞极蛛网膜囊肿"。15 小时脑电图示"异常脑电图。双侧 Rolandic 区棘波，棘慢波发放，右侧著（监测到多次家长指认事件不伴相关异常放电）。监测到醒睡各期次数可疑部分发作"，诊断为"癫痫"，予口服左乙拉西坦片后效差，加用奥卡西平，发作减少，但周身出现皮疹，故改用左乙拉西坦片合托吡酯 12.5 mg，2 次/日，发作减少。

诊时患儿追物可，听力发育可，抬头、翻身可，不能爬，能抓物，平素眼球震颤，发作频繁后眼颤明显。患儿出生后，母乳喂养 10 余天改奶粉喂养，目前未加辅食，寐安，二便调。舌淡红，苔薄白，指纹青，咽（−）。

患儿系第 2 胎第 1 产，足月剖宫，出生时健康状况良好。母亲孕期甲状腺功能减低，曾受惊吓，胎位不正。否认家族史及药物/食物过敏史。

现服药：托吡酯 12.5 mg，2 次/日；左乙拉西坦片 2 mL，2 次/日。

根据患儿发病年龄较小，生后 35 天即可见到意识不清、头后仰、双目紧闭、嘴微张、四肢屈曲僵硬、双手握固等症状，马融教授考虑患儿为"婴儿癫痫性脑病"，其预后伴有智力、运动功能发育迟缓。中医诊断为胎痫（痰痫），治宜豁痰开窍、息风止痉。予涤痰汤加减，药用：石菖蒲 6 g，胆南星 6 g，天麻 6 g，川芎 6 g，陈皮 6 g，茯苓 10 g，粉葛 10 g，铁落花

10 g（先煎），煅青礞石 10 g（先煎），煅磁石 15 g（先煎），炒枳壳 6 g，全蝎 3 g，党参片 10 g，清半夏 6 g，炒酸枣仁 6 g，甘草片 6 g，羌活 6 g。每日 1 剂，水煎 120 mL，分 3 次服。西药托吡酯、左乙拉西坦片同前。

二诊（2016 年 8 月 9 日）：药后患儿发作次数较前减少，多时 10 次/日，少时 5 ~ 6 次/日。表现为意识模糊，头向后仰，双目紧闭，时有嘴部努张，四肢僵硬，无双手握固，持续 3 ~ 4 秒后缓解，缓解后无明显不适。近 3 天患儿于凌晨 2 点至 5 点体温升高，波动于 37.2 ~ 38.1 ℃，不伴鼻塞、流涕、打喷嚏等表现，纳欠佳，眠可，二便调。舌淡红，苔薄白，指纹淡红，咽不红。中药继予上方加减，加服紫雪散 0.5 g，2 次/日。西药同前。

三诊（2016 年 9 月 29 日）：药后患儿每日均有 2 ~ 3 次发作，多于睡眠中或受惊吓后发作，表现为：意识欠清，努嘴，偶见双目直视，双手握固，时见上下肢屈曲，四肢僵硬，持续 3 ~ 4 秒，缓解后如常。2016 年 9 月 21 日至 23 日发热 3 天，体温最高 37.8 ℃，自行退热。平素可见眼球震颤，视物时间长时明显，不伴头晃动，纳可，寐安，二便调。舌淡红，苔少，指纹青，咽不红。考虑本病患儿与先天禀赋不足、孕母调护失宜有关。患儿肾怯不全，对药物敏感性较差，初期用传统的豁痰息风法治疗，药重体虚不受则效果不佳。据其舌脉表现，为心脾气阴不足，虚风内动，予百合麦冬汤加减，药用：百合 10 g，麦冬 15 g，山药片 10 g，黄芪 15 g，茯苓 10 g，炒麦芽 10 g，炒谷芽 10 g，陈皮 6 g，全蝎 3 g，天麻 10 g，石菖蒲 10 g，炒酸枣仁 10 g，制远志 10 g。水煎 120 mL，分 3 次服，每日 1 剂。西药加服氯硝西泮 1/8 片，1 次/日，葡萄糖酸钙口服液 1 支，1 次/日，托吡酯、左乙拉西坦片同前。

四诊（2016 年 10 月 11 日）：药后患儿发作减少，每日 1 次，近 3 日未见发作。多于入睡后或受惊吓发作，表现为意识丧失，努嘴，偶双目上视，双手握固，可见双下肢屈曲，四肢僵硬，持续 2 ~ 3 秒，缓解后如常。昨日晨起出现发热，体温 39.5 ℃，全身散在红色皮疹，无瘙痒，就诊于当地医院，予"小儿氨酚黄那敏颗粒"等治疗 1 天，今晨体温在 37.5 ~ 37.6 ℃，鼻塞，喉中痰鸣，咳嗽，夜不咳，有痰不易咳出。纳欠佳，寐安，二便调。舌淡红苔白，指纹青，咽充血。查肝肾功能：正常。考虑患儿本虚气弱，卫外不固，易于外感，感邪后正气不足不能与之交争，故外邪易于入里出现间断发热，热度不高，咳嗽痰多，病程迁延之象，治疗应宣肺解表为先，否则外风不祛，内风难息，故改用麻杏石甘汤疏外风以平内风，并加复方鲜竹沥口服液 5 mL，2 次/日以清热化痰。中药处方：麻黄 3 g，炒苦杏仁 10 g，煨桃仁 10 g，生石膏 15 g，桔梗 10 g，麸炒枳壳 10 g，蜜枇杷叶 10 g，前胡 10 g，北柴胡 6 g，炒紫苏子 10 g，荆芥穗 10 g，瓜蒌 10 g，浙贝母 6 g，甘草片 6 g，蜜紫菀 10 g，百部 10 g，皂角刺 6 g，天竺黄 10 g，全蝎 3 g。水煎 120 mL，分 3 次服，每日 1 剂。西药同前。

五诊（2017 年 7 月 6 日）：患儿服麻杏石甘汤加减后近 8 个月未发作，现仍眼球震颤，颈项后挺身软，胆小，易惊，脱发，纳少，寐安，小便黄，大便干，三四日一行。舌淡红，苔白，脉平，咽不红。考虑患儿发作基本控制，故改补脾益气之品，补后天而实先天，易方为固真汤加减，药用：党参 10 g，炒白术 10 g，茯苓 10 g，黄芪 15 g，山药 10 g，肉桂 6 g，甘草 6 g，全蝎 3 g，珍珠母 15 g（先煎），北沙参 10 g，麦冬 10 g，干石斛 10 g，炒白扁豆 10 g，粉葛 15 g，制远志 10 g，炙淫羊藿 10 g。水煎 120 mL，分 3 次服，每日 1 剂。西药逐渐减停氯硝西泮、左乙拉西坦片，托吡酯同前。

六诊（2018 年 6 月 7 日）：药后患儿 1 年半未发作，仍有眼球震颤，身软，颈稍后仰，较前改善，不会坐、站、说话，纳食可，寐欠安，易醒，二便调。查肝肾功能正常；脑电图正常；颅脑 MRI：两侧大脑半球白质体积减小，两侧脑室略增宽，两额颞部脑沟、脑池增宽，腺样体肥大。患儿脾运得复，水谷精微充足，再加用益肾填精之药以提高其认知功能及运动功能，并配合康复训练，促进功能恢复。中药易方为益智宁神汤，药用：紫河车 6 g，熟地黄 15 g，石菖蒲 10 g，制远志 5 g，泽泻 6 g，黄连片 5 g，全蝎 3 g，焦山楂 10 g，焦六神曲 10 g，焦麦芽 10 g，炙淫羊藿 10 g，盐益智仁 10 g，炒酸枣仁 6 g，蜂蜜 500 g。做成膏方，每次 3 g，每日 2 次。西药停用托吡酯。

七诊（2019 年 5 月 23 日）：药后患儿 2 年半未发作，现患儿语言运动功能差，不会说话，双下肢无力不能站立，脖子时有后仰动作，吃手，眼球震颤减少。纳食量少，寐安，小便黄，大便干，两三日一行，羊屎球状。舌淡红，苔薄白，脉平，咽不红。查肝肾功能正常；24 小时脑电图正常。中药继予上方。配合康复训练。

五、注重体质辨证，调理偏颇以抗病

马融教授认为，患儿的体质与癫痫发作有密切的关系。调节病理性体质在癫痫治疗中起着关键的作用，尤其在发作间期及缓解期。根据小儿不同年龄阶段生理病理病因特点，可将癫痫患儿病理性体质分为实性体质与虚性体质两大类。其中实性体质包括：①阳热质，此类患儿脾气多急躁易怒、多动，可出现攻击行为、强迫行为、心烦、便秘、尿赤、夜卧不宁、脉弦数、舌红苔黄等症状。偏上焦阳热质宜疏风清热，常予银翘散；中焦肺胃阳热质宜以泻代清，可予凉膈散；下焦肝经阳热质宜清肝泻火，可予泻青丸。②湿热质，患儿多有腹胀，口臭，大便黏腻不爽，夜卧不宁，磨牙、舌红，苔白厚或黄腻为主，或平素易患湿疹、腹泻。可选用三仁汤或甘露消毒丹加减。肠腑湿热质宜清利肠腑，可予葛根芩连汤。③痰湿质，患儿多体形肥胖、纳呆食少、口中黏腻，发作形式常为失神发作。治宜豁痰开窍，常予涤痰汤化裁。湿象明显者宜佐以芳香化湿或淡渗利湿。④肝郁质，多见于学龄期及青春期患儿。此类患儿多性格内向、沉默寡言，胆小敏感，易合并共患病，如抑郁、焦虑、双相情感障碍、精神病性障碍等。治宜和解疏利为主，可选用柴胡加龙骨牡蛎汤或柴胡疏肝散加减。

虚性体质患儿一般病程较长，服用多种抗癫痫药，有认知损伤，治疗困难的问题。患儿多精神弱或反应迟钝，虚胖或形体消瘦，倦怠食少、舌淡苔白，脉沉。肺虚不固质宜健脾补肺，予玉屏风散化裁；脾气虚弱质宜健脾益气，常予六君子汤化裁；肾精亏虚质宜益肾填精，予河车八味丸加减；心脾不足质宜甘淡养阴，予百合麦冬汤加减；肝肾阴虚质宜滋补肝肾，予六味地黄丸化裁。

【病案举例】

患儿，女，1 岁 5 个月。初诊：2015 年 6 月 27 日。

主因间断昏睡、呲嘴、喉中咕噜声 8 个月就诊。患儿出生 9 个月时无明显诱因出现吃奶时突然昏睡，伴 5～20 秒面色苍白，呲嘴，喉中咕噜声，偶见口唇青紫，昏睡约 24 小时，期间可唤醒，或清醒伴呲嘴数次，继而入睡。发作频率逐渐增多，约 20 日发作 1 次。曾于外院查颅脑 MRI 示额前间隙增宽，双侧脑室体后部白质内斑片状长 T 信号；脑电图示正常。诊断为癫痫。马教授初予涤痰汤、柴胡加龙骨牡蛎汤等治疗 5 月余，效不佳。

2015 年 12 月患儿因发热（最高体温 39.5 ℃），出现 10 余次发作，伴有咳嗽，夜间咳，有痰难咳，鼻塞流涕，流口水多。近期脾气急躁，爱哭闹，喜磨牙。舌红，苔薄白，指纹紫。余未见明显异常。中医辨证属风热犯肺，炼液为痰，热盛动风；治法：散热疏风，豁痰息风。方药：银翘散化裁。药用：金银花 10 g，连翘 10 g，金果榄 6 g，薄荷（后下）6 g，炒鸡内金10 g，蜜枇杷叶10 g，柴胡10 g，前胡10 g，炒紫苏子10 g，荆芥穗10 g，黄芩10 g，芦根15 g，甘草6 g，全蝎5 g，羚羊角粉（冲服）0.9 g、天麻15 g。28剂，水煎服，每日1剂，分2次温服。

二诊（2015年12月30日）：药后未作，外感已愈，晨起口臭，情绪平稳，余可，舌红，苔白厚，指纹紫。追问患儿病史，常因外感发热诱发，平素易上火，咽易红肿，大便易干。考虑患儿为上焦阳热体质，故现虽外感愈，继用银翘散加减，以截断内外相引之机；继用羚羊角粉防止热盛动风。患儿晨起口臭、舌苔白厚，加砂仁化湿运脾。28剂，水煎服，每日1剂，分2次温服。

三诊（2016年1月30日）：药后未作，口臭减轻，余无不适，舌淡红，苔薄白，指纹紫。口臭减轻、舌苔已化，守上方。

患儿予上方加减治疗，一直未发作，已于2019年底停药。

六、补肾调经，治疗月经性癫痫

不少女性癫痫患儿在月经周期中的某个时间点发作频率较平时增加2倍以上。一般将月经某个时期癫痫发作频率增加或程度恶化的癫痫称作月经性癫痫。国外有学者将月经性癫痫分为月经期月经性癫痫（C1型）、排卵期月经性癫痫（C2型）、黄体功能不全型月经性癫痫（C3型）。

中医药治疗月经性癫痫研究较少，林珮琴主张从瘀论治，有学者主张从肝论治取得了一定疗效。马融教授提出"从肾论治"的新观点，认为病变部位在肾，常涉及心、肝，病机关键为肾精亏虚，肾气不足，阴阳转化不利，风痰涌动，内扰神明，外闭经络发为癫痫。肾精亏虚为痫发之根本。若患儿先天禀赋不足，或胎产损伤，或惊恐伤肾，致肾精亏虚，精亏髓空，脑失所养，风痰随逆乱之气乘虚上扰清窍发为痫病；肾精亏虚，肾气不充，天癸迟而不至，冲任失调，胞宫、胞脉、胞络失于滋养，出现月经不调。癫痫反复发作与月经紊乱相互影响，使月经性癫痫发作日久不愈。肾阴阳转化不利为痫发之关键。小儿"肾常虚"，肾阴肾阳均未充盛；女性患儿进入青春期后肾气盛衰随月经周期性变化。月经后期血海空虚，肾阴增长，阴中有阳，"藏而不泻"；月经间期肾阴逐渐充盛，由阴转阳；月经前期肾阳增长，阳中有阴，肾阳渐趋充旺；行经期重阳则开，经血外排，"泻而不藏"，除旧生新，出现新的周期。癫痫的发作与月经节律有关，多于肾阴阳转化之时发作。故治宜益肾填精、补肾调经，使肾气充足，阴阳得以顺利转化，气机调顺以治其本；豁痰息风以治其标，使痰清风静而痫止。

【病案举例】

患儿，女，12岁，2018年2月11日就诊。患儿于19天前（月经前1日）考试后刚入睡突发抽搐，表现为意识丧失、双目上视、口唇发绀、口角流涎、喉间痰鸣、躯干及上肢僵直伴抖动，持续1~2分钟自行缓解后入睡。外院查脑CT、MRI均无异常，脑电图示异常脑电图，各导见较多高-中电位尖波，尖-慢、棘-慢综合波发放，诊断为"癫痫"，予口服维生素B_1、维生素B_6及左卡尼汀治疗。诊时患儿神情、精神可，纳可，寐安，二便调，舌红，苔白腻，脉弦细滑，咽不红。月经初潮：2017年12月31日。末次月经（LMP）：2018年2月12日，量少、色浅红、无血块，无痛经。暂不用药，嘱观察病情。

二诊（2018年3月22日）：患儿于2018年3月22日（月经第2日）刚入睡时无明显诱因突发抽搐2次，表现为意识丧失、双目上视、口唇发绀、口角流涎、喉间痰鸣、全身僵直伴抽搐，持续约2分钟后自行缓解，意识恢复后头晕，两颊及大腿肌肉疼痛，因学业紧张，压力较大，精神紧张疲劳，纳可，寐欠安，易醒，二便调。咽红，舌淡红，苔白腻，脉弦细滑。LMP：2018年3月21日、量多、色正常、无血块。根据患儿月经期发作的特点诊断为月经性癫痫，中医辨证属肾精亏虚，风痰上扰。治宜豁痰息风、补肾调经。处方：石菖蒲15g，胆南星6g，天麻15g，川芎6g，陈皮10g，茯苓15g，羌活6g，铁落花（先煎）10g，煅青礞石（先煎）10g，煅磁石（先煎）10g，麸炒枳壳10g，甘草6g，党参10g，清半夏10g，全蝎3g，炒酸枣仁10g，熟地黄20g，泽泻10g，茯苓6g，山药10g，山萸肉10g，当归10g。28剂，每日1剂，水煎分2次服。

三诊（2018年4月19日）：服药期间未发作，稍有鼻塞，流清涕，余无不适，咽稍红，舌淡红，苔白，脉平。LMP：2018年4月11日，少量血块，有痛经。守方去羌活、清半夏，加金果榄6g，黄芩10g，制远志10g。继服28剂。

四诊（2018年5月4日），服药期间未发作，梦多，咽不红，舌淡红，苔白，脉平。LMP：2018年4月11日，少量血块，有痛经。前方去金果榄，加竹茹10g，甜叶菊叶1g，白芷10g。继服28剂。嘱防外感，调情志。随访6个月，未发作。

王素梅教授诊治小儿抽动障碍经验

王素梅，教授，毕业于上海第一医学院（现复旦大学上海医学院），后分配到北京中医学院东直门医院儿科（现北京中医药大学东直门医院），置身于这样一座中医文化底蕴浓厚的教学医院，并承蒙已故京城儿科名医刘弼臣教授的耳提面命，可谓中西汇通、学验俱丰。其专攻小儿情志类疾病，尤以小儿抽动障碍、注意力缺陷多动障碍、孤独症谱系障碍等神经精神性疾病见长。

在多年临床实践中逐渐摸索并形成了诊治小儿情志疾病的独特思路，对小儿抽动障碍的临床和基础研究造诣颇深，在学习继承刘弼臣教授"从肺论治"儿科疾病的学术思想上，首提从肝脾论治小儿抽动障碍，认为"土虚木亢、风痰扰动"是其病机，确立"扶土抑木"治则，创制验方健脾止动汤，并在 2012 年负责主持制定了中医儿科"抽动障碍"及"小儿注意力缺陷多动障碍"临床诊疗指南。王教授强调"良医不废外治"，她吸纳成人"咽四针"这项传统外治技术，改毫针为揿针，在国内率先将揿针用于小儿难治性发声性抽动的治疗。

王教授从小儿"脾常不足，肝常有余"的生理特点出发，借鉴了古典医籍中有关"瘛疭""筋惕肉瞤""慢惊风"等疾病的描述，提出肝脾两脏功能失调是导致小儿抽动症发生的主要原因。抽动症以"动"为主症，《内经》有云："诸风掉眩，皆属于肝""风胜则动"，其符合"肝亢风动"的病机本质。但王教授认为本病病机病位不唯在肝，肝为风木之脏，肝为标，表象为动，木植根于土，土虚而木摇，自然之道也，脾胃属土，脾为本，土固则木安，土木两脏，生理上互相制约，病理上相互克侮。如《难经》载："见肝之病，则知肝当传之于脾，故先实脾气。"故脾虚宜当抑肝，肝亢更先扶脾。

一、扶土内涵——补脾，健胃，消痰

明代万全在《幼科发挥》中提出："肝常有余，脾常不足者，此却是本脏之气也。盖肝乃少阳之气，儿之初生，如木方萌，乃少阳生长之气，以渐而壮，故有余也。肠胃脆薄，谷气未充，此脾所以不足也。"由此"肝常有余，脾常不足"的小儿脏腑生理特点被中医儿科界奉为圭臬。脾胃为后天之本，主运化水谷，化生气血，因脾胃之体成而未全，全而未壮，常不能适应身体快速成长对水谷精微的需要，加之寒温不适、饥饱不调，故极易损伤脾胃，造成运化失职。脾不健运，胃不和降，水谷精微不化，聚而为痰；气血化生乏源，四肢百骸无以充养；脾不生血，肝失血濡而肝气亢盛。故王教授在小儿抽动障碍的辨治中尤其重视中焦脾胃的复健。

（一）风痰阻络

抽动障碍发作部位复杂，病情变化多端，抽动动作怪异，口中频发怪声，符合"怪病多由痰作祟"的特点；抽动症状多首发头面，后遍及全身，部位症情反复，亦符合风的特性。风痰相合，循经而窜，上达巅顶头面，出现摇头、眨眼、咧嘴、皱眉；侵犯咽喉，出现清嗓、喉中怪声；流窜肢体，出现四肢、肚腹抽动；扰及心神，出现秽语不休。脾为生痰之源，故治痰当先实脾，实脾宜先助运，脾虚痰湿者，多伴有面色不华、纳差、胸闷、脾气乖戾、注意力不集中，舌苔白腻，故治疗以健脾化痰为法，首选二陈汤或六君子汤加减（半夏、陈皮、茯苓、白术、甘草）；风痰流窜，部位多变者，酌加防风、荆芥、天麻、钩藤、白附子祛风化痰；病久络深者，酌加全蝎、蜈蚣、乌梢蛇搜风通络；痰火扰心、神识不聪者，酌加胆南星、石菖蒲、远志，重者可用青礞石、沉香、竹茹。

（二）脾虚食滞，痰瘀伏络

脾主运化，胃主受纳，二者同居中州，为仓廪之官，受水谷而化精微，充养脏腑百脉，肢窍关节，脾主四肢肌肉，脾气健运则肌肉得精微滋养而运动自如。《内经》有云："饮食自倍，肠胃乃伤。"小儿脾胃运化之力素弱，若饮食不知节制，过食肥甘生冷腥膻之物，皆能损伤脾胃，水反为湿，谷反为滞，精气不能输布，壅塞中焦而成积滞，痰湿郁久，化热成瘀，内伏脏腑经络，致肌肉、四肢、脑髓诸窍失于濡养而病变蜂起。食积患儿，多表现为纳差腹痛，胸脘痞闷，口气酸腐、大便干结，舌苔厚腻，故治疗以运脾消滞为法，选方枳实导滞丸（枳实、焦三仙、鸡内金、大腹皮、苍术、大黄），而痰火内盛者，性急易怒，注意力不集中等，酌加黄连、竹茹、黄芩、瓜蒌；痰热瘀阻者，酌加天花粉、地龙、赤芍、虎杖、远志等。

（三）肺脾不足，脾肾两虚

脾属土、肺属金，二者为母子关系，脾虚子亦受病，致肺脾不足，藩篱不固，为外风所不耐，外风易引动内风，则肝肺同病；子病及母，肺虚水道不调，脾虚散精不利，经气不充；天禀不足，命门火衰，脾土失于元阳温煦，则运化不利，水液代谢失调，酿生痰湿；先天之精失于后天之精滋养，则精气匮乏，脑髓失养，神识不聪；肾精不足，水不涵木，则虚风内动。脾肺同病者，多见反复外感，感后抽动复发，平素面色不华、气短懒言、纳差便溏，治疗以益气健脾为法，选用四君子汤加减（太子参、白术、茯苓、甘草）加黄芪；脾肾两虚者，多见形寒肢冷、面无神采、遗尿尿频、头晕善忘，治疗以温补脾肾为法，选用附子理中汤合肾气丸加减（熟地黄、山萸肉、茯苓、山药、熟附子、太子参、白术）。肝肺同病者，酌加辛夷、苍耳子、防风、荆芥、钩藤疏外风、息内风；肾精不足者，酌加女贞子、枸杞子、龟板、鳖甲补肾固精；脑髓不充者，酌加熟地、补骨脂、何首乌、仙灵脾、菟丝子；尿频遗尿者，酌加桑螵蛸、益智仁、芡实、乌药；经气失和者，酌加葛根、桂枝。

【病例举例】

于某，男，9岁。主诉：间断眨眼、清嗓子、腹部抽动1年余。患儿于1年前无明显诱因出现眨眼睛、清嗓子，曾于外院就诊，诊断为"过敏性结膜炎、过敏性咳嗽"，予抗过敏西药治疗后，症状反复不愈，近2个月加重，刻下眨眼、清嗓子频繁，喉中有痰难咳出，偶有腹部抽动，面色暗黄，纳差，大便偏干，舌淡红，苔白，脉细。中医诊断：多发性抽动症（脾虚肝亢，痰气内阻）。治宜健脾化痰，祛风通络。处方：青皮6g，陈皮6g，半夏6g，茯苓10g，白术10g，防风10g，荆芥10g，厚朴6g，木瓜10g，伸筋草15g，谷精草10g，菊花10g，钩藤10g，葛根10g，瓜蒌10g，甘草6g。10剂，每日1剂，水煎服。

二诊：患儿眨眼症状明显减轻，偶有清嗓子，注意力不集中。此乃痰气几去，风气犹存，故治宜祛风利咽、安神开窍。处方：玄参10g，板蓝根10g，射干10g，升麻10g，川芎10g，石菖蒲10g，远志10g，防风10g，生龙骨15g，龟甲10g。20剂，每日1剂，水煎服。

三诊：患儿诸症皆平，唯饮食尚差，改予四君子汤加减调理3个月症状消失。

二、抑木之法——疏肝，平肝，清肝

抑动之本在脾，治本当以扶土；而抽动之标在肝，治标当先抑木。王教授反复强调，治疗抽动症既要正本清源，亦要注重缓急。风气之性，来势急骤，变化迅速，根据"急则治其标"的原理，故抽动症初期阶段应重视从"肝"论治。《小儿要证直诀·肝有风甚》中记载："凡病或新或久，皆引肝风，风动而上于头目，目属肝，肝风入于木，上下左右如风吹，不轻不重，而不能任，故目连眨也。"而《幼科证治准绳·慢惊》中也提到："水生肝木，木为风化，木克脾土，胃为脾之腑，故胃中有风，瘈疭渐生，其瘈疭症状，两肩微耸，两手下垂，时复动摇不已，名曰慢惊。"从病因病机和证候特点来看，肝亢风动与抽动症中某些症状的发生密切相关。

（一）外风引触，五志过极

王教授认为造成抽动症反复发作的两大诱因是呼吸道感染和情绪异常波动。前者多由于患儿素秉体弱，易于罹患外感；或先天体质敏感，易被风邪所扰，外风乘虚袭络，血虚肝脉失养，引触内风，合痰湿壅塞经络致抽动加重，其多起于头面，眼、鼻、咽喉为好发部位，多出现眨眼、蹙眉、耸鼻、清嗓，根据外风侵袭部位及发病时间，投以疏外风、息肝风之品，如防风、荆芥、桑叶、菊花、辛夷、苍耳子、谷精草、青葙子、射干、玄参、北豆根等。后者多由于情志不遂，五志过极，气郁而肝失调达，患儿常表现为性格内向、不喜交流、敏感自卑多疑、胸闷喜叹息，依据患儿性格及临床特点，治以疏肝解郁之法，选方柴胡疏肝散或四逆散加减（柴胡、白芍、枳壳、青皮、陈皮、香附）。痰气交阻者，酌加半夏、厚朴、苏叶、藿香；痰瘀互结者，酌加瓜蒌、薤白、半夏、郁金、石菖蒲、丹参。

（二）肝肾不足，肝阳偏亢

肝藏血为木脏，肾藏精为水脏，母子之脏，精血互生，从这一角度来看，肝肾同出一源，二者联系紧密。若小儿体禀肾精不足，或后天失养，或久病肾损，则精血亏虚，水不涵木，肝体失养，肝亢生风，肝血不足，筋脉失濡。对于长期反复发作抽动且失治误治的患儿，临床常显"久病及肾"

或"久病成虚"之态，表现为形体偏瘦、头晕善忘、五心烦热、夜寐不实、舌红少苔、脉细，故治疗应以养血滋阴，平肝潜阳为法，选方天麻钩藤饮加减（天麻、钩藤、杜仲、枸杞子、桑寄生、女贞子、旱莲草、沙苑子）。肝阳偏亢者，酌加生龙骨、生牡蛎、生龙齿、珍珠母、灵磁石；精血不足者，酌加龟板、鳖甲、肉苁蓉、何首乌、桑椹。

（三）肝火亢盛，心肝火旺

气有余便是火。小儿肝、心常有余，二者阳气偏亢，阴液不足，会呈现病理上的功能亢进，表现为各种火热证（实火或虚火）。火热之邪可由本脏而生，亦可由他脏转化，如情志过极，宠溺过度，或课业负担重，精神压力大，或家庭环境不良，亲子关系紧张，可致肝气不舒，久则气郁化火；如母病及子，肝火扰动心火，心肝火旺；嗜食肥甘，湿热久稽，耗伤阴液，化火生风。故肝火偏亢或心肝火旺或肝经湿热的患儿多出现脾气急躁、抽动频繁有力、动作幅度大、喉中怪声连连，治疗应以清热平肝为法，选方泻青丸或清肝达郁汤加减（龙胆草、栀子、柴胡、白芍、黄芩、川芎、当归、菊花、丹皮）。目赤眨眼者，酌加谷精草、决明子、密蒙花、葳蕤仁；摇头扭颈者，酌加白蒺藜、羌活、葛根；喉中怪叫者，酌加锦灯笼、射干、青果、拳参；四肢抽动有力者，酌加桑枝、白附子、全蝎、蜈蚣；腹部抽动者，酌加白芍、甘草、木瓜、陈皮；口疮尿赤者，酌加知母、黄连、生地；心烦不寐者，酌加百合、灯心草、酸枣仁、茯神。

【病例举例】

董某，男，10岁。主诉：频繁眨眼、咧嘴、四肢抽动4年余。患儿家长诉其自从上学时，便出现不自主地眨眼、咧嘴、抖手、蹬腿等抽动动作。几经求治未见明显效果，又慑于西药不良反应，未予规范用药，近1年病情加重。刻下症见：频繁眨眼、摇头、咧嘴，手足不可自控的抖动，脾气急躁，静坐难安，夜寐时有喊叫，大便干结，舌红，苔黄腻，脉弦数。中医诊断：多发性抽动症（心肝火旺）。治宜清肝泻火，平肝潜阳。处方：龙胆草6 g，栀子10 g，黄芩6 g，防风10 g，桑枝10 g，伸筋草15 g，谷精草10 g，菊花10 g，葛根10 g，当归10 g，远志10 g，生龙齿15 g，生石决明10 g，全蝎5 g，生大黄5 g，甘草6 g。7剂，每日1剂，水煎服。

二诊：患儿情绪较前稳定，抽动明显减轻，时有咧嘴、眨眼，大便质软。此为肝火暂息，余焰未尽，效不更方，原方去生大黄，改予瓜蒌 10 g，继服 14 剂。

三诊：患儿抽动症状进一步减轻，自述疲劳时或紧张时仍有不自主抽动，此为肝风尚存之余象。处方：龙胆草 3 g，防风 10 g，荆芥 10 g，桑枝 15 g，葛根 20 g，菊花 10 g，何首乌 10 g，生龙齿 15 g，当归 10 g，龟甲 10 g，鸡血藤 10 g，山药 10 g，茯神 10 g，木瓜 10 g，伸筋草 15 g。继服 1 个月。

四诊：患儿服药期间，配合情绪疏导，抽动症状基本控制，自述身体易疲劳，记忆力较差，继予天麻钩藤饮、缓肝理脾汤加减调理近半年，抽动未再复发。

三、重视情志调护，饮食管理

对于多发性抽动症患儿来说，日常中诸多因素可造成抽动复发或加重。因此，平时的生活调护与病时的药物治疗二者同等重要。饮食上，诸如海鲜、煎炸类食品，含咖啡因、色素添加剂的软饮料，膨化食品，各种含铝、含铅食物应主动避免食用，积极补充富含 B 族维生素的食物；保证充足睡眠，避免高强度脑力，杜绝沉迷网络或长时间看电视；适当的体育锻炼，增加户外运动时间；营造宽松的生活学习空间，鼓励孩子多加入群体生活，感受朋友亲情的温暖，不要过度关注或指责患儿的症状，卸下其心理包袱，增加战胜疾病的自信心。王教授强调家庭氛围的和谐及饮食调护是治疗的重要环节，不可偏废。

四、不废外治，巧用微针

抽动障碍的治疗素以病程长、变化多、易反复的特点著称，而发声性抽动又是整个疾病过程中症状最复杂、医治难度最大、收效最慢的一个症结。王教授在常年实践中，深刻意识到单纯药物治疗对于某些顽固性发声性抽动实难取效的客观事实，她博采众长，通过吸纳针灸疗法中的揿针技法，结合"扶土抑木法"辨证思维体系，采用针药并施，调和肝脾及五脏阴阳，在临床上取得了意想不到的疗效。

揿针疗法以人体背俞穴为主，主穴肺俞调畅气机、祛风利咽，为抑制喉部发声的要穴；心俞宽胸理气、安神宁志、抑心火、通脑络；肝俞疏肝利胆、息风止动；脾俞健脾和胃、利湿升清；肾俞益精增智、调和阴阳，常配伍"咽四穴"局部活血行气利咽，大椎、身柱穴醒脑调神，诸穴配合以安五脏气血，达标本兼治之效。

注："咽四穴"位于喉结旁，前正中线旁开约 2 寸，以喉结高点水平，沿甲状软骨边缘向上、向下各 5 分，左、右共 4 个治疗点。功效：利咽止音。

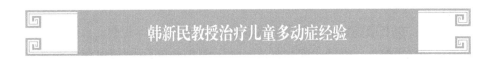

韩新民教授治疗儿童多动症经验

韩新民，男，1957 年 4 月生，江苏扬州人，中共党员，医学博士，南京中医药大学教授、主任中医师、博士研究生导师。国家中医药管理局重点学科南京中医药大学儿科学科带头人，原卫生部国家临床重点专科江苏省中医院儿科负责人。

韩教授从事中医儿科医疗、教学、科研工作近 40 年，他医术精湛，医德高尚，深受患者信赖，2015 年被评为"南京市首届最美妇儿医生——最感人医生"。他创建了儿童多动症心肝火旺证的辨治理论体系，提出了"哮喘必当活血通腑"的学术观点，学术成就斐然。

韩教授对儿童多动症有独到的见解；在长期的临床工作中，形成了辨证与辨病相结合、汤药、成药和针推相结合的诊疗特点。该特点符合儿科临床实际需求，疗效确切，得到了专家认可。现将本病有关学术观点及治疗经验介绍如下。

一、病程短、实证多，心肝火旺可予安神定志

儿童多动症又称注意缺陷多动障碍，目前临床较为多见。韩教授通过长期的临床观察，认为心肝火旺证是现在儿童多动症的主要证型之一，占儿童多动症的 40% 以上。其原因是：①现代小孩以独生子女居多，家长溺爱，小儿一旦所欲不遂，易发脾气，长久以往，导致性情急躁，任性冲动，正如《儒门事亲·卷一·过爱小儿反害小儿》说："富家之子，得纵其欲，稍不如意则怒多，怒多则肝病多矣！"②家长对子女期望过高，管教过严，教育失当，学业负担重，孩子体育锻炼和娱乐活动过少，身心不得放松，导致郁怒于肝，肝失条达，疾病由生；③现代小儿饮食多喜荤厌蔬，喜食辛香甜

味，易生痰化火，扰动心肝；④环境污染，有害物质一旦侵入，皆可暗损于肝，久则肝失疏泄，肝病从生。肝主疏泄，无论情志失调还是罹患外邪，均可导致肝气郁结，甚则郁而化火，火性上炎，易致肝阳上亢，而见烦躁易怒、冲动任性、多动不安等表现；火灼津液，津血同源，易损伤肝阴，筋脉失于濡养，故见多动等症状；患病日久，肝郁化火损伤阴液，导致肝阴不足，肝血亏虚，藏血舍魂功能失调，而上不荣心脑，神机失养，下不荣肢体筋脉，而见注意力不集中、多动不安等表现。

心肝火旺证患儿主症：多动多语、冲动任性、性情急躁易怒、注意力不集中。兼有下列 2 项次症，即可诊断心肝火旺证：①做事莽撞、易顶嘴、所欲不遂即发脾气；②好惹人，常与人打闹；③面赤、烦躁、易出汗；④大便秘结、小便色黄。典型舌脉：舌质红或舌尖红，舌苔薄或薄黄或薄黄腻，脉弦或弦数或弦细。

针对该证，中医治疗当遵循清心平肝、豁痰开窍、安神定志的治法；首选方剂为安神定志灵。自拟方安神定志灵组成：醋柴胡、黄芩、连翘、决明子、钩藤、郁金、石菖蒲、天竺黄、当归、生地、益智仁、炙远志。安神定志灵是针对儿童多动症心肝火旺证这一主要证型而设立的，方中黄芩、连翘苦寒清心泻火；醋柴胡、郁金疏散肝郁之热；决明子清肝火、平肝阳，泄热通便；天竺黄清解无形之痰；钩藤平肝息风止痉；石菖蒲豁痰开窍；当归养血活血，生地清热凉血滋阴，两者合用滋养肝肾之阴；当归更有助于决明子润肠通便；益智仁补肾益智；炙远志祛痰开窍，宁心安神。诸药合用，清心平肝，豁痰开窍，可使心火得清，肝阳得平，肝肾得补，阴阳得调，多动不安、注意力不集中等症状得以消除，达到安神定志之目的。

【病案举例】

田某，男，9 岁。系独生子，足月顺产，其母孕期无病。从小好动任性，近 2 年来尤其明显，上课难以静坐，不注意听讲，老师反映上课经常做小动作，乱讲话，干扰同学，甚至与同学打架，常不遵守纪律，作业粗心，成绩中下。平时性情急躁，好发脾气，冲动任性，常与父母顶嘴，所有玩具无一完好，看电视动画片也不能静坐，做事有头无尾。形体较胖，喜食"肯德基"等荤性食品，爱喝可乐，不吃蔬菜，大便干结难解，三四日一行，小便色黄，舌红，苔薄黄微腻，脉弦。注意力测试、划消测试、静坐试验、平衡试验、翻手试验、指鼻试验均为阳性。辨证为儿童多动症心肝火旺证，治拟清心平肝、安神定志，方选安神定志灵加减。安神定志灵去益智仁、生地，加炒栀子、制大黄、羚羊角粉（另冲）以增强清心平肝泻火之力。服药2周后，诸症明显改善，上课小动作明显减少，注意力较前集中，性情急躁、冲动任性明显好转，大便已转正常。改用安神定志灵原方续服4周，诸症基本消除，但成绩尚未明显提高。再予安神定志灵颗粒剂和小儿智力糖浆，续服4周，以巩固疗效。共治疗10周，诸症痊愈。家长反映与以前判若两人，老师反映已能遵守纪律，安心听讲，认真做作业，成绩有进步。随访6个月，病情未见复发，成绩良好，被选为小组长。

二、病程长、转虚证，从肝论治后期肝肾双补

韩教授认为肝的病理变化过程贯穿疾病始终，故常在辨证的基础上，又从肝立法，根据病情特点及所处不同阶段，以安神定志灵加减，配合清肝、平肝、疏肝、柔肝、养肝等治法，以期矫枉纠偏，恢复肝的生理功能，使诸症得平。疾病后期，以滋补肝肾为法。《临证指南医案·肝风》曰："肝为风木之脏，因有相火内寄，体阴而用阳，其性刚，主升主动，全赖肾水以涵之，血液以濡之。"肝脏正常的生理功能有赖于肾水的涵养、血液的濡润。小儿多有"肾常不足"的生理特点，肾精不足，无以滋养肝阴，加之小儿感邪后易从火化，久病损伤津液，最终导致肝肾不足。肾主骨生髓，肾阴不足，则髓海失充，神机失养；肝阴不足，藏血舍魂功能失调，故见注意力不集中、记忆力下降等症状。

韩教授在儿童多动症的后期阶段，多注重肝肾双补，常用枸杞子、制龟甲、制鳖甲、生地黄、山萸肉等肝肾双补之药，精血足则阴阳自平，髓海足则灵窍自开。肝阴宜敛宜收，补肝与敛肝同用，则事半功倍，故多用白芍、乌梅、山楂等补阴敛肝之品；滋补之品多黏腻，运用时可佐以绿萼梅、陈皮、佛手等理气和中之品补而不滞；记忆力差、夜寐不安者，常加益智仁、酸枣仁。擅用安神定志灵加减治疗儿童多动症，然临床实际中患儿症状多变，病情所处阶段各异，加之个体差异，切不可拘泥一方，当因人、因时而异，随症加减。且认为治疗儿童多动症除了药物治疗，还当辅以心理行为治疗，注意饮食结构，养成良好的生活习惯，减轻患儿的压力，配合针灸治疗，从多种途径入手，增加治疗的有效性。

【病案举例】

患者，男，11 岁。注意力不集中伴多动 1 年余，上课难以静坐，时常开小差，作业难以完成，学习成绩较差。平素脾气暴躁，冲动任性，食纳尚可，嗜食肉类及油炸食品，厌食蔬菜。大便偏干，两三日一行，小便色稍黄，舌尖红，苔黄腻，脉弦数。注意力商数和控制力商数均小于 85，多动指数为 1.8，脑电图未见明显异常。诊断为注意缺陷多动障碍，辨证属心肝火旺证，治宜清心平肝，豁痰开窍，安神定志。处方：醋柴胡 6 g，黄芩 10 g，连翘 10 g，决明子 10 g，钩藤 10 g（后下），夏枯草 10 g，青礞石 20 g（先煎），郁金 10 g，天竺黄 10 g，当归 10 g，生谷芽 10 g，炙远志 6 g，莱菔子 10 g，甘草 6 g。21 剂，水煎服。并嘱患儿注意饮食平衡，多食蔬菜，忌可乐等饮料和海腥之品，同时，要求不玩手机，不打电子游戏，少看电视。

3 周后二诊：脾气急躁较前明显缓解，大便正常，基本能够日行一次，多动症状较前缓解。原方去醋柴胡、黄芩、夏枯草，加陈皮 6 g，法半夏 8 g，石菖蒲 10 g，继服 28 剂。

4 周后三诊：经治疗后，诸症大减，注意力集中时间较前明显延长，作业能够按时完成。舌红少苔，脉细弦。原方去青礞石、钩藤、天竺黄、莱菔子，加枸杞子 10 g，白芍 10 g，生地黄 10 g，益智仁 10 g，28 剂。

四诊时复查，注意力商数和控制力商数均大于 85，多动指数为 0.8。再以颗粒剂续服 4 周，以缓图收功。后随访，家长诉老师反映上课注意力能够集中，学习成绩进步明显。

按语：患儿初诊以心肝火旺邪实为多，早期治疗多以清心平肝祛邪为主，方中黄芩、连翘苦寒清心泻火；醋柴胡、郁金、决明子、夏枯草，清肝火，疏散肝郁之热，决明子兼泄热通便；当归养血活血、甘温润肠、兼制上药苦寒之味；钩藤平肝息风止痉，青礞石平肝潜阳，天竺黄清解无形之痰，炙远志祛痰开窍，生谷芽消谷助运兼条达肝气，莱菔子消食化痰兼润肠通便。诸药合用清心平肝，豁痰宁心，使心肝之火得清，阳亢得平，邪热得去，故患儿脾气急躁改善明显，诸症得缓。二诊患者心肝火势得泻，故去大半清心平肝之品，以免攻伐太过，但痰邪未清，故患儿仍有注意力不集中等表现，加陈皮、法半夏、石菖蒲等加大祛痰之力，开窍醒神。三诊邪已尽去，以肝肾阴虚为主，故去原方青礞石、钩藤、天竺黄、莱菔子；加枸杞子、白芍、生地黄、益智仁，以补肝肾之阴，调和阴阳。四诊患儿基本正常，予以颗粒剂继服 4 周，以缓图收功，巩固疗效。从疾病的诊治过程来看，韩教授在辨证的基础上，围绕肝的状态酌情采用不同的治肝之法，并配合剂型的变化，提高了疗效。

三、稳疗效、调体质，长期服药善用中药膏滋

内服膏剂，又被称为膏滋，是将药物煎煮、去渣浓缩后，加入辅料收膏而成的一种半液体制剂，"滋"在《说文解字》中解释为"益也"。秦伯未在《膏方大全》中言："膏方者，盖煎熬药汁成脂液，而所以营养五脏六腑之枯燥虚弱者，故俗亦称膏滋药。"膏滋具有因人制宜、兼顾补养与治疗、高效简便的特点。

近现代以来，尤其是新中国成立后，中医学得到稳定发展，膏方的发展更是突飞猛进，江苏、浙江等多地相关医院均设立专门的膏方门诊，这使得膏方的受益群体大幅增加，临床应用范围也不断扩大。

多动症患儿在病情稳定后，仍需要服药一段时期，因汤剂既要费时煎熬，又因药味较苦，所以患儿多数不愿长期服药。这时，韩教授多采用膏方制剂，以方便患儿较长时间服药，从而达到稳定疗效、调节体质的作用。

【病案举例】

余某，男，7 岁。多动不安，注意力不集中 1 年余，伴抽动 1 个月。患儿近 1 年来上课注意力不集中，好动多语，常袭扰其他同学，不能自制，烦躁易怒，时有顶撞老师，学习成绩较前明显下降，近 1 个月来，又出现眨眼、耸鼻子、歪嘴、清嗓子等动作。刻诊见多动不安，眨眼、耸鼻子、歪嘴、清嗓子时作，脾气急躁，夜寐汗多，食纳可，大便偏干，两三日一行，小便色黄，夜寐汗多。舌质红，苔薄黄腻，脉弦数。诊断为注意缺陷多动障碍共患抽动障碍。辨证属肝亢风动、痰热内扰证。治宜清心平肝息风、豁痰开窍定志。处方：夏枯草 10 g，炒决明子 10 g，青礞石 20 g（先煎），醋柴胡 6 g，黄芩 10 g，胆南星 6 g，钩藤 10 g（后下），石菖蒲 10 g，郁金 10 g，青葙子 10 g，蝉蜕 6 g，葛根 15 g，土牛膝 10 g，炙远志 6 g。21 剂，并同时辅以针刺治疗。饮食方面以清淡、营养丰富为主，少食油腻煎炸食品及碳酸饮料。

二诊时患儿诸症均减，唯清嗓子、眨眼缓解不明显，舌红，苔薄，脉

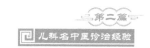

弦。原方去青礞石、醋柴胡、黄芩、胆南星，加炒白芍 15 g，密蒙花 10 g，炒牛蒡子 10 g，蜈蚣 2 条。21 剂。

三诊时患儿诸症减轻，多动抽动之症不显，偶有喉中吭声，此时痰火之症已去，肝肾阴虚渐现，治转补益肝肾，方用六味地黄丸加减：生地黄 10 g，山萸肉 10 g，麦冬 10 g，玄参 10 g，白芍 10 g，山药 10 g，茯神 10 g，丹皮 10 g，石菖蒲 10 g，木蝴蝶 3 g，桔梗 6 g，生甘草 6 g，焦山楂 10 g，芦根 15 g。28 剂。

四诊时，患儿诸症已控制，无特殊不适，遂在上方基础上加味，制成膏滋，服用 2 个月，以补益肝肾、宁心安神、稳固疗效、调理体质。同时，指导家长合理教育，心理辅导，配合治疗。随访半年未再复发。

薛征教授治疗小儿癫痫及抽动症、多动症经验

薛征教授为第三批全国老中医药专家学术继承人，海派徐氏儿科第五代传承人，中医儿科专业博士后，博士研究生导师，师从国医大师王世民教授、王烈教授、全国名中医贾六金教授、天津名中医马融教授、上海名中医虞坚尔教授。薛教授继承并总结名老中医学术思想及临床经验，崇尚中医经典与临床实践相结合，善于小儿癫痫、抽动症和多动症的治疗，认为此三者病证发作各具特点，又相互联系，存在共性，同时结合小儿生理病理特点，临证灵活化裁银翘散施治，常得良效。现总结如下，以飨读者。

一、清热解痉，镇肝息风，以治其风

风为阳邪，轻扬开泄，小儿阳气稚嫩升发，易为风邪所伤。风邪所侵，游走于腠理或内扰脏腑。《临证指南医案》曰："内风乃身重阳气之变动。"小儿肝气未实，易为风邪鼓动，肝风内动，肝魂受扰，可见情志异常。风邪上扰，伤及头目，可见眨眼、努嘴或两目上视等。风邪袭击脑络，脑窍不通，可见患儿突然昏仆，不省人事。风邪窜扰四肢肌肉，可见肌肉跳动不适，或肢体活动过多，或四肢抽搐等。又因风邪善动而数变，故患儿症状发作具有突发性、反复性和变幻性的特点。故治拟清热解痉、镇肝息风，方用银翘散合天麻钩藤饮化裁。

【病案举例】

患者，男，10 岁。2018 年 6 月 9 日初诊。主诉：间断抽搐 2 年，加重 1 月余。病史：患儿于 2016 年因感冒高热惊厥 1 次（体温 40.1 ℃），后间断出现惊厥，表现为突然双目斜视，双上肢抽搐，昏仆，呼之不应，颈项强直，牙关紧闭，无口吐白沫，无大小便失禁，症状持续 1～2 分钟后自行缓解。至上海某西医院就诊，脑电图检查提示：①痫样放电；②监测期间多次出现癫痫事件，结合临床考虑额叶癫痫。头颅 MRI：未见明显异常。西医诊断：癫痫。予口服奥卡西平抗癫痫药物治疗。近 1 个月来，患儿发作频次增加，为求进一步中西医结合治疗，故来我院就诊。刻下：患儿精神正常，形体消瘦，寐安，纳可，小便调，大便硬。舌质红，苔白厚，脉数。平素脾气急躁，偏爱零食，主食纳少。中医诊断：癫痫，属风痫证。治法：清热解痉，镇肝息风。方药：银翘散合天麻钩藤饮化裁。处方：连翘、金银花、炒僵蚕、炒牛蒡子、薄荷（后下）、天麻、钩藤（后下）、煅龙骨（先煎）、石决明、炒鸡内金、桔梗、枳实、煅牡蛎（先煎）、炒莱菔子、炙甘草等。14 剂，每日 1 剂，水煎 200 mL，分早晚饭后温服。薛教授认为患儿脾气急躁，大便硬，肝火内旺，肝失条达，加天麻、钩藤平肝息风，石决明平肝潜阳兼清热，煅龙骨、煅牡蛎清肝火、镇肝风，佐莱菔子、鸡内金消食和胃，助运中焦枢纽，加枳实苦降下气，以给邪气出路。

二诊（2018 年 6 月 23 日）：患儿服药后于 2018 年 6 月 18 日发作一次，发作症状同前，持续约 1 分钟，食量增加，睡眠安，小便调，大便干。舌质红，苔薄白，脉数。方药：守上方 14 剂，加瓜蒌子，去薄荷。

三诊（2018 年 7 月 8 日）：患儿服药期间未再发作，继续守方加减连续治疗半年后逐减西药，病情稳定，无发作。

二、清热养阴，柔肝息风，以降其火

《素问·至真要大论》曰："诸热瞀瘛，皆属于火。"《医学正传·患儿科》曰："夫患儿八岁以前曰纯阳，盖其真水未旺，心火已炎。"患儿纯阳之体，邪气侵扰易合阳化热化火，若火热扰神，可见神志不清，甚者昏仆。《临证指南医案·肝风》曰："肝为风木之脏，因有相火内寄，体阴而用阳，其性刚，主动主升。"火热与心相通，心火炽盛，子病及母，心病及肝，小儿肝气未充不能耐受，故可见心神扰乱，狂躁不安，骂人毁物。肝在体合

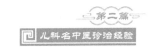

筋，其华在爪，开窍于目，火热伤阴，筋骨失于濡养，故可见肌肉或四肢抽搐。故治拟清热养阴、柔肝息风，方用银翘散合芍药甘草汤化裁。

【病案举例】

患者，女，8岁，2018年7月7日初诊。主诉：眨眼、挤眉2月余，加重一周。病史：患儿于2个月前无明显诱因开始出现眨眼、挤眉等症状，家长未予重视，近一周来患儿眨眼、挤眉症状加重，并出现不自主抖手，遂来我院就诊。刻下：患儿神清，眨眼、挤眉、抖手动作频繁，不能自主，怕热、口干、口渴，无腹痛、吐泻。纳差，二便调，夜寐安。舌红，苔薄白，脉数。中医诊断：抽搐症，属火热伤阴证。治法：清热养阴，柔肝息风。方药：银翘散合芍药甘草汤化裁。处方：连翘、金银花、炒天麻、钩藤（后下）、炒牛蒡子、白芍、炙甘草、灵磁石（先煎）、炒密蒙花、薄荷（后下）、炒青葙子、莱菔子。7剂，每日1剂，水煎200 mL，分早晚饭后温服。薛教授认为患儿主要表现为眨眼、挤眉、抖手症状。肝开窍于目，热邪内扰，气血受损，故加天麻、磁石镇肝息风，密蒙花、青葙子清热泻火，白芍、炙甘草酸甘化阴，柔肝息风，小儿脾胃娇嫩，加莱菔子甘平和胃，减轻矿石类药物不良反应。临床在辨证施治时，若小儿抽动以眨眼、揉眼为主者，薛教授喜加青葙子、密蒙花、谷精草、木贼；以耸鼻、吸鼻为主者，加辛夷、苍耳子；以喉咙发声为主者，加木蝴蝶、胖大海、金荞麦、西青果、锦灯笼；以鼓肚子为主者，加木瓜、伸筋草、片姜黄；以耸肩为主者，加伸筋草、桑枝；以点头为主者，加羌活；出现夜寐不安则加远志、灵磁石、夜交藤、酸枣仁。

二诊（2018年7月14日）：患儿服药后眨眼、抖手动作减少，饮食改善，睡眠、大小便正常。舌红，苔白略厚，脉数。方药：守上方，去炒天麻、钩藤、薄荷。守方加减连续治疗约半年后，患儿症状逐渐控制。

三、清热化瘀，健脾化痰，以消其痰

怪病多由痰作祟，脾为生痰之源，肺为贮痰之器，小儿脏腑娇嫩，脾胃功能薄弱，痰邪易内生，肺脏发育不完善，则津液输布失常，蓄于体内，阻碍气机，邪气化热化火，痰热胶结，瘀阻经络，致性情失常，喜怒无常，口出秽语，甚至打人毁物。痰瘀上攻脑络，脑窍不通，神明受损，可致突然仆倒，神昏不识人，呼之不应，口吐涎沫，或口中怪叫。《素问·调经论》

曰："血气不和，百病乃变化而生。"痰瘀互结，影响津液代谢，气血周流不畅，脏腑失养，邪气更盛，或借火热风邪之力，困于肢体肌肉，致肌肉无端抽动不适。痰瘀互结体内不散，影响气血代谢循环，气滞血瘀，挟风邪作乱，游走不定，致肢体动作失常，故可见肢体躁动不安、活动过多等。或气血运行受阻，经脉拘急，出现四肢抽搐等。故治宜清热化瘀、健脾化痰，方用银翘散合温胆汤化裁。

【病案举例】

患者，男，9岁。2018年8月22日初诊。主诉：注意力分散4年余，加重3个月。病史：患儿于4年前因注意力容易分散，难以集中思想听课，并经常干扰其他同学，于上海某西医院进行相关检查后提示注意缺陷多动障碍，进行短期心理辅导及行为干预治疗，因患儿不配合中断。近3个月来，患者症状明显加重，情绪不稳定，常和同学发生冲突，成绩偏差。家长因顾虑西药不良反应，遂来就诊于中医。刻下：患儿神清，坐立不安，烦躁，家长向医生陈述病情时，患儿多次打断。睡眠安，家长诉患儿睡眠中眼睛半睁，胃纳可，二便调。舌暗，苔腻，脉沉。中医诊断：多动症，属痰瘀互结证。治法：清热化瘀，健脾化痰。方药：银翘散合温胆汤化裁。处方：连翘、金银花、炒僵蚕、白菊花、桔梗、牛蒡子、牡丹皮、伸筋草、陈皮、清半夏、竹茹、赤芍、钩藤（后下）、炙甘草等。7剂，每日1剂，水煎200 mL，分早晚饭后温服。薛教授认为患儿烦躁好动，脾气大，睡眠中眼睛半闭，脾虚肝旺，肝火内动，生痰生热，久病化瘀，痰瘀互结，闭阻经络，致性情失常，故加陈皮、清半夏散结化痰，竹茹健脾化痰，白菊花清肝泻火，钩藤柔肝疏风，赤芍、牡丹皮活血化瘀，伸筋草苦温健脾、祛风舒筋，炙甘草甘甜补脾。

二诊（2018年8月29日）：家长诉患儿服药无困难，能够主动配合服药，不抗拒复诊。睡眠、饮食正常，小便正常，大便一两日一行，质软成形。舌红，苔白厚，脉数。方药：守上方，加全蝎，守方加减连续治疗1个月后，患儿复诊表现有所改善，春季开学已返校。

小儿癫痫、抽动症和多动症虽症状各异，但异中有同，即肢体或肌肉的异常活动。结合小儿生理病理特点，三者临床表现符合风、热、痰、虚的致病特点，银翘散出自于《温病条辨》："风淫于内，治以辛凉，佐以苦甘；热淫于内，治以咸寒，佐以甘苦。"方中金银花、连翘清热解毒，牛蒡子发

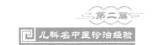
散风热，薄荷疏肝风、透表邪。因此，薛教授认为具有清热解毒、透表疏风功效的银翘散与其病因病机最为贴切。因小儿稚阴稚阳之体，故常去寒性药物淡竹叶、淡豆豉，以防寒伤正气，去荆芥以防发散太过影响药力发挥，常加虫类药如僵蚕、蝉蜕以搜风祛风。

现代药理研究表明，银翘散具有较强的解热、抗感染、抗过敏及调节免疫机制的作用，并可作用于中枢神经系统和外周组织，从而调节大脑中枢和外周组织中多巴胺物质。研究发现银翘散君药连翘含有多种化合物，其中主要活性成分金丝桃素对多巴胺分泌水平具有明显的调节作用。其中连翘酯苷具有保护神经的作用，可明显改善脑供血、供氧，改善记忆，提高学习能力，并具有抗DNA损伤作用。薛教授巧妙结合银翘散方药组成特点，灵活应用于患儿癫痫、多动症和抽动症的治疗中，常得良效，充分发挥了中医特色和创新精神。

许华教授治疗小儿过敏性紫癜的临床经验

许华教授是岭南黎氏儿科第三代传人，现任传承工作室负责人。许教授善从风、热、湿、瘀着手论治小儿过敏性紫癜，在缓解皮疹、腹痛、关节痛等症状，预防及改善肾损伤方面成绩斐然。现分述如下。

过敏性紫癜是一种以全身小血管炎症为主要病变的血管炎综合征，临床主要表现为皮肤紫癜、黏膜出血，也可伴皮疹、关节痛、腹痛及肾损伤等，是儿童中发病率最高的血管炎。本病属中医学"血证"范畴，与中医古籍中所记载的"葡萄疫""肌衄""紫癜风"有相似之处，通常称"紫癜""紫斑"。《灵枢·百病始生》云："阳络伤则血外溢，血外溢则衄血；阴络伤则血内溢，血内溢则后血。"许教授经过长期的临床观察与总结，提出过敏性紫癜发病与风、热、毒、湿、瘀、虚等相关，其中风、热、湿、瘀起关键性作用。

一、重视祛风除湿，清热解毒

风热毒邪入侵，湿热内伏是本病的主要病因。小儿肌肤薄，藩篱疏，肺卫不固，最易受外邪侵袭，尤以风、热之邪为主。外感风热之邪，郁于肌肤，阻于经络，迫血妄行，发为斑疹。过敏性紫癜的皮疹分批出现、此起彼伏、变化多端，伴皮肤瘙痒、关节肿痛游走不定等表现，均符合"风者，善行而数变"及"无风不作痒"的特征。虽说"治风先止血，血行风自灭"，但小儿过敏性紫癜单用清热凉血法效果往往不够理想，常须配合重用祛风药，疗效益彰。许教授在临证时每加用质轻味薄的风药以助疏表，驱邪外出，常选防风、荆芥、蝉蜕、紫苏叶、薄荷、白蒺藜、地肤子、紫草、白鲜皮等。许教授尤喜用防风一药，其"辛能散肝，香能舒脾，风能胜湿，为理脾引经要药"。蝉蜕，质轻浮，气清虚，味咸甘寒，既能祛外风，又能息内风，可疗皮肤瘾疹疮疡。《本草纲目》云："治脏腑经络，当用蝉身；治皮肤疮疡风热，当用蝉蜕。"许教授运用蝉蜕时常选大剂量（10～20 g），不可久煎。另外，防风、荆芥、紫苏叶药性虽偏温，但辛散之力强，与清热凉血之品配伍使用，具有"火郁发之"之深意。

患儿常因饮食不节或不洁，脾胃受损，湿邪内生，湿阻中焦，纳运失司，则见腹胀、腹痛，纳差；湿浊下注，则见小便混浊不利，甚则见肉眼泡沫；湿热阻滞经络，留滞关节，则见关节疼痛或屈伸不利；湿性黏腻、湿邪为患，病程缠绵，易反复。临证时许教授喜用地肤子、白鲜皮、土茯苓、薏苡仁等药。地肤子、白鲜皮两者均有清热利湿、祛风止痒解毒之功效，常相伍使用，使风、湿、热三邪同祛。土茯苓性平味甘淡，入肝、胃、脾经，《本草纲目》云其"为阳明本药，能健脾胃，去风湿"。薏苡仁为甘和之品，功能健脾益胃、清热除湿、缓和拘挛，与土茯苓配伍使用，除湿蠲痹止痛之效佳，对于湿热毒邪滞留经络、关节所致之关节疼痛有良效。此外，许教授在灵活运用祛湿药时常加木香、砂仁、厚朴、陈皮等理气之品，使气行湿自化，达事半功倍之效。木香性味辛温香散，能升能降，《本草纲目》云其"乃三焦气分之药，能升降诸气"，尤其善行胃肠之气而止痛，兼有健脾消食之功，凡脾胃肠腑气滞所致诸证均为常用之品。砂仁气味辛温而芬芳，《本草纲目》言其"属土，主醒脾调胃，引诸药归宿丹田。香而能窜，和合五脏冲和之气"，故为开脾胃之要药，和中气之正品。苍术苦燥辛散，既能燥湿除胀满，又可下气宽中，乃治湿阻中焦之要药，常与陈皮配伍使用。

二、活血化瘀贯穿始终

许教授认为，小儿过敏性紫癜存在"瘀阻经络"的特点，血瘀存在于本病发展的全过程中。因此，活血化瘀法应贯穿过敏性紫癜治疗的始终。《血证论》中云："此血在身，不能加于好血，而反阻新血之化机，故凡血证总以去瘀为要。"许教授认为，要寓养血、活血于止血之中，使血止而瘀祛。临证时多用川芎、当归、生地黄、牡丹皮、赤芍、丹参、三七、桃仁、红花、大黄等。在过敏性紫癜后期，邪势已衰，正气亦损，许教授常用仙鹤草、鸡血藤等补血活血之品，以扶正祛邪、攻补兼施。许教授尤喜用仙鹤草一药，此药性味苦、涩、平，收敛止血，养血补虚，其补虚有"赛人参"之誉，为补气养血之妙品。

综上，许华教授归纳总结出过敏性紫癜急性期的经验效方——消癜汤。其组成为：水牛角、生地黄、赤芍、牡丹皮、荆芥、防风、紫苏叶、蝉蜕、茜草根、紫草、土茯苓、地肤子、甘草。方中水牛角性咸寒，入血分，善清心肝胃之火，凉血解毒，为治血热毒盛之要药，可作为犀角的代用品，用量约为犀角的十倍；生地黄清热凉血、养阴生津；赤芍清热凉血、散瘀止痛；牡丹皮泻血中伏热、凉血散瘀。四药合用，使热清血宁，而无耗血动血之虑，凉血止血又无冰伏留瘀之弊。紫草一药功两用，既能清热凉血，又可解毒透疹，合茜草根增强活血化瘀之力；荆芥、防风为药对，相须为用，祛内外之风，清里外之湿，炒炭还能止血；紫苏叶、蝉蜕量小疏风，量大祛风，以其合荆芥、防风之性温，于清热凉血之品中，透发郁热，有引邪外出之意；土茯苓祛湿解毒，地肤子疏风祛湿，以清解毒邪之法，缓除湿邪之弊。随症加减：关节肿痛合四妙丸，腹胀便秘合大黄牡丹汤。另外，许华教授提出"良医不废外治"，自拟外洗方：紫苏叶 50 g，蝉蜕 30 g，蒲公英 50 g，紫草 50 g。

三、切忌过早温补

在过敏性紫癜病的缓解期，随着清热凉血止血的治疗，患儿的紫癜多数得以控制，然而有部分患儿仍存在舌苔厚腻、大便干结、皮疹反复、血尿等表现。许教授认为这与紫癜患儿体内余邪未清有关，尤其是湿邪。此时需祛湿与运脾同时进行，不可过早进行温补，以免留邪于内，经久不愈。病程日久，气随血耗，或阴液受损，故慢性期以气虚或阴虚为主，则用健脾益气、滋阴清热等方法，多选用参苓白术散、二至丸加减。

四、注重调摄，加强锻炼

过敏性紫癜患儿发病前通常会有上呼吸道感染或服食某些食物、药物等诱因。饮食不慎是过敏性紫癜复发的主要诱因。过敏性紫癜患儿常为特异性体质，许华教授重视治未病，防传变，发病早期强调饮食管理。本病以血热为主，饮食宜清淡。主食以大米、面食、玉米面为主，多吃瓜果蔬菜。对曾产生过敏而发病的食物，如鱼、虾、蟹等，应绝对禁忌。当过敏性紫癜症状完全控制，随诊 3 个月以上无复发，可逐步恢复发病前的食谱，但要注意不能过量，遵循从少到多、从一种到多种的原则。药物也是引起过敏性紫癜的中药因素。应避免使用与本病发生相关的药物，以防过敏性紫癜再次复发。"正气存内，邪不可干"，许教授常鼓励患儿积极参加体育锻炼，增强自身体质。

【病案举例】

李某，男，8 岁。因"双下肢瘀点 3 天"就诊，刻诊：双下肢可见密集针尖大小瘀点，以胫前为主，双侧对称，稍高出皮肤，压之不褪色，伴瘙痒，双踝关节肿痛，低热，咽痛，轻咳，腹软，脐周轻压痛，无黑边，无肉眼血尿，舌红，苔薄白，脉浮数。查血常规、尿分析正常。许教授认为，此乃风邪侵袭机体，损伤脉络，离经之血外溢肌肤黏膜而成。治当祛风凉血、清热解毒，散瘀宁络并举，辅以调整卫气，使风祛、瘀散、络宁，血循常道而出血自止。内服处方：银翘散合消癜汤加减，药用银花、连翘、牛蒡子、桔梗、薄荷、防风、紫苏叶、蝉蜕、水牛角、生地黄、赤芍、牡丹皮、紫草、地肤子、甘草。3 剂。每日 1 剂，水煎服。配合外洗方同治。

二诊：热退，双下肢瘀点大部分消退，双踝关节轻度肿胀，稍压痛，腹痛缓解，原方去牛蒡子，加土茯苓。3 剂，每日 1 剂，水煎服。配合外洗方同治。

三诊：皮肤瘀点消退，关节无肿痛，无腹痛，大便稍干，舌稍红，苔白，脉细略数。上方去银花、连翘、薄荷，加白蒺藜。服 3 剂而愈，随访 3 个月无复发。

【病案举例】

陈某，女，9 岁。因"双下肢瘀点 8 天，伴右踝关节肿痛 1 天"就诊，刻诊：发热，体温 39 ℃，双下肢密集鲜红色瘀点、瘀斑，以臀部、胫前、双踝关节为主，双侧对称，大小不一，部分融合成片，右踝关节肿痛，腹隐痛，无黑便、肉眼血尿，纳差，口臭，大便 4 日未解。舌红，苔黄厚，脉滑数。查血常规、尿分析正常。许教授认为，六淫之邪易从火化。小儿脾常不足，饮食不节，导致脾胃运化失司，湿毒聚生，蕴而化热，化火动血，灼伤络脉，迫血妄行，外发肌肤，迫血外溢而成紫癜。治当清热泻火，凉血止血，佐以活血祛瘀。内服处方：消癜汤加减，药用水牛角、生地黄、赤芍、牡丹皮、川芎、生石膏、知母、蝉蜕、紫草、土茯苓、地肤子、大黄、桃仁、山栀子、厚朴、木香、茜草根、甘草。3 剂，每日 1 剂，水煎服。配合外洗方同治。

二诊：热退，大便通，紫斑减少，肿痛减轻，腹痛缓解，舌红，苔微黄，脉滑。上方去生石膏、知母、大黄，加土茯苓、牛膝、山楂。3 剂，每日 1 剂，水煎服。配合外洗方同治。

三诊：皮肤瘀点大部分消退，关节肿痛缓解，无腹痛。上方加丹参。服5 剂而愈，随访半年无复发。

【病案举例】

王某，女，10 岁。因"全身反复红色皮疹、瘀点 1 个月，血尿 1 周"就诊，患儿进食大量虾蟹后出现皮疹，刻诊：臀部、双下肢见密集针尖至黄豆大小皮疹，微高出皮肤，色紫红，压之不褪色，低热，无咳嗽，无腹痛，无关节肿痛，大便稍干结，纳呆，茶色尿，舌红，苔黄，脉滑数。查血常规正常。尿分析：尿潜血（＋＋），红细胞（＋＋）。许教授认为，患儿乃因饮食不节，湿毒内聚，化火化热，迫血妄行，外溢肌肤而成紫癜，火热壅盛，灼伤肾络则尿血。故予清热解毒、凉血止血为则。内服处方：消癜汤加减，药用水牛角、生地黄、赤芍、牡丹皮、紫苏叶、蝉蜕、茜草根、小蓟、川芎、紫草、土茯苓、地肤子、甘草。3 剂，每日 1 剂，水煎服。配合外洗方同治。

二诊：服上方后，皮疹、瘀点明显减少，尿色较前减淡，但双下肢仍有少许新发出血点。效不更方。守上方3 剂，每日 1 剂，水煎服。配合外洗方同治。

三诊：皮疹、瘀点基本消退，无新发出血点。尿分析：蛋白（＋＋），潜血（＋＋），红细胞（＋＋）。舌稍红，苔白，脉弦。证属邪热渐解，余毒未清，瘀阻肾络。治以消癜汤合桃红四物汤加减：桃仁、红花、川芎、当归、生地黄、赤芍、牡丹皮、紫苏叶、蝉蜕、茜草根、小蓟、益母草、紫草、土茯苓、甘草。14剂。每日1剂，水煎服。

四诊：尿蛋白（±），尿潜血（+），红细胞（±），守上方随证加熟地黄、阿胶、女贞子、墨旱莲。14剂，每日1剂，水煎服。终愈。嘱禁食虾蟹、海味等发物，以防再发。

李新民教授治疗儿童特殊发作类型癫痫临床经验

李新民，教授，主任医师，医学博士，博士研究生导师，首批全国优秀中医临床人才，天津市教学名师。现任天津中医药大学第一附属医院儿科学科带头人、科主任、教研室主任，兼任中华中医药学会儿科分会副主任委员、儿童肺炎协作创新共同体副主席、儿科流派传承创新共同体副主席、世界中医药学会联合会儿科专业委员会副会长、中国中药协会呼吸病药物研究专业委员会副主任委员、全国中医药高等教育学会儿科教育研究会副理事长等职。

李教授从医30余年，精专儿科，着重于小儿癫痫、肺系疾病及肾病的研究。在小儿癫痫方面，传承并进一步发展了当代著名儿科专家李少川教授"扶正祛痰法治疗小儿癫痫"的学术思想和临床经验，特别是针对一些特殊发作类型的癫痫，积累了独特的经验。根据多年的临床实践，李教授认为"痰阻气逆"是小儿精神运动性癫痫的基本病机，痰浊动风或痰火壅盛为其病理演变；腹型癫痫的病机主要责之"脾虚痰阻，气机失调"，其病位主要在脾，病理机制主要责之"痰、气、虚"三个方面；失神发作的病机乃"少阳枢机不利，三焦气化失司"，其病位主要在肝，兼涉脾脏。根据其病机特点，总结提出"顺气豁痰法治疗小儿精神运动性癫痫""健脾祛痰调气和中法治疗小儿腹型癫痫""从肝脾辨治小儿失神发作性癫痫"等论点，不仅丰富了中医治疗癫痫的证治体系，且进一步提高了癫痫的临床疗效。

癫痫是由多种病因所引起的脑部神经元异常放电所导致的短暂性脑功能

失调，是以反复发作的、短暂性脑功能失常为特征的临床综合征。中国抗癫痫协会在 2015 年新版癫痫临床指南中将癫痫定义为不是单一的疾病实体，而是一种有着不同病因基础、临床表现各异，但以反复癫痫发作为共同特征的慢性脑部疾病状态。癫痫的发作类型众多，除部分性发作、全面性发作、癫痫性痉挛外，还可以表现为各种反射性发作。其发作的表现形式既可以是常见的局灶性抽搐、全面性抽搐，也可以是非抽搐性意识障碍、某些行为性发作，或某些主客观性表现形式，如头痛性、呕吐性、腹痛性、阅读性、旋转性、下棋性、眨眼性及发笑性等特殊类型癫痫。而这些特殊类型癫痫往往首诊表现怪异，无肢体抽搐、意识障碍不重、儿童高发、表述不清等，以致就诊途径有误，治疗方法不当，容易误诊、误治，甚至丧失最佳的治疗时机。中医药学在癫痫治疗方面进行了许多有益的探索，并以其疗效显著、不良反应小，以及独特的作用方式而为广大患者所接受。随着医疗技术的进步和现代实验方法的应用，传统中医药治疗癫痫的价值得到了更好的体现。但目前关于中医治疗某些特殊类型的癫痫临床报道较少，李教授现将自己多年临证经验及学术思想予以总结。

一、顺气豁痰法治疗小儿精神运动性癫痫

小儿精神运动性癫痫又称复杂部分性发作，因其多由颞叶病变引起，故又有颞叶癫痫之称，是儿童癫痫的一个特殊发作类型，临床以发作性运动障碍同时伴有精神异常为特点。本病发作前患儿多有恐惧感，较大儿童可出现幻觉、出汗等。继而出现意识丧失或处于朦胧状态，重复刻板动作如摸索、耸肩、转圈、咀嚼、伸舌等，还可出现肢体麻木、咽部阻塞感等。发作后多有疲乏、嗜睡、头痛、呕吐等症状。本病发作频率较高，反复多次发作往往影响智力，使记忆力和理解能力减退，预后较差。李教授根据其证候特点，认为本病病因为痰，痰邪上逆，迷闷心窍，心失所主，则神志恍惚，甚则神志丧失。痰浊壅盛，引动肝风，则合并肢体抽搐。痰郁化火，痰火充盛，上并于心，神不宁舍，故作狂笑。若痰降气顺，则发作渐息，神志逐渐苏醒。由此提出"痰阻气逆"是小儿精神运动性癫痫的基本病机，痰浊动风或痰火壅盛为其病理演变。针对这一病机，李教授提倡采用顺气豁痰法治疗小儿精神运动性癫痫。临证选用石菖蒲、胆南星、半夏、青礞石等药物的同时，配伍枳壳、沉香等味以调顺气机，豁痰开窍，进而调整机体，达到抗痫效应。李教授总结其运用顺气豁痰法治疗精神运动性癫痫患儿 38 例，以石菖

蒲、青果、半夏、青礞石、胆南星、陈皮、枳壳、川芎、沉香、神曲为基本方。因惊致痫者，加琥珀、朱砂；痰浊动风者，加僵蚕、钩藤、生铁落；痰火壅盛者，加黄芩、栀子、代赭石；正气偏虚者，加太子参、茯苓。观察周期 6 个月以上，并长于 3 个发作间歇期。结果显示获显效者 24 例（63.2%），有效者 5 例（13.2%），总有效率为 76.3%。治疗后患儿发作频率明显降低，由治疗前每日发作 1 次以上者 17 例治疗后减为 5 例（$P < 0.01$），治疗前每月发作 1 次以上者 33 例治疗后减为 18 例（$P < 0.01$），其中每日发作者最短获效时间仅 1 周（发作频率 $< 50\%$），平均获效时间为 3.3 周，同时检测脑电图改善与临床疗效基本一致，临床取得较好的疗效。

二、健脾祛痰调气和中法治疗小儿腹型癫痫

腹型癫痫是一种较少见的自主神经性癫痫，现称为自主神经发作，多在儿童期发病，临床以发作性剧烈腹痛为主要表现，具有突发性、反复性、自解性等痫证发病的一般特点，病程相对较长，临床往往需要较长时间的治疗，其诊治规律不同于一般性腹痛，也有别于昏仆、抽搐为主症的其他发作类型。李教授根据其证候规律，认为本病病位主要在脾，病理机制主要责之于虚、痰、气三个方面。提出本病病机为"脾虚痰阻，气机失调"。脾虚痰阻，中焦气滞，故发腹痛；若痰气上逆，蒙蔽清窍，则合并意识障碍。痰气骤聚骤散，若痰静气顺，则发作渐止，故临床表现为反复发作和自然缓解性。治疗不可偏执一端，痰自脾生，健脾则绝生痰之源；治痰先治气，气行痰自消，故该病治疗宜以健脾祛痰、调气和中法为主。临证用药以太子参、茯苓健运脾胃，石菖蒲、半夏、胆南星祛痰醒神，橘红、枳壳、厚朴调畅气机，加川芎活血行气，芍药、甘草和中缓急。李教授总结其治疗的 31 例腹型癫痫患儿，以此为基本方，并根据患儿体质阴阳偏盛、病史、伴发症状等不同，酌加不同药物。对于脾虚痰阻、意识障碍明显者，加用郁金，伴下肢疼痛者，加木瓜、独活；痰热偏盛者，选加黄芩、菊花、天麻、竹茹、代赭石等；痰浊动风，时伴肢体抽搐者，加天麻、钩藤；痰瘀交阻者，重用川芎，酌加郁金、桃仁、红花等，随症加减，结果显示治疗后显效者 25 例（80.6%），有效者 4 例（12.9%），总有效率达 93.5%，25 例复查脑电图，其改善程度与临床疗效相一致，取得良好疗效，说明健脾祛痰、调气和中法对本病治疗具有一定意义。

三、从肝脾辨治小儿癫痫失神发作

失神发作是癫痫发作的另一种类型，好发于 5~10 岁儿童，主要表现为突然发生意识丧失，两眼茫然凝视或上翻，发作多持续 5~15 秒，停止后继续原来的活动。一般典型的失神发作预后较好。但是部分难治性患儿，特别是不典型的失神发作，或伴发其他发作类型的患儿，往往需要联合用药，甚至缠绵难愈。李教授结合本病发作特点，认为本病病位主要在肝，兼涉脾脏，临证从肝、脾论治，认为本病病机乃"少阳枢机不利，三焦气化失司，脾虚痰伏"，复因诱因，痰浊上蒙，清窍不利，则神志丧失。若痰降气顺，则痫发渐止，故治以疏利少阳、健脾祛痰、镇惊开窍法为主，宗柴胡加龙骨牡蛎汤加减。常用药物：柴胡、黄芩、半夏、茯苓、桂枝、党参、龙骨、牡蛎、生铁落、胆南星、石菖蒲。李教授总结其治疗的 19 例失神发作患儿，且多伴有其他发作类型，或脑电图表现不规则、不对称的棘慢波，呈不典型的失神小发作，对丙戊酸钠等常规治疗效果不理想。以柴胡加龙骨牡蛎汤为基本方，伴抽搐者加僵蚕、全蝎；恶心、呕吐者加陈皮、竹茹；自动症明显者加青礞石、钩藤；大便干结、发作频繁者加大黄、紫雪散，配合小剂量丙戊酸钠 [5~10 mg/(kg·d)] 口服，观察 6 个月为 1 个疗程，连续用药，待完全控制发作 2 年后，渐减丙戊酸钠用量，直至停药。结果显效者 16 例（84.2%），有效者 2 例（10.5%），总有效率为 94.7%。脑电图也得到相应改善。本实验研究显示，从肝脾辨治小儿癫痫失神发作，宗柴胡加龙骨牡蛎汤加减，不仅可明显减少西药用药剂量，而且提高了抗癫痫的疗效。

【病案举例】

林某，男，8 岁。1988 年 11 月 27 日初诊。反复发作脐周剧烈疼痛 11 个月，发作时面色苍白、头晕乏力，严重时伴呕吐痰涎，每次持续 30~40 分钟，1~2 日发作 1 次，发作后入睡，醒后如常。某医院曾进行体格检查及各项理化检查未发现异常，查脑电图不正常，考虑为腹型癫痫，予苯巴比妥 15 mg，每日 3 次，服药后 2 周发作逐渐控制，但 3 个月后病发如故。诊时，已自停苯巴比妥 16 天，患儿面黄少华，纳差乏力，舌质淡，苔薄白，脉滑弱，次日于腹痛发作时查脑电图示痫性放电。诊断为腹型癫痫。证属脾虚痰阻，气机逆乱。治宜涤痰顺气、健脾和中。处方：石菖蒲 10 g，胆南星 9 g，半夏 6 g，橘红 6 g，枳壳 9 g，厚朴 9 g，茯苓 12 g，太子参 9 g，川芎

6 g，白芍 12 g，天麻 10 g，羌活 6 g，甘草 6 g。每日 1 剂，分 2 次服。药后 1 周发作渐止，再仿上方继续治疗，6 个月后改为散剂巩固疗效，1 年以后曾先后 2 次复查脑电图均未见明显异常，2 年后停药，追踪至 13 岁一直未见发作。

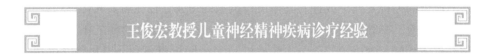

王俊宏教授儿童神经精神疾病诊疗经验

王俊宏教授系北京中医药大学东直门医院儿科主任，儿科教研室主任，师承京城"小儿王"刘弼臣教授及国家名中医丁樱教授。现任北京中医药大学中医儿科临床学系主任，北京中医药大学学术委员会委员，北京中医药大学教学名师，全国优秀中医临床人才。王俊宏多年以来致力于中医药治疗儿童神经精神系疾病的诊疗和科研工作，理验俱丰，尤其在儿童注意缺陷多动障碍、儿童抽动障碍、儿童孤独谱系障碍等疾病的治疗方面有独到见解。

一、燮理阴阳，宁神定志以治疗注意缺陷多动障碍

儿童注意缺陷多动障碍是儿童时期常见的神经发育障碍性疾病之一，主要临床表现为注意力缺陷、多动和冲动行为，在中医古籍中未见本病症名的专门记载，根据其临床症状目前多将其归属于中医学的"健忘""脏躁""躁动""失聪"等范畴。《素问·生气通天论》云："阴平阳秘，精神乃治。"本病病位常涉及脑和五脏，"阴阳失调，阴虚为主，阴不制阳，阴常不足，阳亢有余；脏腑失调，五脏均及，神伤为主"为其病机特点，《素问·阴阳应象大论》说："阴静阳躁……阴在内，阳之守也，阳在外，阴之使也。"故而该病总体以阴阳失衡、脏腑失调为主因，以虚为本，以实为标，虚证为主，实证为辅。

人体以五脏为中心，通过运行周身的经络与六腑、五官、九窍、五体等组成复杂周密的系统。五脏贮藏精气，发挥其正常的生理功能；脑为髓海，五脏六腑之精气皆上汇于脑。五脏与脑生理联系密切，通过精、气、血、津液的作用，上下沟通，协调共济，共同维持人体的生命活动。若五脏失调，功能失司，进一步影响脑的生理功能，以致人体生命活动、知觉感觉和肢体

运动功能失调，发展为注意缺陷多动障碍。

痰和瘀均是人体脏腑功能失司、津液运化代谢失常的病理产物，小儿阳、肝、心，三者有余者，易生风化火；阴、脾、肺、肾，四不足者，常酿痰生瘀，痰瘀互结，致心欲宁而火不灭、窍欲开而痰不去、智欲聪而血不养、思欲睿而精不力、行欲检而瘀不散，在临证治疗中要注重停痰与瘀血同治。刘完素亦言："大抵血滞心窍……调平血脉，顺气豁痰。"故遣方用药不应拘于一脏一腑，而以扶五脏正气为主，兼施化痰、瘀之类。五脏气正，痰瘀失其生源，为治本，稍佐化痰、瘀之专药，助脏腑正气祛邪，为治标，虽不专化痰、瘀，实有化痰、瘀之效。临床常以自拟静宁方（太子参、熟地黄、枸杞子、五味子、远志、石菖蒲、茯苓）加减化裁，诸药合用，使得气血调，阴阳和，共奏益气养阴、调和阴阳、祛瘀化痰、宁神定志之效。

【病案举例】

刘某，男，9 岁。刻诊：注意力欠佳，小动作多，脾气急躁，性情易怒，盗汗明显，手足心热，喜食肉荤，夜寐欠安，易翻身踢被，大便 1～2 日 1 次，质稍干，小便正常，舌胖大，有齿痕，苔黄腻，脉滑数略弱。既往史：近 2 年患儿注意力不集中，学校老师反映患儿上课注意力欠佳，小动作多，不能久坐，上课时经常跟同学说话，打断老师讲课，甚至上课期间随意走动，不能主动完成家庭作业，学习成绩相对落后。多次就诊与当地医院口服中药，效果欠佳。出生史：足月顺产，产程长，家长诉有窒息史，Apgar评分不详，无抢救史，出生体质量 5 kg。生长发育史与同龄儿无明显异常。家族史：否认疾病相关家族史。注意缺陷多动障碍筛查量表（SNAP-Ⅳ）得分 53 分，多动指数 3.0，诊断为注意缺陷多动障碍。由五脏失调，功能失司，阴常不足，阳亢有余所致，考虑其病程迁延，有痰瘀互结之象，但小儿脏腑娇嫩，不任攻伐。故以自拟静宁方治之，药用太子参、生地、熟地黄、石菖蒲、郁金、醋五味子、枸杞子、茯苓、炒枳实、生白术、醋鸡内金、生山楂、牡丹皮、夏枯草、炒酸枣仁、瓜蒌、远志。7 剂，每日 1 剂，水煎服。

二诊：注意力较前集中，可安静 15～20 分钟，盗汗较前好转，余症状较前无明显改善，大便日行 1 次。舌胖大而红，苔黄，脉滑数，考虑痰瘀互结，黏滞留恋。予上方加竹茹。14 剂，每日 1 剂，水煎服。

三诊：学校老师反映上课期间其注意力集中程度较前持久，对学习兴趣增加，正常交流增多，打扰他人行为较前减少，但小动作仍多，晨起口中有异味，夜眠安，大便日行 1 次，稍干，舌脉同前。予上方加黄连。14 剂，每日 1 剂，水煎服。

四诊：家长及老师反映其小动作减少，注意力不集中较前改善，学习成绩提高，近日睡眠期间偶翻身踢被。舌淡红，苔薄黄，脉滑。予上方去太子参、熟地黄，加胆南星、桃仁。14 剂，每日 1 剂，水煎服。

五诊：患儿诸症减轻，SNAP-Ⅳ得分 18 分，多动指数 2.2。患儿上课注意力不集中现象较前明显缓解，学习效率提升、成绩进步，有小动作过多或打扰他人行为，经老师提醒能自我控制，冲动行为明显改善。此后继予上方加减服用，定期复诊，巩固疗效。

二、平肝调脾，化痰息风以治疗抽动障碍

抽动障碍是儿童时期常见的神经发育障碍疾病，以突然的、反复的、快速的、不自主的、无节律的一个部位或多个部位肌肉运动性抽动和（或）发声性抽动为临床特点，可归属于中医学"惊风""瘛疭""肝风"等范畴。正如《内经》云："诸风掉眩，皆属于肝。"宋·钱乙《小儿药证直诀·肝有风甚》指出了"目连劄"责之于肝风内动。《景岳全书·发搐（十八）》云："搐，抽搐也，是即惊风之属，但暴而甚者，谓之惊风，微而缓者，谓之发搐。发搐不治，则渐成惊风矣。"抽动障碍病因是多方面的，与先天禀赋不足、感受外邪、情志失调等因素有关，其病位责之五脏，主要在肝，病初多为实证，迁延不愈易转为虚证。

王俊宏教授认为本病的核心病机为"肝风内动，风痰阻络"，自拟菖菊止动方（组成：石菖蒲、菊花、黄连、白芍、钩藤、全蝎、制远志、郁金、法半夏），以平肝息风，化痰通络止动。方中石菖蒲功可开窍豁痰，醒神益智，化湿开胃；菊花平抑肝阳，清肝明目，疏风散热，清热解毒；钩藤清热平肝，息风止痉，全蝎主入肝经，性善走窜，既平肝息风，又搜风通络。白芍酸敛肝阴，养血柔肝，调肝理脾，平抑肝阳；黄连清热泻火，尤善祛脾胃大肠湿热，湿去则痰消，半夏辛温而燥，长于燥脾湿而化痰浊，郁金既能清利肝胆湿热，又能活血祛瘀，行气解郁，清心凉血；远志具有安神益智、交通心肾、祛痰、消肿之效。诸药合用，共奏平肝息风、化痰通络止动之效。

如若见耸鼻甚者，则配伍辛夷、苍耳子等通利鼻窍；如若见眨眼甚者，则配伍谷精草、决明子清肝明目；如若见咽部不利、喉中异声者，则配伍玄

参、板蓝根、蝉蜕、僵蚕疏风清利咽喉；如若见四肢抽动甚者，则配伍木瓜、伸筋草舒筋活络；如若见烦躁易怒者，则配伍栀子、牡丹皮清肝泻火。

【病案举例】

王某，男，9岁。眨眼及上肢抽动半年余。症见挤眉眨眼，双上肢抽动，发作较频繁，偶有清嗓，纳少挑食，夜眠不安，大便干结，两三日一行，舌质红，舌苔黄，脉弦数。此乃脾虚肝旺、肝风内动、痰瘀阻络所致。治以息风止动方加减：菊花、钩藤、黄连、石菖蒲、制远志、生龙骨、珍珠母、石决明、牡丹皮、法半夏、天麻、片姜黄、白芍、全蝎、麸炒白术、醋鸡内金、生山楂、炒酸枣仁、蝉蜕、玄参、板蓝根、伸筋草。14剂，每日1剂，水煎服。

二诊：服药后，眨眼及上肢抽动频次较前减少，食欲及睡眠较前好转，大便仍干结。舌脉如前。上方加瓜蒌、枳实。继服14剂，每日1剂，水煎服。

三诊：清嗓基本消失，抽动频次较前明显减少，大便正常。上方去玄参、板蓝根、瓜蒌、枳实。继服14剂，每日1剂，水煎服。

四诊：近几日感冒后，清嗓频繁，出现鼻塞症状，眨眼及上肢抽动频次增多。上方加辛夷、炒苍耳子、蒲公英。继服14剂，每日1剂，水煎服。

五诊：眨眼基本消失，鼻塞及上肢抽动频次明显减少。继服上方20剂，巩固疗效。

三、脾为核心，补虚泻实以治疗孤独症谱系障碍

孤独症谱系障碍，以社会交流和交往障碍、兴趣狭窄及刻板重复的行为方式为主要临床表现。在中医古籍中并无孤独症的病名，而是将其放在"语迟"和"胎弱"之中。孤独症病因复杂，受到先、后天因素的共同影响，同时症状繁多。临床中患儿多有胃肠道症状、情绪问题及睡眠障碍，正如《灵枢·本神》所言："脾气虚则四肢不用，五脏不安。"孤独症本质为神经精神发育障碍，故以虚为本，而脾为后天气血生化之源，可通过健运脾胃以达到弥补先天不足且化痰祛瘀。因此脾气的强弱及其化生水谷精微的能力，在一定程度上决定了小儿能否正常生长发育。故孤独症谱系障碍中医辨治应以脾为核心，兼顾他脏。

孤独症患儿常有神经精神系统疾病家族史，或有产程过长、产伤及母孕

期服药等病史。故应考虑"痰""瘀"两种病理产物的存在。小儿调脾贵在运而不在补，补益之品会滋腻碍胃，助湿生痰。《诸病源候论》所云："脾胃虚弱，不能克消水浆，故有痰饮也。"痰随气升，蒙蔽清窍，小部分患儿方药中稍加补肾填精之品即出现刻板行为增多，喃喃自语频繁，可见其体内已存在痰瘀聚集。此时在运脾的基础上，须配合祛痰开窍、活血化瘀之品，切勿一味行补益之法。组方可以二陈汤化裁，核心症状明显者加石菖蒲、远志，饮食欠佳者加山楂、鸡内金。

孤独症病程长，一旦发病症状持续终身。除沟通交流障碍和刻板行为两种核心症状外，伴随的胃肠道症状、情绪及睡眠问题也可以成为困扰家长的难题。因此在治疗孤独症的过程中，既要认识到其病机本质，也要注意兼症的治疗。紧抓就诊近期的主要矛盾，做到补虚兼顾泻实，治本同时治标。

【病案举例】

李某，男，6岁，发现沟通交流困难3年余，外院确诊为"孤独症"，症见：与家人交流存在刻板回答，发音欠清，眼神交流欠佳，可理解简单的指令，情绪不稳，食用柑橘类水果后兴奋明显，紧张时有身体异动及口出怪声。进食后嗳气频繁，腹胀，口中异味，大便两日一行，质硬，色深，粪便中存在不消化的食物，入睡困难，夜尿频，舌红苔薄白，脉细。此乃脾肾两虚、痰瘀互结所致，治以运脾补肾，理气化痰。用二陈汤加减：法半夏、陈皮、茯苓、山药、白芍、鸡内金、生山楂、炒枳实、石菖蒲、远志、酸枣仁、连翘、熟地黄、山茱萸、牡丹皮、瓜蒌、益智仁、菟丝子、黄芪、生白术、柴胡、金银花、黄芩。14剂，每日1剂，水煎服。

二诊：情绪较前平稳，大便质可，食物残渣较前减少，无腹胀，嗳气减少，仍有口中异味，舌脉同前，纳可，眠安。上方去柴胡、金银花、黄芩，加南沙参。14剂，每日1剂，水煎服。

三诊：情绪平稳，无腹胀，偶有嗳气，大便中仍有食物残渣，无口中异味。守方继服14剂，每日1剂，水煎服。

随访1年余，患儿病情基本稳定，可坚持功能锻炼，15个月后消化系统症状反复，治疗方法同前。

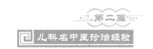

张葆青教授运用膏方调治儿童神经精神行为性疾病经验

张葆青教授是山东省名中医，行医 30 余载，勤求古训，衷中参西，尤其对儿童癫痫、抽动障碍、哮喘、肺炎喘嗽等疾病的诊治具有丰富的临床经验。临证时擅用膏方，认为膏方不仅能补益调理，还可作为治疗手段，对儿童常见慢性疾病进行持续治疗。现将张葆青教授运用膏方调治儿童神经精神行为性疾病的经验介绍如下。

一、膏方调治儿童疾病的特点、优势及原则

膏方，又称膏剂或膏滋药，与中医药传统的剂型"膏剂"既相似又有区别，具有浓度高、体积小、药性稳定的特点，服用时无须煎煮，口感好，贮存携带方便，适宜长期服用。《活幼心书》中记载："小儿喘疾，重于咳嗽，然有虚实冷热之分……虚冷者，投枳实汤，水姜煎，并如意膏、补肺散、坎离汤，自效。"可见在我国运用膏方调治儿童疾病由来已久。

1. 寓攻于补，攻补兼施

小儿为稚阴稚阳之体，膏方补益的原则是补虚泻实，以平为期。张葆青教授在运用膏方调治儿童疾病时强调要掌握好扶正补虚与祛邪泻实的比例，寓攻于补，攻补兼施。如对于厌食患儿，"阳明以通为补"，运用膏方时应补中带消，补消得宜，选用药物时要注意芳香醒脾，运脾健脾，而不要一味滋补，以防滋腻碍胃。

2. 因时制宜，而不拘于四时

中医治疗疾病时注重因时制宜，如《素问·四气调神大论》云："春夏养阳，冬秋养阴……逆之则灾害生，从之则苛疾不起。"临证时要顺应四时，但不拘泥于时令。

3. 牢牢把握"稚阴稚阳"特点

小儿稚阳未充，稚阴未长，用药宜清灵活泼、平和柔润、阴阳相济。如补气多用党参，慎用人参，《本草正义》指出："党参能补脾养胃、润肺生津、健运中气，本与人参相差不远，其尤可贵者则健脾运而不燥，滋胃阴而不湿，润肺而不犯寒凉，养血而不偏滋腻，鼓舞清阳，振动中气而无刚燥

之弊。"

4. 合理配伍应用运气方

五运六气开拓了中医思维，处方适当配伍《三因极一病证方论》中的运气方，能起到事半功倍的作用。

二、张葆青教授运用膏方调治儿童神经精神行为性疾病经验

（一）癫痫

张葆青教授认为小儿癫痫四种病理机制为痰、瘀、虚、热。在审因分型论治的同时注重分五脏论治。通过多年的临床实践证实，膏方在控制儿童癫痫的发作及增强体质、增智、提高中医药治疗依从性等方面有独特优势。

【病案举例】

张某，男，9岁。2019年10月初诊。发作性四肢抽搐3年，2年前于某医院诊为"癫痫"，服用抗癫痫药物控制不佳，故转中医治疗。患儿发作时意识丧失，双目上视，口吐白沫，喉中痰鸣，面唇色青，肢体抖动，平素胆小易惊，烦躁易怒，情绪不稳，敏感内向，记忆力不佳、汗多。舌淡红，苔白厚，脉弦滑。若按传统辨证，则该患儿除具备"风痫"主症外，惊痫、痰痫、瘀痫、虚痫各证型也具备其中一两条表现，病机较复杂。因此，在服用1~2周中药汤剂稳定症状后，改膏方口服。

初诊膏方（2019年11月2日）：柴胡90 g，桂枝90 g，党参90 g，太子参90 g，龙齿300 g，红参片30 g（另煎），鹿角胶45 g（烊化），熟地黄120 g，麸炒白术100 g，白术400 g，陈皮90 g，清半夏60 g，茯神200 g，胆南星30 g，石菖蒲120 g，桑枝150 g，川牛膝90 g，生地黄120 g，干姜45 g，盐杜仲60 g，菟丝子60 g，葛根240 g，广藿香60 g，钩藤240 g，豆蔻60 g，益智仁120 g，制远志60 g，浮小麦300 g，炒甘草45 g，冰糖200 g。

患儿初诊膏方服用2个月后，发作频率有所减少，期间偶尔感冒，有时停药。

二诊膏方（2020年1月18日）：柴胡90 g，桂枝90 g，党参90 g，炒白芍120 g，龙骨300 g，黄芩120 g，天竺黄90 g，白术200 g，干姜45 g，牡蛎200 g，清半夏90 g，茯神150 g，陈皮90 g，麸炒枳壳90 g，石菖蒲

120 g，黄连 30 g，连翘 60 g，炒白术 200 g，菟丝子 90 g，天麻 90 g，牛膝 120 g，木瓜 150 g，盐杜仲 60 g，川芎 60 g，广藿香 60 g，钩藤 300 g，炒酸枣仁 150 g，炒甘草 45 g，冰糖 200 g。

二诊时已为庚子年运气，故合用天干方牛膝木瓜汤，受疫情影响未能及时三诊。2020 年 5 月 9 日三诊时诉发作次数明显减少，发作持续时间缩短。效不更方，调方后随访至今，未再发作。

按语："怪病多由痰作祟"，顽痰内伏为癫痫之风根，肝风内动为癫痫发作之标实，《素问·阴阳应象大论》有曰"风胜则动"，肝气太过，心肝之气受损，导致肝气逆乱，提示在使用豁痰开窍、燥湿化痰药物的同时应侧重加用平肝息风、安神定志等药，使肝气调达，气机顺畅。癫痫本为阴阳不和，气机逆乱所致，《素问·至真要大论》曰："诸暴强直，皆属于风……诸风掉眩，皆属于肝。"癫痫出现两目上视、四肢抽搐、颈项僵直等动风之症，则需"平肝息风"。柴胡与白芍、桂枝合用，此三者取柴胡桂枝汤之意，具有疏肝养肝、柔肝养血之功，在调和阴阳的同时调理枢机，使肝气畅达，阴平阳秘。柴胡与龙骨、牡蛎合用，具有镇惊安神、潜阳益阴之功。部分癫痫患儿伴有智力问题，因而在治疗中也需未病先防、既病防变。《神农本草经》中记载，远志"利九窍，益智慧，耳聪目明，不忘，强志倍力"，与石菖蒲联用，在治疗的同时既可开窍醒神，亦可宁心益智。

（二）抽动障碍

张葆青教授将临床研究和文献研究相结合，总结提出儿童抽动障碍的病位主要在肝，与心、脾、肺、肾功能失调密切相关，风、火、痰为主要的致病因素。在感受外邪、过度疲劳或兴奋、情志刺激下可诱发或加重症状。

风有"内风"和"外风"之分，外风责之于外感，内风责之于肝风。火之生责之于或娇生惯养，或饮食不节，过食膏粱厚味。"百病多由痰作祟"，小儿脾常不足，加之饮食不节、过食肥甘厚味，使脾胃运化失常，聚于体内，变生痰饮，或者情志不遂，肝气郁滞，郁而化火，热灼津炼液成痰。

抽动障碍常见的证候有以下几种。

（1）阴虚风动证：以头颈抽动、面肌痉挛样抽动为主，常可见到眨眼、清嗓、聳鼻，肢体抽动以耸肩多见，此型抽动时发时止，且抽动无力。伴见咽干，手足心热，便秘，夜寐不安，盗汗，舌红少津、少苔或剥苔，脉细。

常用药物有钩藤、天麻、僵蚕、牡蛎、白芍、天门冬、麦门冬、珍珠母、枸杞、龟板等。

（2）肝亢风动证：常以面肌痉挛样抽动、肢体抽动、头颈抽动为主，多见摇头、耸鼻、眨眼、耸肩症状，抽动频繁有力，清嗓、吭吭声等，且发声高亢。伴见口苦、目赤、胸胁胀满，患儿性急易激惹，夜寐不宁，面红、头晕、头痛，大便干结，小便短赤，舌红、苔薄黄，脉弦而有力。常用药物有钩藤、天麻、石决明、白芍、僵蚕、牡蛎、蝉蜕、龙骨、乌梢蛇、珍珠母等。

（3）脾虚痰聚证：以肢体抽动（耸肩）多见，抽动时发时止而无力，也可见到头颈抽动、面肌痉挛样抽动，如摇头、眨眼、耸鼻、清嗓等头面部动作及发声。伴见食欲不振，精神倦怠，睡时露睛，面色青黄，体态消瘦，大便溏薄，舌质淡、苔白，脉弱。常用药物有白芍、白术、当归、党参、麦冬、山药、黄芪、龟板、陈皮、柴胡、枳实、半夏、胆南星、天竺黄、青礞石、竹茹等。

（4）气郁化火证：以口、鼻等出异声的发声抽动为主，也可见到如摇头、皱眉、眨眼、耸鼻、耸肩等头颈、面部及肢体部的抽动，抽动频繁有力。伴见烦躁易怒、面红耳赤、噩梦纷纭、口干、口苦、胁肋灼痛等，小便短赤，大便秘结，舌红、苔薄黄，脉弦数。常用药物有柴胡、郁金、白芍、枳实、香附、香橼、薄荷、菊花、桑叶、丹皮、生地、玄参、黄芩、栀子、黄连、连翘等。

张葆青教授临证时经常根据患儿临床表现，结合中医经络学进行辨证用药。如足厥阴肝经、足少阳胆经最常见相关症状有眨眼、易怒、易惹、清嗓、耸肩等。足太阴脾经、足阳明胃经常见症状有耸鼻、大便秘结，其次为喉中异声、努嘴、点头、鼓腹撷肚、下肢抽动、纳呆等。手少阴心经、手太阳小肠经常见症状有眨眼、摇头、上肢抽动、心悸、小便频、失眠、多梦等。手太阴肺经、手阳明大肠经常见症状有清嗓、耸鼻、揉鼻、头颈抽动、流涕、鼻塞、咽痛、咽痒、眼干涩、眼痒等。手厥阴心包经、手少阳三焦经常见症状有眨眼、点头、胸胁胀满、心烦、遗尿等。

运用膏方调治儿童抽动障碍常以缓肝理脾汤加柴胡合天麻钩藤饮为基本方，结合运气方进行加减，收效良好。

【病案举例】

王某，男，8岁。2019年12月初诊。眨眼耸肩2年余，脑电图及抗"O"未见异常，1年前于当地医院诊为"抽动障碍"，间断服用硫必利等西药，但未规律服药。刻下：患儿挤眉眨眼，耸肩摇头，清嗓，口苦，少痰，大便溏结不调，平素急躁易怒，情绪不稳，舌红苔黄，脉弦。

患儿病程日久，内风夹杂外风，又有脾虚肝旺及痰热表现，病机复杂。

初诊膏方（2019年12月14日）：柴胡60 g，炒白芍120 g，黄芩90 g，党参90 g，陈皮90 g，石菖蒲120 g，焦栀子120 g，麸炒白术200 g，灵芝90 g，酒五味子90 g，桂枝60 g，茯神150 g，清半夏90 g，黄连45 g，盐益智仁120 g，制远志120 g，醋龟甲90 g，麸炒苍术60 g，广藿香60 g，木香60 g，厚朴60 g，干姜45 g，钩藤300 g，防风90 g，龙齿200 g，制巴戟天45 g，甘草40 g，冰糖200 g。

二诊膏方（2020年5月12日）：川芎45 g，当归45 g，桑枝120 g，柴胡60 g，谷精草90 g，密蒙花90 g，蜜旋覆花60 g，炒白芍90 g，黄芩90 g，清半夏60 g，陈皮90 g，石菖蒲120 g，党参60 g，白术300 g，麸炒苍术60 g，广藿香45 g，防风90 g，木瓜120 g，炒白扁豆90 g，麸炒山药200 g，盐益智仁90 g，龙骨200 g，乌梅45 g，炒甘草45 g，焦栀子90 g，茯神150 g，酒乌梢蛇90 g，蝉蜕45 g，饴糖300 g。

初诊膏方服用后，诸症有所缓解。但因疫情，二诊时已为庚子年运气，故合用地支方正阳汤，近期三诊时诉症状明显缓解。效不更方，调方后随访至今，患儿病情稳定。

按语：缓肝理脾汤出自《医宗金鉴》，由桂枝、党参、茯苓、白芍、麸炒白术、陈皮、山药、白扁豆、甘草、煨姜、大枣组成。功效扶土抑木，理脾止抽。方中以四君子汤加山药健脾益气，桂枝、煨姜、陈皮温运脾阳，山药、扁豆、大枣顾护脾胃之气，方中仅白芍一味酸甘敛阴、柔肝养肝，加用柴胡疏肝解郁，柴胡、白芍一散一收，诸药合用，扶土而抑木、柔肝养肝，从而达到止抽目的。

庚子年的运气方有两个，其中天干方（六庚年）为牛膝木瓜汤，补益肝肾，缓急养筋；地支方（子午之岁）为正阳汤，功效降心肺火，平调寒热。缪问解此正阳汤曰："少阴司天之岁，经谓热病生于上，清病生于下，寒热固结而争于中。病咳喘，血溢泄，及目赤心痛等证，寒热交争之岁也。"庚子年抽动障碍患儿但见寒热错杂之证,可合用正阳汤。

(三) 注意力缺陷多动障碍

注意力缺陷多动障碍是由于先天不足、后天失调而致的脏腑功能不足、阴阳失济、神志失养等综合疾病,主要病变在心、肝、脾、肾,且以虚为主,故临证运用膏方调治时常选用开心散合归脾丸合孔圣枕中丹加减。

开心散出自《备急千金要方》,由菖蒲、远志、人参、茯苓组成。《备急千金要方》云:"开心散,治好忘。"临证时常以党参、五加皮代人参补益心脾,茯苓健脾利水,石菖蒲化痰开心窍通阳气,远志安神益智交通心肾。

孔圣枕中丹出自《备急千金要方》,由远志、菖蒲、龟板、龙骨组成。"龟者介虫之长,阴物之至灵者也;龙者鳞虫之长,阳物之至灵者也,借二物之阴阳,以补吾身之阴阳,假二物之灵气,以助吾心之灵气者。又人之精与志,皆藏于肾,肾精不足,则志气衰,不能上通于心,故迷惑善忘也。"

此外,若注意力缺陷障碍患儿有吐舌、弄舌动作,常合泻黄散加减,以石膏、山栀泻脾胃积热;防风疏散脾经伏火;藿香叶芳香醒脾;甘草泻火和中,共奏泻脾胃伏火之功。

【病案举例】

朱某,男,11 岁。2019 年 7 月初诊。注意力涣散伴多动 4 年,曾在某精神卫生中心行量表检测,诊断为注意缺陷多动障碍,脑电图检查未见异常。间断服用盐酸托莫西汀胶囊、小儿智力糖浆、地牡宁神口服液等药,症状时轻时重,成绩不稳定。刻下患儿注意力涣散,每节课注意力集中时间不超过 15 分钟,厌学,平素急躁易怒,情绪不稳,易激惹,大便干结。形体偏胖,舌红,苔黄,脉弦。

患儿病程日久,肝郁脾虚互见,又有肝旺及痰热表现,病机复杂。

初诊处方:党参 90 g,远志 120 g,菖蒲 150 g,龟板 90 g,龙骨 300 g,白术 300 g,黄芪 60 g,当归 60 g,炒甘草 60 g,茯神 200 g,柴胡 60 g,炒白芍 120 g,黄芩 90 g,陈皮 90 g,焦栀子 90 g,灵芝 60 g,酒五味子 90 g,黄连 60 g,盐益智仁 120 g,广藿香 60 g,厚朴 60 g,防风 90 g。共研细末,为水丸,每次 9 g,每日 2 次。

初诊水丸服用后,诸症有所缓解。因疫情,患儿未及时复诊,暑假后来

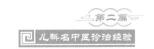
诊，体重增加较快，故合用健脾醒脾降脂的白术、茯苓、荷叶，并嘱控制饮食，加强运动。

二诊处方（2020年6月17日）：五加皮90 g，远志90 g，菖蒲150 g，龟板60 g，龙骨200 g，白术150 g，麸炒白术150 g，太子参90 g，淡豆豉90 g，炒甘草60 g，茯苓300 g，柴胡75 g，炒白芍120 g，黄芩90 g，陈皮90 g，焦栀子90 g，荷叶200 g，酒五味子90 g，黄连60 g，广藿香60 g，厚朴60 g，防风90 g。共研细末，为水丸，每次9 g，每日2次。

方后随访至今，患儿病情稳定。

按语：该患儿11岁，服药依从性高，故予水丸。患儿肝郁脾虚并见，又有痰热表现，故选用归脾丸合开心散合孔圣枕中丹加减进行调治。方中以党参易人参，补气生血，养心益脾；黄芪、白术助党参益气补脾，茯神、远志宁心安神；加入藿香理气醒脾，与补气养血药配伍，使之补而不滞。孔圣枕中丹有安神定志之功，龟甲、龙骨、防风平肝潜阳息风；石菖蒲、远志安神益智、化痰开窍，诸药相配，使脾土得健，肝风得平，心神得宁，阴平阳秘，脏腑平衡；更加陈皮理气祛痰，痰去则风息，心宁而气顺，药证相合，故多动障碍得以改善。

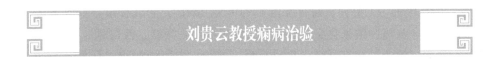

刘贵云教授痫病治验

刘贵云教授，主任医师，湖南省名中医，从医50余年，在漫长的岁月中，勤求古训、博览群书，对于钱乙学说的研究及运用更著于世。她运用钱乙的五脏辨证及治疗大法对小儿痫病进行论治，临床取得了较好的疗效。现分述如下。

痫病是小儿常见的一种发作性神志异常的疾病。临床以突然仆倒，昏不识人，口吐涎末，两目直视，四肢抽动，或作猪羊叫，醒后如常人为特征。其发病多为先天因素、顽痰阻窍、血滞心窍、惊后成痫等。其治疗发病时以治标为主，根据不同证情，投以豁痰清热，化痰通窍，息风定痫。若反复发作，正气虚馁，宜健脾化痰或调补气血，养心益肾，固本培元。此类患者的治疗贵在长期不懈地坚持及调护。

一、痰痫

痰与痫关系密切，痰之所生，常因小儿脾虚内伤积滞不运，水泛为痰在膈间，阻塞经络，上逆窍道，脏腑气机升降失调，一时清阳蔽蒙，则发为痫，故在治疗时既要豁痰息风又要健运脾胃，使新痰难生而宿痰得化，可用涤痰汤（法半夏、陈皮、茯苓、竹茹、枳实、胆南星、人参、甘草、石菖蒲）加减化裁。若症状减轻，痰涎减少，可适时减少祛痰之药及用量。若病症演变为热或寒、虚，则随之调整处方而治之。

【病案举例】

王某，女，5岁。2014年4月26日初诊。主诉：阵发性四肢抽搐5月余，每日发作4次。现病史：患儿于5个月前曾因患"急性扁桃体炎"，发热，体温38.6℃，则发作意识不清，四肢抽搐，瞪目直视，口吐白沫，无口唇青紫，持续约30秒，遂就诊于某儿童医院。查：脑电图显示，异常脑电图。MRI示：髓鞘发育延迟。诊为"癫痫"，住院治疗10日，服卡马西平0.05g，每日3次，出院后1个月未发作。2014年1月因闻及爆竹声受惊吓再次发作，表现为意识不清，瞪目直视，四肢抽搐，喉中痰鸣，口角流涎，持续10秒~1分钟，每日发作8~10次。刻诊：患儿神清，反应正常，未诉头晕、头痛，纳呆食少，寐安，大便尚可，舌淡红、苔白腻，脉滑。辨证：痰痫。治法：豁痰开窍，息风止痉。方药：涤痰汤加减，石菖蒲12g，胆南星10g，天麻10g，陈皮6g，半夏10g，茯苓10g，黄芩6g，乌梢蛇8g，炒栀子10g，枳壳10g，青礞石15g（先煎），铁落花20g（先煎），朱砂0.5g（冲服），甘草3g，羌活9g，僵蚕9g，羚羊角粉0.3g（冲服）。14剂，水煎服，每日1剂。继服卡马西平。

二诊（2014年5月11日）：患儿近几日每日发作5次左右，但以入睡发作较频繁，每次发作时，四肢抽动，口角流涎，频繁眨眼，痰鸣辘辘，神昏，持续约30秒后自行缓解，发作后一切如常，口苦，寐安，纳可，大便干，每日1次，每日发作间期延长。舌红、苔黄厚腻，脉数。治以清肝泄热、息风止痉为法。方药：龙胆草10g，黄芩10g，柴胡10g，通草10g，泽泻10g，车前子10g，当归10g，陈皮6g，藿香10g，半夏8g，茯苓10g，僵蚕8g，川连6g，大黄3g，甘草3g，佩兰9g，羚羊角粉0.3g（冲服）。14服。继服卡马西平。

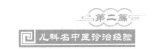

三诊（2014年5月25日）：服用上药14剂后，患儿湿热之邪较前明显减轻，发作次数较前减少，继续清热化痰治疗，上药去羚羊角，加鸡血藤15 g，桑枝10 g，继服14剂后，未再发作，嘱患儿继续按时复诊并服药巩固疗效。

二、惊痫

心者精神之舍，智意之源，常欲安静则精神内守，小儿神气怯弱，胆小易惊，暴受惊恐，或家庭暴力，致气机逆乱，痰随气逆，蒙蔽清窍，横窜经络，阻滞脉络，发为痫病。《景岳全书·癫狂痴呆》云："有从胎气而得者，有从生后受惊而得者。盖小儿神气尚弱，惊则肝胆夺气而神不守舍，舍空则正气不能主而痰邪足以乱之。"《活幼新书·卷中痫证》云："因慢惊后，去痰不尽，痰入心包而得……因惊风三次发搐，不与去风下痰……所谓惊风三发便为痫。"所谓三发，是指惊风多次发作不愈而言，迁延而成痫证。治则，首宜镇惊安神，可用镇惊丸（茯神、麦冬、朱砂、远志、石菖蒲、枣仁、牛黄、黄连、钩藤、珍珠、胆南星、天竺黄、犀角、甘草）加减化裁。朱砂性寒有毒，用之要中病即止，随后随症守方或调整方药治之。

【病案举例】

高某，男，7岁。2016年4月24日初诊。主诉：阵发性四肢抽搐2年余。现病史：患儿家属诉患儿父母离异，患儿由父亲抚养，父亲再婚，之后患儿由继母照料，父亲外出打工不在身边，常受继母打骂，不敢告诉父亲及祖父母，2年前因尿床再次受到继母打骂后出现四肢抽搐、口吐白沫、目瞪直视、意识丧失，后送至医院经中西医多方治疗，患儿仍无明显缓解，闻异声、乍见异物，或不慎跌倒都会发作，且夜不安寐，常惊呼而醒，面青神呆，近来发作渐频，且持续时间趋长，症状有增无减，经人介绍前来就诊。刻诊：精神不振，面色山根发青，怕见生人，常躲于父亲身后，低头掩面，头昏乏力，不能接受学校学习，也不与同龄小朋友交流，纳呆。查：舌质淡，苔白腻，脉濡带弦。辨证：惊痫。治法：镇惊安神。方药：茯神10 g，酸枣仁8 g，远志8 g，朱砂0.5 g（冲服），磁石15 g（先煎），羚羊角0.5 g（冲服），蜈蚣1条，全蝎5 g，石菖蒲8 g，胆南星8 g，天麻10 g，钩藤6 g，白术10 g，薏苡仁15 g，甘草3 g。10剂，水煎服，每日1剂。

二诊（2016年5月4日）：患儿症状好转，发作次数减少。查：舌质淡，苔白，脉濡带弦。予以原方去朱砂、羚羊角，服用 10 剂，水煎服，每日 1 剂。

三诊（2016 年 5 月 14 日）：患儿近 10 日来仅发作 1 次，且持续时间短，发作较轻，纳呆，大便溏。查：舌质淡，苔白，脉濡带弦。处方：茯神 10 g，酸枣仁 8 g，远志 8 g，太子参 10 g，山药 10 g，磁石 15 g（先煎），水牛角 15 g，蜈蚣 1 条，全蝎 5 g，石菖蒲 8 g，胆南星 8 g，天麻 10 g，钩藤 6 g，麦芽 10 g，甘草 3 g。14 剂，水煎服，每日 1 剂。

四诊（2016 年 5 月 29 日）：患儿近两周未发作，且睡眠较前好转，夜间可安静入睡，可独自与同龄儿童玩耍，食欲好转，大便稍稀。舌质淡红，苔白，脉弦。继续予以三诊方去水牛角加神曲 10 g，麦芽 10 g，30 剂后，改为隔日 1 剂，继服 3 个月，患儿不曾发作，已正常入学。

三、虚痫

《素问·奇病论》曰："人生而有病癫疾者，病名曰何？岐伯曰：病名为胎病，此得之在母腹中时，其母有所大惊，气上而不下，精气并居，故令子发为癫疾也。"因此，小儿在母腹中，动静莫不随母，若母惊外，则胎感于内，势必影响胎元，生后若有所犯则动为惊痫。痫病日久不愈，损伤脾胃，以致脾胃两虚，肾精亏损，水不涵木，神疲乏力，精亏髓空，脑髓失养，则智力迟钝、记忆力差、头昏。脾阳受损，则不能温煦四肢，脾虚失运，则纳呆便溏。若痫病复而发作，久治不愈则正气渐衰，若患者为女性，因其特殊的生理特征，每月经期为其体质较虚之时，若二虚相加，则经期痫病发作频繁。治宜用紫河车丸（紫河车、猪苓、茯神、远志、人参、丹参）加减化裁，在治疗过程中应依据病情的变化而调整治疗大法及用药。

【病案举例】

张某，女，10 岁。2015 年 6 月 14 日初诊。主诉：反复阵发性四肢抽搐 5 年余。现病史：患儿家属诉患儿于 5 年前因高热出现惊厥，表现为肢体一侧抖动，无意识丧失，持续 10 秒，就诊于当地儿童医院，完善相关检查。CT（-），MRI（-），脑电图示正常脑电图，诊断为"高热惊厥""上呼吸道感染"，予以退热、抗感染、补液等治疗后治愈出院。之后 1 年患儿每遇发热则出现四肢抽搐，儿童医院考虑为"复杂性高热惊厥"，可能转变为"癫痫"，建议服用"卡马西平"，患儿家属未遵医嘱；3 年前患儿出现频繁抽搐，每日 10 余次，每次发作 10 ~ 60 秒，表现为四肢抽搐，不伴发热，意识丧失，双目直视；查 4 小时脑电图示右颞区可见棘 - 慢综合波，诊断为"癫痫"，予以口服"卡马西平""丙戊酸钠"治疗，发作次数减少，近半年来患儿每于月经期易于发作，且发作频繁，每日发作 6 ~ 7 次，四肢抖动，两目上视、口流涎沫、唤之不应，约 2 分钟后自行缓解。醒后肢倦、乏力，无明显不适。平素时有头晕乏力，腰膝酸软，四肢怕冷，记忆力差，智力发育迟滞；纳呆，大便溏。查：舌质淡，苔白，脉沉细无力。其姑妈幼时曾有"高热惊厥"史。辨证：虚痫。治法：益肾填精。方药：紫河车（研粉冲服）9 g，石菖蒲 12 g，生地黄 10 g，丹皮 10 g，麦冬 10 g，山药 10 g，泽泻 10 g，全蝎 1 条，鳖甲 10 g（先煎），五味子 5 g，茯苓 12 g，丹皮 9 g，制附子 5 g，肉桂 6 g，炮姜 8 g，甘草 6 g。14 剂，水煎服，每日 1 剂。继服丙戊酸钠、卡马西平。

二诊（2015 年 6 月 29 日）：服药后发作次数减少，3 ~ 6 日发作一次，头晕、乏力较前好转，食欲好转，大便调。查：舌淡，苔白，脉沉细无力。辨证治疗同首诊，继续予以原方加党参 10 g，当归 8 g，服用 30 剂。

三诊（2015 年 7 月 28 日）：患儿服药后，此次月经期间发作次数未增加，且近 1 个月来发作 3 次，明显好转，四肢怕冷好转，纳可，大便正常。继予二诊方 30 剂，嘱患儿定期复诊，1 个月后患儿家属诉仅在经期发作 2 次，嘱继服二诊方加黄芪 10 g，3 个月后改为每于经期前 2 周服用此方 14 剂。1 年后电话随访，患儿记忆力、智力均有所提升，癫痫未发作。

四、经验方选

中药穴位敷贴治疗痫证：石菖蒲、法半夏、琥珀、面粉，其用量为 1：1：1：1。将前三味药研末加面粉拌匀，用温水调成糊状，做成 2.5 cm × 2.5 cm 的药饼，将药饼放在医用贴膏中央备用。痰痫者贴双侧脾俞穴、膻中穴。惊痫者贴双侧肝俞穴、神阙穴。虚痫者贴双侧脾俞穴、双侧肾俞穴。隔日贴 1 次，每次 12 小时（晚 8 时至早 8 时为宜），治疗 1 个月为 1 个疗程，可连续治疗 6 ~ 12 个疗程。

翟文生教授治疗小儿慢性免疫性血小板减少症经验

翟文生，主任医师，教授，医学博士，博士研究生导师。河南省省管优秀专家，河南省名中医，河南省中医临床学科领军人才，河南省省管优秀青年科技专家，河南省学术技术带头人，中华中医药学会儿童紫癜、肾病协同创新共同体副主席，河南省中医、中西医结合儿科联盟执行主席，中国民族民间医药学会儿科分会副主任委员，中华中医药学会儿科分会常务委员，世界中医药学会联合会儿科分会常务理事，中华医学会河南省分会肾脏风湿学组副组长。

翟文生教授先后师从于全国名中医汪受传教授、河南中医药大学丁樱教授、天津中医药大学马融教授、濮阳市妇幼保健院郑启仲主任医师、杭州市中医院王永钧教授。从事儿科医学、教研、科研工作30余年，结合多年临床经验自拟补肾养血解毒方治疗小儿免疫性血小板减少症，效果理想，现总结如下，以飨各位同道。

一、"补肾养血解毒法"辨治小儿慢性免疫性血小板减少症

原发性免疫性血小板减少症是一种免疫介导的以血小板过度破坏和巨核细胞成熟障碍为特征的获得性出血性疾病，是儿童最常见的出血性自身免疫性疾病，占小儿出血性疾病的25%~40%。其发病机制尚未完全清楚，临床表现以紫癜、鼻衄、吐血、便血、尿血等为主，部分患儿往往反复发作，缠绵难愈，治疗困难。应用糖皮质激素及免疫球蛋白治疗有一定的近期疗效，但副作用较大，而且部分患者治疗无反应。

在传统医学典籍中并没有记载与其完全一致的病名，经过中医及现代医学多年发展，根据其临床典型特征，中医学将免疫性血小板减少症归属于血证、肌衄、紫斑、虚劳等范畴。

翟文生教授认为小儿免疫性血小板减少症病机属本虚标实之证，临床上多表现为虚实夹杂，以诸虚为本，瘀热为标。病位涉及心、肾、肝、脾四脏。小儿脏腑娇嫩，肌肤腠理松弛，形气未充，又因"肺常不足"，卫表不固，六淫邪侵，或感外来四时不正之气，热毒内生，郁于肌肤之下，损伤血

络，迫血妄行，血溢脉外，而成紫癜。另小儿先天禀赋不足，或病程日久，反复发作，则血脱而气去，耗气伤阴，久则阴血不足，虚火灼络，终至血不循经，日久脾肾阳虚，精血不生，血脉失于温养，如此循环往复迁延难愈。而离经之血是谓瘀血，其既是病理产物，又为新的致病因素。邪入血脉，久而生热，热伤脉络，久致成瘀；气虚致血虚，滞涩成瘀，且瘀血常与气虚、热毒、阴虚等相伴而行，贯穿始终，致病情复杂多变。

二、脾肾不足、气血亏虚为本病发病之根本

"虚"乃免疫性血小板减少症发病的根本原因，《素问遗篇·刺法论》中"正气存内，邪不可干"，以及《素问遗篇·评热病论》中"邪之所凑，其气必虚"都揭示了体虚即为发病之本原。《景岳全书·血证》曰："血为营气，不宜损也，而损则为病……损者，多由于气，气伤则血无以存。"气伤即气虚，气虚则气血生化不足，统摄无权，则血溢脉外。可见气虚不摄既是引起出血的病理因素，又是出血导致的结果。气为血之帅，血为气之母，两者阴阳互根，气虚则为本病病机之根本。

小儿先天"脾常不足，肾常虚"，而肾为先天之本，脾为后天之本，气血的生成与脾肾两脏关系最为密切。《素问·阴阳应象大论》曰："肾主骨髓。"《素问·生气通天论》曰："骨髓坚固，气血皆从。"这提示气虚、血虚等证往往与肾气不足密切相关。正如《血证论·脏腑病机论》所言"脾统血，血之运行上下，全赖乎脾。脾阳虚则不能统血。"免疫性血小板减少症初期表现往往以实证为主，但伴随病情的发展，病情迁延日久，甚至经年不愈，多损及阳气，进而由实转虚，表现为脾肾两虚的虚证，出现四肢不温、纳少便溏、喜热饮、舌淡胖边有齿痕、脉沉等脾肾阳气虚损之象，肾阳虚衰则不能温煦脾土，脾不统血则血溢脉外。由此可见，脾肾不足、气血亏虚乃本病发病之根本。

翟文生教授在长期临床实践中，对小儿慢性免疫性血小板减少症临证以脾虚为著者，治则以益气健脾、养血活血为主，方选归脾汤或八珍汤加减应用，对于反复发作或经久不愈的慢性免疫性血小板减少症患儿，往往能取得理想效果，常用方药有熟地黄、当归、白芍、黄芪、白术、茯苓、黄精、山药、阿胶等。对辨证以肾阳虚为著者，治以温肾助阳，方用金匮肾气丸加减，临证常用鹿角霜，味咸性温，既能温肾助阳，又具收敛之性，温阳止血，治疗免疫性血小板减少症经久不愈者，效果突出。

三、热火内扰，灼伤血络是本病发病之主要病机

《黄帝内经》中"阳络伤则血外溢，血外溢则衄血"是对本病最早的记载，《景岳全书·血证》曰："盖动者多由于火，火盛则逼血妄行。"正如《小儿卫生总微论方·血溢论》所言，"小儿诸血溢者，由热乘于血气也。血得热则流溢"，皆强调热邪炽盛是出血证候发病的主要病机，而火热之中，又有实火与虚火之分。

疾病初期，外感热邪或素体阳旺、湿热，或肝郁化火，皆为实火。正如巢元方《诸病源候论·伤寒衄血候》中提到"伤寒病血衄者，此由五脏热结为也……热邪伤于心肝，故衄血也。"翟文生教授认为本病多因外邪热毒侵袭，热入营分，火盛动血，热灼血络，迫血妄行，发于肌表，而为紫癜；小儿喜恣食辛甘刺激之品，湿热并生，热重于湿；抑或肝气不舒，郁而生火，火伤血络，血随火动，血溢脉外而成本病。

本病出血日久，阴液耗损，则虚火内生。《血证论·咳血论治》唐容川曾说"凡病血者……无不由于水亏，水亏则火盛"，指出阴虚火旺为致病之由。现代医学治疗免疫性血小板减少症多长期使用糖皮质激素，此在中医可看为是阳药，久用可耗气伤阴，虚火主要是阴虚所致，阴虚火旺，致血外溢而成紫癜。翟文生教授认为小儿慢性免疫性血小板减少症往往缠绵难愈，反复发作，若出血不止，则阴液耗伤，阴不制阳，虚阳亢盛，阳盛火动，动血而加重出血。故而虚火上亢不仅是实火内扰导致的病理产物，也是进一步加重病情发展的重要因素。

气为血之帅，血为气之母，邪毒蕴于体内，火热炽盛迫血，或者阴血亏虚，虚火内盛都是引发本病的常见病机。此处无论外感风热或热毒内盛、虚火扰络，均与中医之"温毒"之邪密不可分。毒邪盛则病进，邪毒衰而病退。

翟文生教授在治疗小儿慢性免疫性血小板减少症过程中，对于以风热邪毒侵扰反复者，当治以清热解毒、凉血止血为主，而以清热解毒更为重要。方用黄连解毒汤合犀角地黄汤（犀角易为水牛角）加减。临床上根据热邪的来源和病位不同而选择不同的清热方法，或清，或下，或宣，不可固守。对于兼以热毒证为主，出血症状明显者，遵《血证论》"止血、消瘀、宁血、补血"之法，守《血证论·吐血》"存得一分血，便保得一分命"之令，临证谨记血得寒则凝，得温则行之要点，治疗以凉血止血为法，方用十

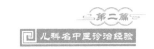

灰散加减。药用侧柏叶、荷叶、白茅根、茜草根、大黄、栀子、牡丹皮、棕榈皮、大蓟、小蓟等。此方汇集诸凉血、涩血、散血、行血之品，各烧灰存性，使之凉者凉，涩者涩，散者散，行者行。由各本质而化为北方之色，即寓以水胜火之意。急则治标，发挥其凉血止血之功。

四、重视活血化瘀、养心安络法的临证施治

"凡离经之血，便为瘀血。"免疫性血小板减少症是出血性疾病，故瘀血存在其病程始终。正如《血证论·瘀血》所言："吐衄便漏，其血无不离经……清血也，鲜血也。然既是离经之血，虽清血鲜血，亦是瘀血。"除此之外，瘀血来源还有多种，热侵血液黏滞不行、气虚无力推动血行、气滞阻碍血液运行、阴血不足血流不畅、阳虚寒凝血脉不通、久病入络络脉瘀阻，凡此种种，皆可致瘀。因"瘀血不去，新血不生""瘀血不去，新血不宁"，故翟文生教授认为在免疫性血小板减少症治疗过程中活血化瘀法当贯穿始终，所谓临床用法必究其因，临床当根据血瘀来源不同而采取不同治法，或温，或补，或养，或行，或清，或散，灵活变通。谨记"祛瘀不伤正，扶正不留瘀"之训。

此外，心为君主之官，主血脉，血液化生后奉心而赤，心有令诸脏协调血行之功，君主之官盛，则血得宁谧。正如《张氏医通》云："凡治血证，前、后调理须按心、脾、肝三经用药。"所谓心血宁则络脉安，把调心之法作为治血证之首法。翟文生教授认为，调心当以恢复君主之令，强化主神之功为要。治当养心安神，和血宁络，方用酸枣仁汤加减。常用药有酸枣仁、柏子仁、茯神、麦冬、天冬、太子参等以养心阴、宁气血。此法虽不是主法，但若应用得当，往往能起到画龙点睛之功。

五、立补肾养血解毒之法，创补肾养血解毒方

翟文生教授结合多年临床经验，认为免疫性血小板减少症的主要病理基础是气化失调，气之摄血功能减退，血不循常道、溢出脉外所致，气伤即气虚，气虚则气血生化不足，统摄无权，则血溢脉外。肾为先天之本，脾为后天之本，气血的生成与脾肾两脏关系最为密切。而慢性免疫性血小板减少症患儿，随着病程时间延长，导致久病劳倦、忧思过度、耗气伤血，虚火内生，热毒内扰。

翟文生教授认为本病发病之根本在于正气亏损，往往涉及心、肝、脾、

肾，又有热、毒、瘀贯穿疾病始终，实为"本虚标实"之证，且虚实夹杂。故治疗当以补肾、养血、解毒为则。在此基础上，创立补肾养血解毒方。本方由黄芪、鹿角霜、党参、白术、山药、连翘、白花蛇舌草、虎杖、天门冬、当归、茜草、仙鹤草、甘草组成。

方中黄芪味甘，性温，入脾、肺、肝、肾经，益气固表；鹿角霜味咸、涩，性温，入肝、肾经，补肾助阳，收敛止血；二者共为君药，益气健脾，固本补肾，培补脾肾以治本，兼可收敛止血。党参、白术、山药为臣，辅助黄芪健脾益气以培本。翟文生教授认为，毒邪是儿童免疫性血小板减少症发病的重要病理因素，毒邪扰动血脉，且内伏于血脉，造成紫癜反复，久治难愈。连翘味苦，性微寒，入肺、心、胆经，清热解毒、透邪外出，白花蛇舌草、虎杖味微苦，性寒，清热解毒利湿，二药协同祛邪解毒以治标。热毒盘踞于血脉，日久则耗伤阴津，血脉亏耗，故佐以天门冬滋阴增液，当归养血活血，茜草凉血止血、活血、祛瘀通经。仙鹤草味苦、涩，性平，入心、肝经，收敛止血兼解毒以治标。甘草佐助臣药以清热解毒，同时调和诸药。诸药合用，共奏益气补肾、养血解毒之效。

【病案举例】

患儿，男，8岁。反复皮肤紫癜、血小板下降1年。曾服用糖皮质激素治疗，已停药1个月。因再次出现双下肢皮肤紫癜，复查血常规：WBC 6.5×10^9/L，PLT 25.0×10^9/L，HGB 124 g/L，于2018年9月就诊于我院。患儿就诊时双下肢皮肤可见散在瘀斑，无鼻衄、齿衄，无发热，伴见面色萎黄，乏力，多汗，纳差。小便可，大便偏干。舌红，苔薄黄，脉细。诊断为免疫性血小板减少症。辨证属脾肾不足、邪毒内扰，治宜益气补肾、养血解毒，予以补肾养血解毒方加减。处方如下：黄芪20 g，党参15 g，白术10 g，火麻仁10 g，鹿角霜10 g，当归10 g，天门冬10 g，仙鹤草15 g，茜草15 g，连翘10 g，白花蛇舌草10 g，虎杖10 g，甘草6 g。水煎服，每日1剂，连服14剂。

临床应用：本方对于儿童免疫性血小板减少症属脾肾不足、邪毒内扰证者，不论病程长短，均可加减使用。尤其对于临床表现为紫癜反复出现，色淡紫或暗红，病程大于3个月的持续性及慢性免疫性血小板减少症疗效显著。而对于急性免疫性血小板减少症疗效一般，必要时加用生脉散以救阴生津，益气复脉，或加用参附汤以回阳固脱。

加减：面色苍白、舌淡等血虚症明显者，加阿胶 10 g，龟板胶 10 g 以养血补血；兼见流浊涕、恶风、口微渴、舌红等风热表证者重用连翘加荆芥、防风各 6 g 以疏风解表；性格乖戾、急躁易怒者加莲子心 6 g 以清心除烦。

二诊：患儿皮肤无紫斑，无明显出血倾向，偶有咳嗽，无发热，精神可，纳食可，大便正常，舌淡红，苔白，脉细。复查血常规：WBC 11.15 × 10^9/L，HGB 130 g/L，PLT 60 × 10^9/L，嘱上方去火麻仁，加桑白皮、荆芥各 10 g，继服 14 剂。

三诊：患儿全身未出现新的出血点，无出血倾向，无咳嗽，无鼻流清涕，纳眠可，小便调，大便正常。复查血常规：WBC 8.2 × 10^9/L，HGB 125 g/L，PLT 110 × 10^9/L，上方去火麻仁、荆芥、桑白皮，加淮山药 15 g 以健脾益胃、滋肾益精。继服 28 剂以善其后，巩固疗效。

免疫性血小板减少症的中医药辨证治疗有明显的特色优势，在临床中不可拘泥，应结合患儿病史及临床特征，灵活掌握，方可收获良效。

张君教授辨证治疗儿童青斑样血管病经验

张君为辽宁中医药大学附属医院主任医师、教授，辽宁省名中医，享受国务院政府特殊津贴专家。从事小儿临床研究 30 载，勤求古训，治学严谨，勇于探索创新，有着丰富的临床经验，尤其在治疗儿童过敏性紫癜、紫癜性肾炎等方面经验独到，疗效卓著，求治者络绎不绝。

本文通过分析青斑样血管病临床特点、实验室检查及其治疗方案和疗效，使广大临床医生对该病有进一步的认识，为临床提供参考。

青斑样血管病在古籍中并无系统描述，但根据其临床表现，中医学认为其属于"脉痹""湿毒疮""热毒流注"范畴。"青斑"一词由 Hebra 首先提出，用于描述由皮肤循环异常引起的皮肤紫色变色。青斑样血管病是一种少见的、慢性复发性血管闭塞性皮肤病，又称白色萎缩，过去曾被命名为"青斑样血管炎"，归类于皮肤血管炎，但现在多认为是一种微血管闭塞综合征的皮肤表现，是皮肤微血管系统对寒冷或全身性疾病的生理性血管痉挛反应。其部位好发于下肢，尤其是小腿下 1/3、踝部和足背，于 30～60 岁女性人群多见，男女比为 1：3。病程可为 2 个月至 15 年或更久，常反复发作。皮损特征分 3 期，共 5 种皮疹表现：第 1 期为瘀点、瘀斑；第 2 期为溃疡；第 3 期为星状萎缩性象牙色瘢痕、毛细血管扩张和周围的色素沉着。

在大多数情况下，青斑样血管病是良性的，只要满足导致血液高黏滞的条件，它可继发于不同的疾病，如心脑血管病、风湿病、内分泌疾病甚至是传染病。如果消除了致病因素，则发绀通常是可逆的，但由于该病反复发作，病程缠绵，可能造成血管的永久性扩张。尽管目前治疗本病的方法较多，但尚缺乏一种特效的治疗方法，迄今国内外的研究多数为个案报道。西医的治疗方法是采用激素、抗凝药及扩张血管药等，在少有的中医治疗该病的文献报道中，也未发现一个持续有效的治疗方案。根据其凝血异常的发病机制及缺血的表现，常用抗血栓药物和抗纤维蛋白溶解药，如阿司匹林、己酮可可碱、达那唑、肝素、组织纤溶酶原激活剂等。

2003 年，Hairston 等报道用低分子肝素治疗青斑样血管病。后有研究报道，免疫球蛋白注射不失为一种快速、安全、有效的治疗方法。2015 年，So 等报道 1 例 33 岁青斑样血管病合并抗磷脂抗体综合征的女性患者，开始用大剂量甲泼尼龙治疗效果不佳，而后用阿司匹林 100 mg/d 和华法林 2 mg/d 治疗，2 个月后皮损减轻，溃疡愈合。

在本次案例中，张君教授单纯使用中药汤剂，在未使用任何西药的辅助治疗方案下，使患儿病情得到了有效的控制。由此窥见，只要辨证思路正确，中医药治疗该病也可发挥良好疗效。张教授认为瘀血为本病病机关键，皮肤出现瘀斑、瘀点为经络受阻，血不归经，迫血妄行所致。如《血证论》中云："经隧之中，既有瘀血踞住，则新血不能安行无恙，终必妄走而吐溢矣……旧血不去，则新血断然不生，而新血不生，则旧血亦不能自去也。"张教授临证沿袭唐容川"止血、消瘀、宁血、补血"四法，灵活加减运用，力求血止瘀消。

【病案举例】

徐某，男，14 岁，以双下肢树枝状红斑半年为主诉于 2017 年 6 月 8 日来我院门诊就诊。半年前无明显诱因双下肢出现较多树枝状红斑，压之褪色，遇热消失，遇冷加重，无疼痛感，未曾消退。刻下症见：双下肢皮下树枝状红斑，色暗红，无痛感，纳食、夜寐可，二便正常，舌红苔白，脉细数。查体：患儿神清，精神可，心肺（－），肝脾（－），双肾（－），腹痛（－），关节肿痛（－），双侧眼睑无水肿，双下肢无水肿，生理反射存在，病理反射未引出。专科查体示：双下肢可见较多树枝状红斑，色暗红，对称分布，界限较清，压之褪色。既往史、过敏史、家族史无特殊。实验室检查：血常规、尿常规、肝肾功能、免疫功能、补体 C3、补体 C4 未见异常。镜下病理改变显示：表皮大致正常，真皮浅层小血管周围少许淋巴细胞、组织细胞浸润；部分小血管内有透明血栓，少许血管壁结构破坏，不完整。病理诊断：下肢青斑样血管病可能性大。

初诊（2017 年 6 月 8 日）：药用茜草 15 g，紫草 15 g，生地黄 15 g，牡丹皮 10 g，旱莲草 10 g，均为凉血活血之品。正如叶天士所云："入血就恐耗血动血，直须凉血散血。"此外，用药海风藤 10 g 以行经络、和血脉；牛膝 10 g，当归 15 g，白芍 15 g 以活血止痛逐瘀；甘草 10 g 以调和药性。张师诊后讲解海风藤为此方亮点，海风藤为胡椒植物风藤的藤茎，辛、苦，微温。归肝经，具有祛风湿、通络止痛作用。《本草再新》云："行经络，和血脉，宽中理气，下湿除风……"在临床上常用于治疗风寒湿痹、关节疼痛、筋脉拘挛等证。现代药理学研究显示，藤类药物多属祛风湿类药物，在临床上有较强的抗炎作用，并且具有免疫调节的功能。初诊开方共 7 剂，每日 1 剂，分两次服。嘱患儿注意休息，避风寒，勿食辛辣刺激、海鲜寒凉之品。

二诊（2017 年 6 月 15 日）：患儿双下肢仍可见树枝状红斑，颜色较前减轻，查尿常规未见异常，舌淡红苔白，脉细数。张教授考虑患儿病程较长，体质虚弱，活血化瘀固然贯穿病程始终，但清热之余兼以扶正固本，方中加黄芪、党参、黑顺片各 10 g 以益卫固表、补火助阳。此方黑顺片为点睛之笔。附子大辛、大热，有毒，具有激发阳气、扶阳抑阴、引药达经、开通脉滞、伏火归肾之功效。主治阴盛阳衰引起的四肢厥逆、风寒湿冷痛及癥瘕积聚等。经加工炮制为黑顺片，毒性降低，通过配伍与附子在性味、功能、作用趋向上对立的相关药物，组成寒热、刚柔、攻补、动静结合的药对，使它们既互相制约又相互促进。二诊开方共 7 剂，每日 1 剂，分两次服。

三诊（2017 年 6 月 22 日）：一周后红斑较前明显改善，仅留少许陈旧性瘀斑。家长述患儿平卧、遇热时红斑减轻，晨起几乎消失，进一步证实了张教授正确的治疗思路。故在上方基础上加肉桂 10 g 以温经通脉、引火归原。此次开方共 7 剂，每日 1 剂，分两次服。嘱患儿避风寒，防外感。

四诊（2017 年 7 月 6 日）：半个月后复诊，患儿病情明显好转，树枝状红斑明显减轻。家长述患儿除出现久站久立后、遇冷后偶见树枝状红斑，平日瘀斑、瘀点基本消失，病情得到了很好的控制。效不更方，继服 7 剂巩固疗效。

嘱患儿慎避外邪，起居有度，随访 3 个月未复发。

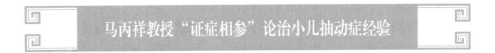

马丙祥教授"证症相参"论治小儿抽动症经验

马丙祥教授，全国优秀中医临床人才，河南省省管优秀青年科技专家，河南省学术带头人，从事中医临床和教学工作 30 余年，擅长中医儿科神经、精神系统疾病及疑难杂症的诊治，尤其在儿童抽动症的中医治疗方面有丰富的临床经验和独到的学术见解。马教授结合钱乙的"五脏证治理论"，总结抽动障碍的症状特点，善以"证症相参"论治小儿抽动症。现将辨治特点论述如下。

儿童抽动症临床表现为小儿突然快速、反复、非节律性、不自主、刻板的运动和发声性抽动，以及伴随某些心理行为障碍，病因和发病机制尚未完全明了，其发病与遗传、神经递质失衡、心理等诸多因素有关。患病率为 1%～4%，以 5～7 岁儿童多见。中医学无明确儿童抽动障碍的病名，可归于"肝风证""慢惊风""瘛疭""抽搐""筋惕肉瞤"等范畴。《小儿药证直诀·肝有风甚》云："凡病或新或久，皆引肝风，风动而上于头目，目属肝，肝风入于目，上下左右如风吹，不轻不重，儿不能任，故目连劄也。"《素问·至真要大论篇》曰："诸暴强直，皆属于风……诸风掉眩，皆属于肝。"中医多以"肝风证"来描述抽动障碍，本病病位主要在肝，多责之于五脏，病性有虚有实，病初多为实证，迁延日久不愈易转为虚证，病理演变以风痰鼓动为主。马教授认为脏腑功能失调是抽动障碍发生的根本原因，与多种病理因素相关，只有准确把握病理因素、病机演变和证候特点才是五脏辨证论治抽动障碍的精髓。

一、谨守病机、准确辨证

1. 风

风性主动,肝为风木之脏,主藏血,在志为怒,在声主呼,抽掣多动、怒喊呼叫皆为肝之疾病。《素问·至真要大论》谓"诸暴强直,皆属于风""诸风掉眩,皆属于肝"。故凡属头面、肢体抽动及发声、喊叫之病证,皆和风邪相关。风善行数变,故抽动部位多变、形式多变。风性轻扬,巅顶之上,唯风可到,故头面部的各种抽动症状多见。心肝火旺、阳热亢盛而动风者,多抽动有力,或声音高亢,多动难静,烦躁易怒,头晕头痛,面红目赤,便干尿赤,舌红,苔白或黄,脉弦有力或滑数;温热之邪耗伤肝阴,肝阴不足、阴虚火旺而动风者,表现为五心烦热,睡眠不宁,大便干结,舌质红绛,舌苔少或光剥;肾之精气不足,肾水不能涵养肝木,肝亢气逆风动者,可见头晕、耳鸣,多动少静,两颧潮红,手足心热,尿频或遗尿,盗汗,舌偏红或淡红,苔薄或少苔,偏干少津,脉细数;脾气不足,肝亢风动而发抽者,精神倦怠,伴有面色萎黄,食欲不振,夜卧不安,大便溏薄或干结,小便清长,舌淡,苔薄白或腻,脉弱或弦细。

2. 火

火性炎上,为阳热之邪。心肝火旺、阳热亢盛者,则常见烦躁易怒,面红目赤,舌红,苔黄,脉弦数等;痰火上扰者,常见秽语频发,喉中痰鸣,烦躁口渴,睡眠不安,舌质红,苔黄或厚腻,脉弦滑或滑数;阴虚火旺者,多表现为五心烦热,睡眠不宁,大便干结,舌质红绛,舌苔少或光剥;食积化热为火者,则面红耳赤,嗳腐吞酸,口臭纳呆,大便秘结;肝郁化火者,则见情绪抑郁,多疑善感,闷闷不乐,时有叹息或情急易怒,目赤面红,头目眩晕,口苦。

3. 痰

脾气虚弱,湿聚成痰,痰阻气滞,蒙蔽清窍,则可见胸闷作咳,喉中声响或喉中痰鸣,或有秽语,或频吐痰涎,兼见面黄体瘦、精神不振、脾气乖戾等,舌质淡,苔白或腻,脉沉滑或沉缓;火热之邪烁津蒸液为痰,痰火动风上扰者,常见秽语频发,喉中痰鸣,烦躁怒叫,睡眠不安,舌质红,苔黄或厚腻,脉弦滑或滑数;痰阻气滞,结于咽喉,则自觉咽部异物,咳嗽清嗓,或吸气发吭,或胸闷不适;外邪袭表,肺气不宣,风火夹痰阻滞咽喉,咽喉不利出现喉中发吭、干咳清嗓、咽痒、咽峡红赤等。

4. 虚

心、肝、脾、肾之不足，皆可致肝风内动而发抽动。阴虚火旺，则可见舌质红绛，苔少或光剥；肾之精气不足，可见头晕、耳鸣，多动少静，两颧潮红，手足心热，尿频或遗尿，盗汗，舌偏红或淡红，苔薄或少苔，脉细数；脾气不足，则见精神倦怠，伴有面色萎黄，食欲不振，夜卧不安，大便溏薄或干结，小便清长，舌淡，苔薄白或腻，脉弱或弦细；心气不足，则心神不宁、注意力不集中；肾阴不足，水火失济，则心神烦躁，魂不守舍，从而出现秽语。

5. 瘀

抽动日久不愈，"久病必瘀"；产伤、外伤史，瘀阻脑窍；血失脾统而成瘀；痰浊阻窍，血液瘀滞。凡此均可致瘀血内阻，瘀阻经络，闭阻窍路，又可扰及心神，神失所藏则呼叫秽语，抽动不安。瘀血阻滞，气血循行不畅，可见头痛，面色暗，肌肤甲错，口唇爪甲紫黯，或腹部青筋外露，舌质偏紫或有瘀斑。

二、证症相参、精准用药

1. 风邪犯肺证

症见眨眼、搐鼻、清嗓、噘嘴、摇头、干咳等头、面、咽喉部抽动症状，鼻塞不通，流涕喷嚏，自觉咽痒，咽腔红赤，眼睛发痒或常揉眼睛，常因感冒等呼吸道感染而加重或反复，常有过敏性鼻炎、哮喘或反复呼吸道感染病史，舌质偏红，或舌边尖红，苔薄黄或薄白，脉浮。

治以宣肺解表、平肝息风。息风静宁汤加减：辛夷、苍耳子、玄参、板蓝根、桑叶、菊花、蝉衣、僵蚕、葛根、钩藤、白芍、甘草。咽充血明显者，加连翘、薄荷；常流涕、喷嚏者，加白芷、荆芥；喉中有痰者，加半夏、桔梗；肢体抽动明显者，加全蝎、蜈蚣；眨眼明显者，加石决明、夏枯草；病延日久者，选加川芎、赤芍、红花、丹参、鸡血藤等。

2. 肝亢风动证

症见摇头、耸肩、挤眉眨眼、噘嘴、踢腿等运动性抽动，伴或不伴发声、秽语，抽动频繁有力，声音高亢，多动难静，烦躁易怒，头晕、头痛，面红目赤，舌红，苔白或薄黄，脉弦有力或滑数。

治以平肝泻火、息风止痉。天麻钩藤饮合千金龙胆汤加减：天麻、钩藤、石决明、栀子、黄芩、龙胆草、菊花、桑叶、茯神、白芍、甘草。肝气郁滞者，加柴胡、枳壳等；头痛、头晕者，加川芎、葛根；头部抽动者，加葛根、蔓荆子；肢体抽动明显者，加鸡血藤、木瓜、伸筋草、全蝎、蜈蚣等；口角抽动者，加黄连、白附子；眨眼明显者，加夏枯草、木贼、白蒺藜、僵蚕；便干结者，加大黄、决明子；多动难静者，加生龙骨、珍珠母；异常发声者，可加蝉衣、僵蚕、玄参、板蓝根。

3. 痰热动风证

症见摇头、耸肩、眨眼、甩肩、踢腿等，伴或不伴喉中发"吭吭"声、怪叫、秽语频发，喉中痰鸣，烦躁口渴，睡眠不安，大便秘结，小便短赤，舌质红，苔黄或厚腻，脉弦滑或滑数。

治以清热化痰、平肝息风。以黄连温胆汤为主：半夏、陈皮、茯苓、黄芩、黄连、栀子、枳实、竹茹、石菖蒲、钩藤。痰火较重、便秘难解者，加大黄、芒硝；痰浊壅盛者，加白附子、青礞石；肝风明显、抽动较重者，加天麻、白芍、全蝎；喉部异常发声者，加桔梗、青果、蝉衣、白僵蚕；秽语频繁者，加郁金、胆南星、白僵蚕。

4. 脾虚肝亢证

症见眨眼、皱眉、耸鼻、噘嘴、腹部抽动，伴或不伴喉中发"吭吭"声、秽语等，精神倦怠、面色萎黄、食欲不振、夜卧不安、大便溏薄或干结、小便清长，舌淡、苔薄白或腻、脉弱或弦细。

治以扶土抑木，息风定痉。疏肝理脾方加减：柴胡、炒白芍、枳壳、炒白术、茯苓、太子参、当归、远志、龙眼肉、酸枣仁、炙甘草。抽动频数者，加葛根、天麻；肝气旺者，加钩藤、生龙骨；食欲不振者，加焦麦芽、焦山楂、焦六神曲、鸡内金；睡眠不安者，加珍珠母、生石决明；兼心气虚者，合用甘麦大枣汤；肝郁气滞者，加柴胡、薄荷；痰阻气滞、经气不通、项背强直不适者，加葛根、鸡血藤、伸筋草；痰阻气滞、血脉瘀阻者，加丹参、红花、地龙活血化瘀通络；冲动任性、性情执拗者，可酌加黄芩、栀子、夏枯草等。

5. 肝肾不足、阳亢风动证

症见挤眉弄眼、耸肩摇头、肢体抽动、清嗓、头晕耳鸣、多动少静、两颧潮红、手足心热、尿频或遗尿、盗汗，舌偏红或淡红、苔薄或少苔、偏干少津、脉细数。

治以补肾填精、柔肝息风。六味地黄丸加减：熟地黄、山茱萸、牡丹皮、山药、茯苓、泽泻、龙骨、牡蛎、龟板、白芍、甘草。夜眠不安者，加琥珀、珍珠母；急躁易怒者，加夏枯草、柴胡；抽动明显者，加鸡血藤、伸筋草、川芎、丹参；阳亢火旺者，加知母、黄柏、夏枯草；兼肾气虚者，加补骨脂、肉苁蓉、菟丝子、怀牛膝等。

6. 气郁化火证

症见烦躁易怒，或情绪抑郁、闷闷不乐、时有叹息或胸胁胀痛不适、挤眉弄眼、摇头耸肩、张口噘嘴、发作频繁、抽动有力、口出异声秽语、面红目赤、大便干结、小便短赤，舌红、苔黄、脉弦数。

治以疏肝清热、息风止痉。清肝达郁汤或丹栀逍遥散加减：栀子、菊花、牡丹皮、柴胡、薄荷、白芍、当归、钩藤、蝉蜕、琥珀、石决明、茯苓、甘草。喜怒不定、喉中有痰者，加浙贝母、天竺黄、胆南星；肝火旺盛、烦躁目赤者，加龙胆草、谷精草、夏枯草；大便干结者，加槟榔、生大黄；外感风热、目赤、眨眼重者，加板蓝根、夏枯草、赤芍；肢体抽动者，加木瓜、伸筋草。

7. 脾虚痰聚证

症见面黄体瘦、精神不振、脾气乖戾、胸闷作咳、喉中声响，眨眼皱眉、咧嘴、四肢或腹肌抽动、秽语、纳差食少，舌质淡、苔白或腻、脉沉滑或沉缓。

治以健脾柔肝、行气化痰。十味温胆汤加减：党参、茯苓、法半夏、陈皮、枳实、远志、酸枣仁、石决明、钩藤、白芍、甘草。有痰热者，加黄连、瓜蒌、制胆南星；秽语妄言、性情易怒者，加石菖蒲、郁金、香附、制胆南星；痰火扰心喊叫者，加青礞石、黄芩、磁石；纳少厌食者，加砂仁、神曲、炒麦芽。

8. 阴虚风动证

症见形体消瘦、两颧潮红、性情急躁、口出秽语、摇头耸肩、挤眉眨眼、肢体震颤、睡眠不宁、五心烦热、大便干结，舌质红绛、舌苔光剥、脉细数。

治以滋阴潜阳、柔肝息风。大定风珠加减：龟板、鳖甲、生牡蛎、生地黄、阿胶、鸡子黄、麦冬、火麻仁、白芍、甘草。血虚失养者，加何首乌、沙苑子、当归；心神不宁、惊悸不安者，加茯神、酸枣仁、钩藤；肺阴受损、金鸣异常、喉发异声者，选加桑白皮、地骨皮、玄参、麦冬、天花粉、桔梗；肢体抽动明显者，加地龙、乌梢蛇。

【病案举例】

患儿，男，7 岁。2017 年 10 月 9 日初诊。主诉：发现眨眼、挤眼 1 年，清嗓子、噘嘴 3 月余。现病史：患儿于 1 年前因暑假长时间看电视后出现频繁眨眼、挤眼，至郑州市某医院就诊，诊断为"抽动症"，予"阿立哌唑（1 片，2 次/日）"口服 2 周，患儿眨眼、挤眼症状缓解，停药后仍偶有眨眼、挤眼症状。3 个月前患儿感冒后抽动症状加重，出现频繁眨眼、挤眼、清嗓子、噘嘴症状，予上述药物口服，未见明显缓解。刻下症：频繁眨眼、噘嘴、清嗓子，胆怯易惊，汗多，身体偏瘦，面色无华，纳可，多梦，大便时干时稀，小便可。查体：神志清，精神可，面色发黄偏暗，心肺腹听诊无异常，舌质淡，苔白厚，脉弦细。查血尿常规、肝肾功能、血糖、电解质、铜蓝蛋白、ASO、ESR 等均未见明显异常，查头颅核磁及长程视频脑电图正常。西医诊断：多发性抽动症。中医辨证：肝风证（脾虚肝亢证）。治法：健脾疏肝，化痰息风。选方：疏肝理脾方加减。药用：柴胡 6 g，炒白芍 10 g，炒枳壳 6 g，炙甘草 6 g，炒白术 10 g，茯苓 20 g，葛根 10 g，钩藤 10 g，蝉蜕 6 g，防风 6 g，桑叶 10 g，荆芥 10 g，白芷 6 g，浮小麦 15 g，大枣 6 g。共 14 剂，水煎服。嘱患儿按时服药，避风寒，多饮水，规律作息，少食零食，少看电子产品。

二诊（2017 年 10 月 22 日）：患儿药后眨眼改善不明显，噘嘴较治疗前减轻，偶有清嗓子，纳可，盗汗，多梦，烦躁，二便调，舌质淡红，苔白，脉弦细。前方去荆芥、白芷，加薄荷 6 g，珍珠母 15 g。续服 14 剂，水煎服。嘱患儿加强锻炼，家长多给予鼓励，少责骂。

三诊（2017 年 11 月 10 日）：患儿抽动症状基本消失，偶有眨眼，纳眠可，二便调，舌质淡红，苔薄白，脉平。前方去浮小麦、大枣，加神曲 10 g。继服 21 剂，服后诸证消失。后期随访未再复发。

按语：本例患儿病程较长，伴有身体瘦弱，食欲差，面色无华，说明该患儿脾胃功能不足。脾失健运，水谷聚而为痰，脾虚又不能制约肝木，导致肝木更为亢而无制，渐生肝风，风痰合邪，上犯清窍，则出现眨眼、努嘴、耸肩。结合舌质、脉象，将其辨为脾虚肝亢证，故采用四逆散加减治疗，以健脾疏肝。加茯苓健脾化痰；加薄荷清理头目，利咽，疏肝解郁；加桑叶清肝平肝，加珍珠母清心肝火，平肝镇惊。药证相扣，故获良效。

三、经验方

疏肝理脾方：根据钱乙的五脏证治理论及小儿"脾虚肝亢"的体质特点，马丙祥教授认为，本病虽与五脏皆相关，但与肝、脾二脏关系最为密切。肝主筋，开窍于目，为风木之脏，体阴而用阳，主疏泄，脾土虚弱，肝木乏于制约，可使筋脉失养，肝风内动，从而出现眨眼、皱眉、吸鼻、甩头、鼓肚等表现。脾主肌肉，开窍于口，若肝气过盛，肝病及脾，脾气虚弱而气血生化不足，四肢肌肉得不到濡养，则可见努嘴、咬唇、张口、四肢抽动等症状；脾虚痰滞，可见气道不利之症，如痰鸣怪声；脾藏意，意舍不藏可见注意力不集中。故在治疗时以肝、脾为准则，顺应肝性，疏肝柔肝，同时顾护脾气，抑木扶土，自拟"疏肝理脾方"，经治病例千余例。

主治：抽动障碍（脾虚肝亢证）。功效：疏肝理脾、化痰息风。用法：柴胡 6 g，枳壳 6 g，白芍 20 g，炒白术 10 g，茯苓 20 g，炒麦芽 10 g，大枣 10 g，甘草 6 g。

方解：方中柴胡味苦性微寒，条达肝气，畅达脾土；枳壳味苦微酸，性宽而缓，其气清香，理气宽中，气行则助风止，合用白芍以增强宣畅气机之效，顺应肝、脾二脏本性；白术味甘苦，性温燥，既可补脾虚，又可助运化，配以茯苓，使除湿化浊力度得以提升；麦芽、甘草味甘，性平，而大枣味甘，性温，三药齐用，甘润和中，润燥缓急，使脾气充盛。

四、生活调理、饮食调摄

儿童抽动障碍病因、病机错综复杂，临床表现复杂多样，临床治疗抽动障碍需立足辨证，以病机为论治之核心，准确选方，对症灵活加减用药，则往往可达预期疗效。除药物治疗外，应加强日常护理，重视患儿生活调理和心理卫生，饮食宜清淡，少吃甜食、膨化食品，少喝饮料，应尽量少看电视和玩游戏机，起居要注意冷热适宜，避免感冒。家长不打骂患儿，避免过度关注，避免增加患儿心理压力。

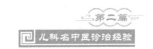

原晓风教授过敏性紫癜治验

原晓风，教授、主任医师、博士研究生导师，长春中医药大学附属医院儿童诊疗中心主任，全国首届杰出女中医师，吉林省名中医，国家中医药管理局重点学科学术带头人，擅长治疗小儿过敏性紫癜、肾病综合征、抽动症等儿科疑难病。

过敏性紫癜是儿科常见的出血性疾病之一，是一种以毛细血管炎为主要病理改变的变态反应性疾病。临床以双下肢皮肤紫癜，常伴有关节肿痛、腹痛、便血、尿血和蛋白尿为主要表现。该病属中医"血证"范畴，并与"葡萄疫""肌衄""紫癜风""斑毒"等病证相似。"离经之血便是瘀"，故在紫癜辨证论治中，无论病因、病位，不可忽视"瘀"的存在，须加活血化瘀之品。原晓风教授运用三焦辨证法治疗该病，同时将脏腑辨证融入其中，充分体现了其整体观念的思想，临床疗效显著。

一、疏风开肺以治上焦证

小儿体属纯阳，感邪易从阳化火、化热，热盛易迫血离经发为紫癜，此证病位在肺，属上焦。发病急，常伴有外感症状，如发热、咳嗽、全身不适等。紫癜色鲜明，为斑丘疹，大小形态不一，好发于下半身，出没无常，反复发作，常伴有瘙痒，舌质红或淡红，苔薄黄、薄白或微腻，脉浮数。感受外邪，卫表失和则见外感症状。肺主皮毛，则紫癜多只见于皮肤。风性善行数变，则紫癜出没无常，伴有痒感。本证与现代医学中的皮肤型紫癜基本吻合。遵循吴鞠通"治上焦如羽，非轻不举"的原则，从肺论治，以疏风开肺、解毒通络为治则，选用化瘀消斑汤合银翘散为主方（黄芩、鸡血藤、侧柏炭、白茅根、白鲜皮、紫荆皮、防风、金银花、连翘、牛蒡子、芦根、淡竹叶），随症加减。关节肿痛者，加海桐皮、秦艽以疏风通络；腹痛者，加元胡、木香以理气止痛；便血者，加藕节、地榆炭以收涩止血；尿血者，加大蓟、小蓟以凉血止血。

【病案举例】

杜某，女，6 岁。就诊时以双下肢皮肤出现瘀点、瘀斑 3 天为主诉。伴发热。查体：咽部略充血，双下肢皮肤散在瘀点、瘀斑，颜色鲜红，对称分布。腹部平软，无压痛。无关节肿痛。舌质红，苔薄黄，脉浮数。实验室检查：血小板及凝血常规正常，尿常规及便常规正常。辨证属紫癜初期风毒袭肺，治宜疏风开肺，解毒通络。选用化瘀消斑汤合银翘散加减。方药：黄芩、鸡血藤、侧柏炭、白茅根、白鲜皮、金银花、连翘、牛蒡子、芦根、防风、淡竹叶各 12 g，紫荆皮 10 g。水煎 2 次，取汁 200 mL，2 日 1 剂，每日 3 次口服。服药 2 剂后患儿热退，无新出皮肤紫癜。上方加减治疗半个月，病情痊愈，随访 1 年皮肤紫癜未反复，尿常规正常。

二、顾护脾胃以治中焦证

中焦证病因侧重不同，有热重于湿者，有湿重于热者，但病位均不离中焦脾胃，故在辨证上均遵循吴鞠通"治中焦如衡，非平不安"的原则，在选方用药上时时顾护脾胃。

（1）起病急，平素嗜食肥甘或饮食无度，紫癜遍布，色鲜红，口气臭秽、腹痛、腹胀、便秘，有鼻衄，齿衄，便血，舌质红，苔黄，脉滑数。

（2）紫癜遍布，色深红，消退较慢，关节肿痛，腹胀痞满，纳呆便溏，神疲乏力，舌淡红或淡白，苔白腻或黄腻，脉缓或濡。

脾胃素虚或饮食不节等均可使脾胃蕴湿生热，热迫血溢发为紫癜，脾胃运化功能失司，而见腹胀、便秘，或腹胀痞满、纳呆便溏，神疲乏力等；脾主四肢，湿邪留恋关节而见关节肿痛，与现代医学关节型紫癜基本吻合，热邪灼伤肠络则见便血、腹痛等，与现代医学腹型紫癜基本吻合。

脾胃积热，以理脾清胃、消积通络为治则，选用化瘀消斑汤合清胃散为主方（黄芩、鸡血藤、侧柏炭、白茅根、白鲜皮、当归、生地黄、牡丹皮），随症加减。鼻衄、齿衄者加茜草。

湿蕴中焦，以健脾化浊、除湿通络为治则，选用化瘀消斑汤合平胃散为主方（黄芩、鸡血藤、侧柏炭、白茅根、白鲜皮、羌活、苍术、厚朴、陈皮），随症加减。恶心、呕吐者加半夏、竹茹。

【病案举例】

陈某，男，8岁。就诊时以双下肢皮肤出现瘀点、瘀斑8天伴关节肿痛、腹痛4天为主诉。伴呕吐，大便为黑褐色便，2日1次。于诊前10天曾有上呼吸道感染病史。查体：双下肢皮肤散在皮肤瘀点、瘀斑，颜色鲜红，对称分布。腹部平软，脐周有压痛。双下肢踝关节肿痛。舌质红，苔黄腻，脉濡数。实验室检查：血小板及凝血常规正常，便潜血阳性，镜下红细胞10～20个/高倍镜下。辨证属紫癜极期湿蕴中焦证，治宜健脾化浊、除湿通络。选用化瘀消斑汤合平胃散加减。方药：黄芩、鸡血藤、侧柏炭、白茅根、白鲜皮、羌活、苍术、厚朴、陈皮、竹茹、槟榔、木香、益母草、海桐皮、乌药、地榆炭各15 g，白芍、丹参各10 g。水煎2次，取汁200 mL，2日1剂，每日3次口服。服药2剂后患儿腹痛、呕吐等消化道症状缓解。上方加减治疗1个月，病情痊愈，随访1年皮肤紫癜未反复，尿常规正常。

三、滋补肝肾以治下焦证

先天不足、病久不愈或中焦证传至下焦而见紫癜反复发作，迁延日久，色暗淡，尿血，伴腰膝酸软、五心烦热、潮热盗汗、头晕耳鸣，舌红少苔，脉细数。此证与现代医学的肾型紫癜基本吻合。遵循吴鞠通的"治下焦如权，非重不沉"的原则，以滋补肝肾、养血通络为治则，选用六味地黄丸为主方（熟地黄、牡丹皮、山药、茯苓、泽泻、山萸肉、鸡血藤、仙鹤草、龟甲），随症加减。紫癜反复，色紫黯，舌有瘀点，加赤芍活血化瘀。尿混浊，尿蛋白多时可选用土茯苓、萆薢、益母草、石韦利湿化浊；阴阳两虚时可加菟丝子、杜仲益气温肾。部分患儿因长期应用激素，免疫力极低，可选用黄芪、防风、五味子补肺固卫。

【病案举例】

刘某，男，12岁。就诊时以患儿双下肢反复出现皮肤瘀点、瘀斑1个月，尿血5天为主诉，伴乏力，手足心热。发病初期曾有腹痛，在外院静脉滴注地塞米松注射液及对症治疗10天，后改为泼尼松片口服，现泼尼松片已减为5 mg，每日2次口服。查体：双下肢皮肤散在少量皮肤瘀点、瘀斑，色暗淡，分布对称，舌红少苔，脉细数。实验室检查：血常规中血小板及凝血常规正常，尿常规潜血（＋＋），尿蛋白（＋＋）。辨证属紫癜恢复期气阴两伤，治以益气养阴、养血通络为主，方用六味地黄丸加减。方药：熟地黄、山药、茯苓、泽泻、山萸肉、鸡血藤、仙鹤草、龟甲、黄芪、丹参、女贞子、旱莲草、枸杞子、黄柏、菟丝子、杜仲、萆薢各 15 g，防风 10 g，土茯苓 20 g。水煎 2 次，取汁 200 mL，2 日 1 剂，每日 3 次口服。服药 3 剂后患儿皮肤无新出紫癜，手足心热及乏力症状明显改善，1 周内将泼尼松片减量至停止口服。续服中药汤剂加减治疗 2 个月，患儿皮肤无新出紫癜，无肉眼及镜下血尿，尿常规恢复正常，病情痊愈。

刘玉书教授小儿抽动障碍治验

刘玉书教授是中医世家第四代传人，长春中医药大学第一附属医院主任医师、教授，第六批全国老中医药专家学术继承指导教师。刘玉书教授幼承家传，勤求古训，结合 50 年的临床经验，将"天人合一"的传统文化思想运用于中医临床疾病的诊治当中，善于治疗顽、难、杂症。尤其对小儿抽动障碍的研究与诊疗有着丰富的临床经验，所积累并记载的实际病例达数千例，形成了自己非常独特的学术思想。现将其学术思想和用药特点总结如下。

一、胎元受损、诱因触动、痰浊蒙蔽心肝为其发病机制

抽动障碍是一种起病于儿童时期、以抽动为主要表现的神经精神类疾病。临床分为运动性抽动和发声性抽动。中医古籍对小儿抽动障碍并没有专门记载，根据其临床表现，将其归属于中医学"慢惊风""抽搐""瘈疭""筋惕肉瞤""肝风"等范畴，认为其发病多与肝有关。

刘玉书教授认为本病的发病机制为胎元受损，诱因触动，痰浊蒙蔽心肝。刘教授指出，当胎儿处于孕 5 周时，心脏开始发育，第 9 周时，脑开始发育，若恰逢此时，孕母受惊吓、忧思、过劳等损及胎元，可影响其心脑发育，心脑发育不利，正气不足，邪可干之，为胎儿患病留下诱因。若胎儿娩出后护理不当，环境不良，邪气来乘，心脑之气不足，御邪无力，可能会发生本病。小儿肝常有余，易被六淫所感，情志所伤，七情化火，外感六淫，可引动在内之风、火、痰，内外合邪，蒙蔽心肝，发为本病。刘老认为本病

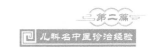

病位主要在肝、心、脑，与脾、肺、肾相关，虚实夹杂，病机关键在于痰、风、火，情志因素和外感六淫常为其诱因。

二、息风止动、健脑开窍、宁心豁痰为治疗原则

小儿肝常有余，易化火化风导致本病，故治疗上应息风止动，刘玉书教授认为本病是由先天和后天共同作用的结果。因胎元受损，心脑发育不利，受痰浊蒙蔽而来，故在治疗上要有针对胎元受损的措施。因为"男子"从出生到 8 岁再到 16 岁是肾气逐渐充实充盛的过程，"女子"从出生到 7 岁再到 14 岁是肾气充盛和天癸方至的过程，在这个阶段健肾充脑非常关键。又心主神明，小儿神识未开，宁心开窍，使之不受邪扰而神明渐开渐用。"百病多由痰作祟"，痰随风火周游于心脑之间，常常蒙蔽心脑，使心脑阻隔，神机不运。所以，本病的治疗原则可以总结为：息风止动、健脑开窍、宁心豁痰。

三、治疗上擅用孔圣枕中丹、重镇之品及动物药

（一）擅用孔圣枕中丹

刘玉书教授治疗小儿抽动障碍的主方以孔圣枕中丹为基础方进行加减，此方出自唐代孙思邈所著《备急千金要方》："治读书善忘，久服令人聪明。"孔圣枕中丹方用炙远志、菖蒲、龟板、龙骨等份为末，每服酒调一钱，日三服。"龟者介虫之长，阴物之至灵者也；龙者鳞虫之长，阳物之至灵者也，借二物之阴阳，以补吾身之阴阳，假二物之灵气，以助吾心之灵气者。又人之精与志，皆藏于肾。肾精不足，则志气衰，不能上通于心，故迷惑善忘也。炙远志，苦泄热而心散郁，能通肾气上达于心，强志益智。菖蒲，辛散肝而香舒脾，能开心孔而利九窍，祛痰除湿。又龟能补肾，龙能镇肝，故可使痰火散而心肝宁，则聪明开而记忆强矣。"四药合用，共奏补肾宁心、益智安神之功。

临床上，刘老根据不同证型加用不同药物，肝亢风动者，治宜平肝息风、健脑开窍、宁心豁痰，加天麻、钩藤、珍珠母；痰热扰动者，治宜清热化痰、息风止动，加胆星、郁金或礞石滚痰丸。脾虚肝旺者，治宜扶土抑木、平肝息风、宁心豁痰，加茯苓、白术、陈皮、山药。阴虚风动者，治宜滋水涵木、柔肝息风，加鳖甲、牡蛎、阿胶。

（二）擅用重镇之品

刘玉书教授多用重镇之品：磁石、青礞石、珍珠母、龙齿、龙骨、龟板、石决明之类，以镇惊。《圣惠方》中记载"小儿天钓，手脚掣动，眼目不定，有时笑啼或嗔怒，爪甲皆青"可用龙齿散，用龙齿以镇静安神。《本草纲目》曰："慈者法水，色黑入肾，故治肾家诸病而通耳目。"《本草纲目》云："青礞石气平味咸，其性下行，阴也，沉也，乃厥阴经之药。肝经风木太过，来制脾土，气不运化，积滞生痰，壅塞上中二焦，变生风热诸病，故宜此药重坠。"因此，对于症状复杂、病情日久伴多动的患儿加用上述诸药，事半功倍。

（三）擅用动物药

刘玉书教授治疗小儿抽动障碍善用动物类药物，尤其需要使用活血化瘀、息风定惊、搜风通络、益肾养阴等治疗方法时常常作为主要药物来选取。其经常使用的动物类药物有全蝎、僵蚕、蝉蜕、蜈蚣、土鳖虫、牡蛎、水蛭、天龙等。刘教授认为此类药物具有息风通络、活血定惊之功，可再配伍养血滋阴之品，从而能够有效地起到治疗本病的作用。但与此同时，刘玉书教授还指出此类药物尤其是有小毒的要中病即止，而且许多药物本身还含有较多的蛋白质，少数患儿可能会出现一些过敏反应，所以使用时应当避免出现此种情况，以免产生不必要的不良反应。

四、强调要早发现，早治疗，三分治疗，七分调养

抽动障碍的危害是显而易见的，常常可引发学习困难、记忆力缺陷、交往障碍及难以相处的个性等，严重阻碍儿童身心健康发展，所以早期诊断、早期干预十分必要。但由于一些家长、医师对于本病不熟悉，往往会耽误疾病的确诊，从而影响治疗效果，如将咽部抽动所发出的声响误认为急性咽炎；将瞬目、皱眉误认为慢性结膜炎；皱鼻被诊断为过敏性鼻炎等。而且很多家长对于本病也采取不认同的态度，认为只是普通的"小毛病"，无须特殊治疗，也在一定程度上延误了治疗时机。刘玉书教授认为对于较长时间的不自主咽部异常声音、肢体肌群反复抽动出现时，家长应及时到相关医院科室就诊，进行系统检测，从而及早地对本病进行排除诊断、早期治疗。

小儿抽动障碍反复性强，病程较长，严重影响小儿的正常学习生活，给

家长也带来了巨大的困扰。刘玉书教授指出本病的系统治疗往往要做好较长时间的准备与实践，真正要做到"三分治疗，七分调养"。积极治疗诸如感冒等原发病，起居生活有规律，及时与老师沟通减轻患儿心理负担，减少批评与责骂，转移其注意力。早期发现，早期治疗，加强心理疏导，为患儿的身心健康营造一种被关爱、被尊重的良好环境。

【病案举例】

刘某，女，6 岁，体重 19 kg。初次就诊时间：2016 年 7 月 9 日。

主诉：发现咽部异常发声 1 个月。

现病史：家长述患儿于 1 个月前因情绪激动后，出现咽部异常发声，有"吭吭"声，伴有四肢肌肉不自主地快速收缩，无其他不适症状，家长未予重视，未给予药物治疗，现患儿症状无缓解，故来我院就诊。现症：咽部异常发声，四肢抽动，心烦易怒，手足心热，纳可，眠可，二便尚可。舌红，苔薄白，脉弦数。

既往史：患儿平素易感，无哮喘史，否认麻疹、水痘等传染病史，否认食物、药物过敏史，否认外伤手术史。

理化检查：脑电图未见异常，头部 CT 未见异常。

体格检查：神志清楚，动作协调，发育正常，营养中等，两眼灵活，面色红润，表情自然，呼吸平稳，心、肺、腹检查未见明显异常，神经系统查体见生理反射存在，病理反射未引出。脑膜刺激征阴性，双侧巴氏征阴性。

西医诊断：抽动障碍。中医诊断：慢惊风，肝亢风动。治则：息风止动、健脑开窍、宁心豁痰。方药：炙远志 15 g，石菖蒲 15 g，生龙骨 20 g，生牡蛎 20 g，胆南星 5 g，紫荆皮 15 g，金莲花 15 g，五味子 10 g，木瓜 15 g，伸筋草 15 g，钩藤 15 g，龟板 15 g，天麻 10 g，郁金 10 g，水蛭 2 g，蜈蚣 1 条，全蝎 2 g，阿胶 5 g，黄连 3 g，甘草 5 g，以上为 1 剂药的量，每剂水煎取汁 200 mL，分 4 次吃，每日 3 次口服，每次 50 mL，给予 7 剂口服 10 天。

嘱家长在患儿服用药物期间加强护理，防止患儿过度激动。服药期间禁服辛辣刺激、鱼虾等食物。

二诊（2016 年 7 月 18 日）：患儿咽部异常发声较前减轻，四肢抽动减轻，心烦易怒减轻，无手足心热，眠可，纳可，二便可。舌红，苔薄白，脉弦数。体格检查：未见明显异常。

方药：在前方的基础上去黄连、阿胶，加珍珠母 20 g，金荞麦 15 g，透骨草 15 g，煎法及服法同前，继服 7 剂 10 天。

嘱患儿家长护理方法同前。

三诊（2016 年 7 月 27 日）：服药后患儿无咽部异常发声，偶有四肢抽动，余可。舌淡红，苔薄白，脉弦数。体格检查：未见明显异常。

方药：在二诊方的基础上去胆南星、郁金、紫荆皮、金荞麦、五味子，加青礞石 15 g，牛膝 10 g，磁石 15 g，龙齿 15 g。煎法及服法同前，继服 7 剂 10 天。

嘱患儿家长护理方法同前。

四诊（2016 年 8 月 5 日）：患儿症状消失，咽部无异常发声，无四肢抽动，可以控制自己的情绪，舌淡红，苔薄白，脉和缓有力。体格检查：未见明显异常。

方药：在三诊方的基础上去牛膝、水蛭、蜈蚣，煎法及服法同前，继服 7 剂 10 天。

嘱患儿家长护理方法同前。

经随访，患儿病情痊愈，嘱家长加强护理，营造温馨的家庭氛围，不良的家庭环境会产生压抑、消极等情绪活动。同时，避免患儿使用电子产品，从而产生兴奋、愤怒、焦躁、惊吓等情绪。

按语： 该患儿因情绪激动后，出现咽部异常发声，四肢抽动症状，并伴有心烦易怒，手足心热，舌红，苔薄白，脉弦数。辨病为抽动障碍，属中医的慢惊风，辨证为肝亢风动，治以息风止动、健脑开窍、宁心豁痰。其中天麻、钩藤、珍珠母息风止动，潜阳入阴；胆星、郁金宁心豁痰；炙远志、石菖蒲、龟板、龙骨、牡蛎交通心肾，健脑开窍；水蛭、全蝎、蜈蚣息风通络，活血定惊；紫荆皮、金莲花、金荞麦解毒利咽，治疗咽部异常发声，患儿心烦易怒，故加黄连、阿胶、五味子泻火宁心。患儿四肢抽动，故加透骨草、木瓜、伸筋草舒筋活络，牛膝为引经药，使药物直达病所，甘草调和诸药。另加磁石、青礞石、龙齿以镇惊。诸方共奏息风止动、健脑开窍、宁心豁痰之效。

【病案举例】

王某，女，6 岁，体重 16 kg。初次就诊时间：2016 年 11 月 30 日。

主诉：反复摇头、皱眉 2 年，加重 10 天。

现病史：该患儿于 2 年前无明显诱因出现不自主摇头、皱眉，就诊于我院门诊，诊断为"抽动障碍"，经口服中药治疗，症状时轻时重。10 天前，患儿因惊吓摇头、皱眉加重，遂来就诊。

现症：摇头、皱眉，心烦易怒，眠可，纳少，大便略稀，小便可。舌质红，苔薄白，脉细弦。

既往史：患儿平素健康状况良好，无哮喘史，否认麻疹、水痘等传染病史，否认食物、药物等过敏史，否认外伤手术史。

理化检查：无。

体格检查：神志清楚，动作协调，发育正常，营养中等，两眼灵活，面色红润，表情自然，呼吸平稳，心、肺、腹检查未见明显异常。生理反射存在，病理反射未引出。脑膜刺激征阴性，双侧巴氏征阴性。

西医诊断：抽动障碍。中医诊断：慢惊风，脾虚肝旺。治则：息风止动、扶土抑木，宁心豁痰。

方药：炙远志 15 g，石菖蒲 15 g，生龙骨 20 g，生牡蛎 20 g，胆南星 5 g，伸筋草 15 g，鸡血藤 15 g，钩藤 15 g，龟板 15 g，天麻 10 g，郁金 10 g，水蛭 2 g，全蝎 2 g，阿胶 5 g，黄连 3 g，蜈蚣 1 条，甘草 5 g，木瓜 15 g，狗脊 15 g，茯苓 15 g，白术 15 g。以上为 1 剂药的量，每剂水煎取汁 200 mL，分 4 次吃，每日 3 次口服，每次 50 mL，给予 7 剂口服 10 天。

嘱家属在患儿服用药物期间加强护理，防止患儿过度激动。服药期间禁服辛辣刺激、鱼虾等食物。

二诊（2016 年 12 月 9 日）：患儿摇头减轻，皱眉减轻，脾气较前好转，眠可，纳少，大便稀，小便可。舌质红，苔薄白，脉细弦。体格检查：未见明显异常。

方药：在一诊方的基础上加蛇蜕 2 g，龙齿 15 g，砂仁 10 g，苍术 10 g，诃子 10 g。煎法及服法同前，继服 7 剂 10 天。

嘱患儿家长护理方法同前。

三诊（2016 年 12 月 18 日）：患儿摇头较前明显减轻，偶有皱眉，无烦躁易怒，眠可，纳可，二便可。舌质红，苔薄白，脉细弦。体格检查：未见明显异常。

方药：在二诊方的基础上去砂仁、苍术、诃子、黄连、阿胶，加青礞石 15 g，磁石 15 g，煎法及服法同前，继服 7 剂 10 天。

嘱患儿家长护理方法同前。

四诊（2016 年 12 月 27 日）：患儿诸症悉消，舌质红，苔薄白，脉和缓有力。体格检查：未见明显异常。

方药：在三诊方的基础上去蛇蜕、龙齿，煎法及服法同前，继服 7 剂 10 天。

嘱患儿家长护理方法同前。

经随访，患儿病情痊愈，嘱家长加强护理，营造温馨的家庭氛围，不良的家庭环境会产生压抑、消极等情绪活动。同时，避免患儿使用电子产品，从而产生兴奋、愤怒、焦躁、惊吓等情绪。

按语：该患儿反复摇头，皱眉 2 年，加重 10 天。起病缓，病程长，伴心烦易怒，大便略稀，舌质红，苔薄白，脉细弦。辨病为抽动障碍，属中医的慢惊风，辨证为脾虚肝旺，治以息风止动、扶土抑木、宁心豁痰。其中天麻、钩藤息风止动，胆南星、郁金宁心豁痰，炙远志、石菖蒲、龟板、龙骨、牡蛎交通心肾，水蛭、全蝎、蜈蚣、蛇蜕息风通络、活血定惊，茯苓、白术、砂仁、苍术、诃子健脾益气、扶土抑木，狗脊、鸡血藤活血通络、疏通督脉，黄连、阿胶泻火宁心，龙齿、磁石、青礞石平肝镇惊，木瓜、伸筋草缓解筋脉拘挛，甘草调和诸药。诸方共奏息风止动、扶土抑木、宁心豁痰之效。

五、经验方

药物组成：炙远志 15 g，石菖蒲 15 g，生龙骨 20 g，生牡蛎 20 g，天麻 10 g，钩藤 15 g，郁金 10 g，胆南星 5 g，龟板 15 g，水蛭 2 g，蜈蚣 1 条，全蝎 2 g。

功效：息风止动、健脑开窍、宁心豁痰。

主治：小儿抽动障碍，包括运动性抽动和发声性抽动。症见眨眼、摇头、耸肩、皱眉、四肢肌肉不自主地抽动及口中异常发声等。

用法：以上为 6 周岁孩子 1 剂药的量，每剂药水煎取汁 200 mL，分 4 次吃，每日 3 次口服，每次 50 mL。

加减：伴有全身抽动较为剧烈者，可加鸡血藤、狗脊、细辛温阳通脉；伴有四肢抽动者，可加木瓜、伸筋草以缓解筋脉拘挛；眨眼较为明显者，可加木贼、青葙子、密蒙花等清利头目；咽部异常发声者，可加金莲花、紫荆皮、金荞麦、赤芍等清利咽喉；腹部抽动严重者，可加白芍、甘草收敛缓急；下肢抽动剧者，加透骨草、自然铜、牛膝舒筋活络，引经下行；烦躁明显者，可加龙胆草、菊花疏肝解郁；皱鼻者，可加苍耳子、辛夷、白芷通利鼻窍；心烦易怒者，加黄连、阿胶、五味子泻火宁心；病程较长、伴有身体多处抽动者，加龙齿、磁石、青礞石、珍珠母、蛇蜕平肝镇惊；脾虚症状明显者，加茯苓、白术、陈皮、山药等健脾益气，扶土抑木。

方解：方中炙远志、石菖蒲、龟板、龙骨为孔圣枕中丹的基础方，能补肾宁心、益智安神、健脑开窍；天麻、钩藤息风止动，潜阳入阴；胆星、郁金宁心豁痰；水蛭、全蝎、蜈蚣、牡蛎息风通络、活血定惊。诸方共奏息风止动、健脑开窍、宁心豁痰之效。

刘玉书教授通过多年的临床经验，总结出在"息风止动、健脑开窍、宁心豁痰"这一指导思想下，配合特点鲜明的中药加减，直接作用于某些肢体抽动的部位，这具有很强的针对性，且疗效显著，值得临床推广。

第四章　肾系疾病

丁樱教授治疗小儿难治性肾病经验

　　丁樱，二级终身教授，博士后导师，第四届国医大师，首批全国名中医，全国中医药高等学校教学名师，河南中医药大学儿科研究所所长，学术委员会副主任，河南中医药大学第一附属医院儿科学科学术带头人。兼任中国民族医药学会儿科分会会长，中华中医药学会儿童紫癜、肾病协同创新共同体主席，世界中医药联合会儿科分会副主委，中国中医药信息研究会儿科分会名誉会长，中华中医药学会儿科专业委员会名誉副会长，河南省中医、中西医结合儿科专业委员会主任委员，国家儿童用药专家委员会委员等多项职务。

　　丁樱教授长期致力于小儿难治性肾病，基于数十年的治疗经验，她认为本病的中医辨证重在辨标本主次、明阴阳消长，治疗崇尚调整阴阳失衡及序贯治疗，形成了自己独特的学术思想。现将其经验介绍如下。

　　"阴平阳秘，精神乃治"为小儿肾病辨证的纲领，"谨察阴阳所在而调之，以平为期"为论治的原则。故应根据患儿的不同病程阶段，通过益气、养阴、温阳及活血、利水、清热等中药配合激素不同剂量序贯论治法以调整阴阳平衡，使之重归于"平"。临证常分为以下四个阶段进行序贯辨治。

一、在未用或用激素早期（2 周内）

　　患儿蛋白尿及水肿比较明显，此时激素的不良反应尚未显现，临床多表现为脾肾阳虚或脾虚湿困的证候。症见全身水肿，神疲乏力，面色㿠白，畏寒肢冷，腰膝酸软，小便短少不利，口淡不渴，舌质淡，苔白滑，脉沉无力。治宜温阳益气，化瘀利水。方选肾病序贯Ⅰ号方：生黄芪40 g，太子参12 g，菟丝子10 g，桑寄生10 g，大腹皮10 g，猪苓12 g，泽兰10 g，茯苓15 g，当归12 g，丹参10 g，桂枝6 g，甘草10 g。方中太参、生黄芪、菟丝子、桑寄生等温阳益气，大腹皮、猪苓、泽兰、薏苡仁、桂枝温阳利水，当归、丹参等活血化瘀，甘草调和诸药。

二、用足量激素 2 周以后或长期使用激素阶段

因激素的不良反应渐显，患儿证候多由阳虚渐转变为阴虚，从而表现为肝肾阴虚、虚火内盛的阴虚火旺证候，此为西医学所说的医源性肾上腺皮质功能亢进症。症见：五心烦热，面部痤疮，心烦躁扰，食欲亢进，口干舌燥，满月面容，舌质嫩红、少苔或无苔，脉细数。治宜滋阴清热、温肾补气。方选肾病序贯Ⅱ号方：生黄芪30 g，太子参12 g，菟丝子10 g，桑寄生10 g，生地黄15 g，知母12 g，黄柏10 g，黄芩10 g，女贞子10 g，旱莲草10 g，当归12 g，丹参10 g，砂仁6 g，甘草10 g。方中生黄芪、太子参、菟丝子、桑寄生温阳益气，生地黄、女贞子、旱莲草、知母、黄柏滋阴清热，当归、丹参等活血化瘀，甘草调和诸药。

三、激素巩固治疗期（减药阶段）

因大量外源性激素对下丘脑－垂体－肾上腺皮质轴的长期反馈性抑制，致使肾上腺处于抑制性萎缩状态，皮质醇分泌减少甚至停止，一旦激素减少或停用，极易引起肾病复发。中医认为，随激素量的变化，阳刚燥热之品减少，激素的不良反应逐渐减少，而"壮火食气"的不良反应已表现出来，火易耗气伤阴，可导致气阴两虚。患儿多由肝肾阴虚、阴虚火旺渐转变为气阴两虚的证候。症见气短乏力，手足心热，自汗出，易感冒，腰膝酸软，大便稀溏，纳呆腹胀，舌质淡有齿痕，脉沉细或细数。治以益气固肾为主，兼以气阴双补。方选肾病序贯Ⅲ号方：生黄芪60 g，太子参12 g，菟丝子15 g，桑寄生10 g，巴戟天12 g，肉苁蓉12 g，生地黄10 g，知母10 g，当归10 g，丹参10 g，砂仁6 g，甘草10 g。方中生黄芪、太子参、菟丝子、桑寄生温阳益气，生地黄、知母、黄柏滋阴清热，当归、丹参等活血化瘀，甘草调和诸药。皮质醇低于正常者常以阳虚证候突出，临证加巴戟天、肉苁蓉以温补肾阳。

四、激素维持治疗期

此期激素减量至小剂量维持阶段，激素的不良反应逐渐消失，由于大量外源性激素对内源性"少火"产生的抑制，所以"少火生气"作用减少，又逐渐表现出脾肾气虚或阳虚证候，即肾上腺皮质功能不全的表现。症见神疲倦怠，气短乏力，面色苍白，肢凉怕冷，纳呆便溏，舌淡胖，脉虚弱。治宜益气固肾或温肾助阳。方选肾病序贯Ⅳ号方：生黄芪45 g，太子参12 g，菟丝子15 g，桑寄生10 g，白术12 g，茯苓12 g，巴戟天12 g，淫羊藿12 g，肉苁蓉15 g，当归10 g，丹参10 g，甘草10 g。方中生黄芪、太子参、菟丝子、桑寄生、黄精、巴戟天、肉苁蓉温阳益气，白术、茯苓益气，砂仁运脾，当归等活血化瘀，甘草调和诸药。

【病案举例】

朱某，男，3岁，以"水肿伴尿检异常3个月，加重4天"为代主诉。查舌质淡胖，苔白，大量蛋白尿、低蛋白血症、高脂血症。血常规检查示白细胞12.4×10^9/L。尿常规检查示蛋白（＋＋＋），潜血（＋＋＋），红细胞（＋＋＋）/Hp。患儿于2011年1月初无明显诱因出现眼睑及双下肢水肿，于当地医院查尿蛋白（＋＋＋），潜血（＋），低蛋白血症、高脂血症（具体不详），诊断为"肾病综合征"，予足量泼尼松（40 mg/d）每日分3次服用，10天效不佳，水肿加重，2011年2月22日加用他克莫司胶囊（1.5 mg/d）口服，监测血药浓度3.8 ng/mL，2011年3月24日加量至3 mg/d。患儿水肿加重，小便量少，遂来就诊。病例特点：男，3岁，病程3个月；以肾炎型肾病综合征起病，激素耐药，联合FK506治疗1个月。

初诊：2011年3月20日。神志清，精神差，面色㿠白，眼睑及双下肢水肿，阴囊水肿，脘腹胀满，伴流涕，有痰，纳眠可，大便呈糊状，小便量少，多泡沫。查体：库欣征阳性，向心性肥胖，双眼睑水肿，咽部红，双侧扁桃体无肿大，肺部听诊呼吸音粗，未闻及干湿性啰音，心音正常，心率100次/分，心律齐，各瓣膜听诊区未闻及病理性杂音。腹部膨隆，移动性浊音阳性，双下肢水肿。实验室检查：尿蛋白（Pro）（＋＋＋），尿隐血（BLD）（＋＋＋），红细胞（RBC）（＋＋＋）/Hp，24小时尿蛋白定量8.74 g。乙肝五项、自身抗体、补体、抗"O"、甲状腺功能均正常。血生化：白蛋白15.2 g/L，总蛋白35.9 g/L，总胆固醇13.92 mmol/L，甘油三酯 5.55 mmol/L，钾 4.76 mmol/L，钠 143 mmol/L。凝血六项：纤维蛋白原含量 4.25 g/L，活化部分凝血酶原时间 36.8 秒，凝血酶原时间 9.9 秒，D-二聚体 0.18 mg/L。

西医诊断为"肾病综合征（肾炎型）"。中医诊断为"尿浊"，证属脾肾阳虚兼血瘀。治宜温肾健脾，化气行水。

选方肾病 I 号方加减，药物组成：黄芪 30 g，炮附片 5 g，白术 10 g，党参 10 g，白芍 10 g，菟丝子 10 g，淫羊藿 10 g，大腹皮 10 g，茯苓 10 g，车前子 10 g，泽泻 6 g，猪苓 10 g，薏苡仁 20 g，干姜 5 g，甘草 6 g。7 剂，水煎服，每日 1 剂，分 2 次服。泼尼松减量。

二诊：患儿服上方后大便正常，尿量增多，腹腔积液较前减轻，眼睑水肿较前减轻。查尿常规：Pro（++），BLD（+++），RBC（+++）/Hp，24 小时尿蛋白定量 3.2 g。效不更方，上方 7 剂，继服。

三诊：患儿服上方后，尿量增多，无脘腹、胀满，饮食较前好转，纳眠可，大便正常，平素易感冒。尿常规：Pro（+），BLD（++），RBC（+）/Hp，24 小时尿蛋白定量 0.35 g。守原方去泽泻、猪苓、薏苡仁、车前子、干姜，加丹参 10 g、太子参 10 g、当归 10 g。14 剂，水煎服，每日 1 剂，分 2 次服。

【病案举例】

李某，女，10 岁，以"发现尿检异常 6 年 11 个月，再发 50 天"为代主诉住院。患儿于 6 年 11 个月前（2009 年 2 月）无明显诱因出现颜面及足背水肿，小便混浊，于当地查尿常规：蛋白（+++），潜血（-），诊断为"肾病综合征"，予泼尼松等治疗 1 周（具体不详），浮肿消退，尿蛋白转阴，出院后继服泼尼松片。此后 5 年间，尿蛋白多次于泼尼松减量至每日 17.5 mg 时反复，每于激素加量后转阴。2014 年 3 月尿蛋白复现（+++），于外院行肾组织活检提示：微小病变肾小球病。泼尼松片由每日 17.5 mg 加量至每日 45 mg，2 周后蛋白转阴。后于我院门诊加用中药治疗，病情稳定，泼尼松逐渐减量至隔日 5 mg。昨日无明显诱因再次出现尿蛋白（+++），家属为求进一步系统治疗，遂来就诊。

初诊：2015 年 12 月 10 日。面色萎黄，乏力汗出，无颜面及双下肢水肿、发热、咳嗽等，纳眠可，大便正常，小便有泡沫，量可，舌质淡，苔白，脉细。体格检查未见明显异常。实验室检查：蛋白（+++），潜血

（ - ），红细胞（ - ）；24小时尿蛋白定量：1.1 g。血常规：白细胞8.64×10⁹/L，中性粒细胞比率49.9%，血小板231×10⁹/L，嗜酸性粒细胞比率5.7%。血生化：白蛋白36.3 g/L，甘油三酯0.93 mmol/L，总胆固醇4.24 mmol/L。

西医诊断：肾病综合征（原发性、单纯性、激素敏感型、激素依赖型）。

中医诊断：尿浊，证属肺脾气虚兼血瘀。

治当益气健脾、活血化瘀。

选方肾病Ⅱ号方：黄芪30 g，炒白术10 g，防风10 g，党参20 g，茯苓10 g，丹参15 g，盐菟丝子10 g，覆盆子10 g，益母草10 g，当归10 g，薏苡仁15 g，甘草6 g。7剂，水煎服，每日1剂，分2次服。泼尼松继续隔日5 mg口服。

二诊：患儿服药第5天自测尿蛋白转阴，效不更方，上方14剂，继服。加用雷公藤多苷片（40 mg/d，分3次服）。

三诊：患儿尿蛋白持续阴性，守原方继服。泼尼松减量至隔日2.5 mg，4周后停服。

【病案举例】

翟某，男，4岁，以"发现眼睑水肿伴尿检异常5月余，间断咳嗽2月余"为代主诉由门诊以"肾病综合征"收入院。病程较长，临床以"反复水肿、大量蛋白尿、低蛋白血症、高脂血症、激素不规律用药"为特征。尿常规检查示：蛋白（＋＋＋），隐血（ - ）；24小时尿蛋白定量2.3 g。西医诊断：肾病综合征（原发性、单纯性）。中医诊断：尿浊，证属肝肾阴虚兼血瘀。以肾病Ⅲ号方滋阴补肾，平肝潜阳。2015年7月20日患儿无明显诱因出现颜面眼睑水肿，于当地医院诊断为"肾病综合征"，予泼尼松（30 mg/d）口服1周，尿蛋白持续（＋＋＋），水肿进行性加重。遂转至某肾病医院治疗，予甲强龙静滴（最大量120 mg/d），环磷酰胺静滴3次，2周后尿蛋白转阴。数天后因感冒病情反复，再次静滴甲强龙1月余、环磷酰胺1次，尿蛋白转阴。后继续予泼尼松口服（30 mg/d），尿蛋白仍反复出现，2015年11月30日联合吗替麦考酚酯片（0.25 g，每日2次）治疗，1个月后尿蛋白转阴。3天前患儿无明显诱因尿蛋白复现，尿常规检查示蛋白（＋＋＋）、隐血（ - ），遂来就诊。初诊：2015年12月20日。眼睑轻度浮肿，双下肢无明显水肿，面色潮红，毛发旺盛，面部痤疮，喜清嗓，咳嗽，有痰，手足心热，纳眠可，大便干，小便量可，舌质红，苔薄，脉细数。体重 22 kg，库欣征阳性，面红，毛发旺盛，眼睑轻度水肿，咽腔充血，双侧扁桃体无肿大。腹软，移动性浊音阴性。辅助检查：尿常规：蛋白（＋＋＋），隐血（－）。24 小时尿蛋白定量：2.3 g。血常规：白细胞 $11.76 \times 10^9/L$，血小板 $332 \times 10^9/L$，中性粒细胞比率 60.5%。肝肾功能：白蛋白 17.0 g/L，胆固醇 10.40 mmol/L，血尿素氮 3.45 mmol/L，尿酸 260 μmol/L。补体、自身抗体等正常。胸片示：支气管炎。

西医诊断：肾病综合征（原发性、单纯性）。中医诊断：尿浊，四诊合参，证属肝肾阴虚兼血瘀。

治当滋阴补肾，平肝潜阳。

选方肾病Ⅲ号方：熟地黄 10 g，山药 10 g，酒萸肉 10 g，桑寄生 10 g，牡丹皮 10 g，茯苓 10 g，知母 10 g，黄柏 10 g，煅龙骨 15 g，煅牡蛎 15 g，黄芩 10 g，干鱼腥草 10 g，桔梗 6 g，甘草 6 g。7 剂，水煎服，每日 1 剂，分 2 次服。西医治疗停用吗替麦考酚酯片，泼尼松加至足量（45 mg/d，分 3 次服）。

二诊：患儿服药后汗出减少，双眼睑无水肿，24 小时尿蛋白定量 1.9 g。效不更方，上方 7 剂，继服。

三诊：患儿尿常规显示，蛋白（＋＋），隐血（－）。24 小时尿蛋白定量 0.7 g。守原方加用丹参 10 g、益母草 15 g 以加强活血化瘀之力，7 剂，每日 1 剂，水煎服，分 2 次服。

【病案举例】

高某，女，7 岁，患儿以"反复水肿伴尿检异常 4 个月，再发 5 天"为代主诉就诊。4 个月前患儿感冒后出现全身水肿伴尿少，外院查尿常规示 Pro（＋＋＋），BLD（－），大量蛋白尿、低蛋白血症、高脂血症（具体不详），诊为"肾病综合征"。予足量泼尼松片（45 mg，每日 1 次）口服 9 天后尿蛋白转阴。4 周后泼尼松减至隔日 45 mg，此后每 2 周减 5 mg。20 天前泼尼松减至隔日 30 mg 时，患儿无明显诱因出现尿常规 Pro（＋＋＋），BLD（－），24 小时尿蛋白定量 3.91 g，行肾活检示微小病变性肾小球病。遂联合环磷酰胺冲击，泼尼松片继续服用，2 周后尿蛋白转阴。5 天前患儿感冒后再次出现尿蛋白（＋＋），遂来我院就诊。

初诊：2015 年 5 月 10 日。眼睑及双下肢无水肿，汗出较多，口渴，手足心热，鼻塞，无咳嗽、发热，平素反复感冒，纳化一般，眠安，平素大便偏稀，小便量可，色黄，多泡沫，舌质红，苔少，脉细弱。咽腔充血明显，双侧扁桃体Ⅱ度肿大。辅助检查：尿常规示 Pro（＋＋＋），BLD（－），24小时尿总蛋白 10.67 g。

西医诊断：肾病综合征（原发性、单纯性、激素敏感型、频复发型）。

中医诊断：尿浊，四诊合参，证属气阴两虚兼血瘀。

治当益气养阴，化湿清热。

选方肾病Ⅳ号方：黄芪 30 g，太子参 10 g，菟丝子 10 g，桑寄生 10 g，生地黄 10 g，当归 10 g，丹参 10 g，益母草 10 g，肉苁蓉 10 g，巴戟天 10 g，芡实 10 g，黄芩片 10 g，玄参 10 g，白芷 10 g，甘草 6 g。7 剂，每日 1 剂，水煎服，分 2 次服。西医治疗将泼尼松片加至足量（15 mg，每日 3 次）口服，并行环磷酰胺冲击治疗。

二诊：鼻塞好转，咽腔不红，汗出较多，手足心热，大便糊状，每日行 1 次。尿常规示 Pro（＋＋），BLD（－）。24 小时尿总蛋白 2.5 g。守原方去玄参、白芷，加五味子 10 g，薏苡仁 15 g，金樱子 10 g，红花 6 g。7 剂，每日 1 剂，水煎服，分 2 次服。

三诊：患儿无特殊不适，汗出、口渴较前好转，二便正常。尿常规示 Pro（＋），BLD（－）。24 小时尿总蛋白 0.7 g。守上方继服 7 剂；泼尼松片继服，行第 2 次环磷酰胺冲击治疗。

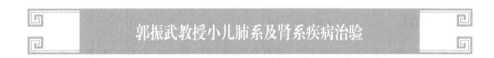

郭振武教授小儿肺系及肾系疾病治验

郭振武，20 世纪 70 年代毕业于辽宁中医学院中医医疗专业，一直从事中医临床、教学及科研工作 50 余年，为第四批、第五批全国老中医药专家临床继承指导老师，辽宁省名中医，辽宁中医大师，国家二级教授，辽宁中医药大学中医博士研究生导师。郭教授从事中医临床工作 50 多年，他博学众长，潜心钻研，勇于实践，形成了独特的学术思想，积累了丰富的临床经验，以其高尚的品格、精湛的医术深得广大患者的信赖，为同道所折服。

郭振武教授在研究中医药防治肺系及肾系疾病中取得了突出的成果，如哮喘、咳嗽变异性哮喘、过敏性紫癜及紫癜性肾炎等，在国内中医界同类学科中具有一定地位，在国际上亦有一定的知名度。

一、以"宿痰伏肺"立论治哮喘

郭教授对于哮喘病的治疗，提出要抓住宿痰伏肺这一基本病机，即使在缓解期，也必须抓住这一根本所在，才能去除宿根，以求痊愈。

郭教授指出：哮喘以宿痰伏饮为发病的内因和关键，宿疾不除，痰饮不去，则哮喘之根难绝。一旦外感病邪、饮食失节、情志失调、起居失常，必将触及这一"宿根"使哮喘反复发作。

小儿生理特点"脾常不足"：脾虚生痰，痰储于肺，阻塞气道，终成哮喘。为此，郭教授根据多年临床经验，自拟健脾宣肺化痰平喘基本方，以急则治标、缓则治本为治疗原则，随症加减，疗效颇佳，现介绍如下。

基本方：麻黄、杏仁、姜半夏、焦三仙、茯苓、甘草、生姜、大枣。

临证加减：发作期，寒哮加干姜、细辛；热哮加双花、野菊花、芦根；虚哮加黄芪、太子参。缓解期，肺气虚加黄芪、五味子；脾气虚加山药、黄芪；脾阳虚加干姜；缓解期无证可辨加山药、枸杞子。

这一点需要特别指出的是，郭教授认为，有相当一部分患者在缓解期基本无证可辨，但对其治疗仍要坚持针对宿痰伏肺这一基本病机，坚持治疗3个月以上，有望痊愈。

【病案举例】

高某，男，7岁。

主诉：反复喘息3年。

初诊：患儿喘息反复发作3年，晨起时喘促较重，咳嗽，有白痰，乏力，食欲欠佳，睡眠尚可，大便溏稀，哮喘发作时吸入舒利迭或万托林、顺尔宁控制症状。查体：面白，呼吸略促，动则尤甚，听诊两肺散在干鸣和痰鸣，左肺水泡音，舌淡苔白，脉沉略数。

中医诊断：哮喘，证属肺脾气虚。西医诊断：哮喘。治则：补益脾肺，宣肺化痰平喘。

药用：麻黄、杏仁、姜半夏、焦三仙、茯苓、甘草、生姜、大枣、黄芪、太子参、川贝。5剂，水煎服，每日服1剂，每日3次。

二诊：症减，仍喘，偶咳，痰少，睡眠可，饮食尚可，大便不实，舌象同前，脉沉，听诊双肺干性啰音消失，偶有痰鸣。上方加山药继服7剂。

三诊：咳喘症状消失，无痰，剧烈运动时有胸闷感，饮食、大便同前，舌淡，苔白，脉沉，听诊双肺呼吸音粗。上方去川贝继服 10 剂。

四诊：症状消失，大便正常，舌淡苔少，脉沉，双肺听诊无异常。上方去半夏继服 10 剂。

五诊：症状消失，精神、饮食、二便正常，舌淡苔少，脉沉。上方去太子参，加白术、防风制成膏方 30 剂，后随访哮喘未发作。嘱其每年三伏、三九穴位贴敷，并同时服用膏方 1 个月，连续 3 年随访未发作终止治疗。

二、外邪侵袭，肝气犯肺发为咳嗽变异性哮喘者，治宜宣肺抑肝、清热定喘

咳嗽变异性哮喘应属中医"咳嗽"的范畴。在小儿咳嗽分型论治中，外感咳嗽有风寒咳嗽，风热咳嗽，湿热咳嗽，燥热咳嗽；内伤咳嗽有伤食咳嗽，痰湿咳嗽，肺热咳嗽，阴虚咳嗽，肺脾气虚和虚寒咳嗽。辨证论治：多从肺、脾、肾三脏论治，以宣肺止咳、清热化痰、滋阴清肺、健脾益肺、培土生金、补肺益肾为治法，方用麻杏石甘汤、麻黄汤、银翘散、二陈汤、养阴清肺汤、小青龙汤、六君子汤、三子养亲汤、泻白散、止咳散等，依据中医治疗咳嗽的原则，结合现代医学过敏因素这一理念，组方遣药各有所得。

郭教授指出，虽《素问·咳论》中对咳嗽的成因有"五脏六腑皆令人咳，非独肺也"之论述，但对小儿咳嗽传统理念始终认为"小儿咳嗽虽多涉及它脏，但仍以肺脏为主"。对小儿生理病理特点，明代万全早就提出了"肝常有余，肺常不足"之说，认为肝常有余易肝阳化风，五脏之中肺为娇脏，小儿肺常不足，外感内伤均易伤肺，外感之中，风邪最多，风邪上受，首先犯肺，肺失宣肃，咳嗽不止，敷布津液失调，以致肝阴不足，肝木偏盛，反克于肺，临床症状多为阵咳时作时止，作亦突来，止亦戛然，有风行数变之特征，多数患儿均有夜半或黎明发作之表现，更说明为厥阴致病。本病病位虽在肺，但与肝的关系密切，各种原因（肝郁化火、阴虚火旺）导致木火刑金，皆可使肺失宣降而咳嗽。风邪是引起本病的主要邪气，核心为风邪犯肺。小儿阳常有余，阴常不足，肝阴不足，肝阳偏旺，上犯于肺，终成本病。为此，郭教授自拟宣肺抑肝汤，随症加减，治疗小儿咳嗽变异性哮喘，收效颇佳，现介绍如下。

处方组成：麻黄、杏仁、甘草、川贝、酒黄芩、天麻、钩藤、地龙、白芍、五味子。根据症状适当进行加减，具体用药剂量可随年龄大小而定。

临证加减：外感有热者，加桑叶、金银花、桔梗；咳嗽声重、痰多清稀者，加茯苓、陈皮、半夏；有黄痰者，加知母、鱼腥草；剧咳连声、挛急不已者，加全蝎、僵蚕；口唇干红，舌红少苔，大便干燥者，加玄参、枸杞子、沙参、麦冬；少食纳呆者，加砂仁、鸡内金、焦三仙；鼻塞，时有喷嚏者，加辛夷、白芷、薄荷。

治疗期间忌冷冻、煎炸、辛辣、腥膻、油腻与咸腌食品。

【病案举例】

何某，男，4 岁。

主诉：咳嗽反复发作 8 个月，加重 3 天。

初诊：患儿于 8 个月前不慎着凉后出现咳嗽，呈阵发性，夜间及晨起咳甚，少痰，色白，就诊于附近诊所，给予抗感冒治疗，咳嗽症状略见好转。此后每因运动及遇到冷空气或异味刺激性后咳嗽加剧。曾诊断为支气管炎、肺内感染等疾病，反复应用抗生素多达 5 种以上，服用中西医止咳药 14 种之多，获效甚微。既往曾患湿疹。3 天前患儿热伤风后咳嗽加重来诊。现症见阵咳、少痰、色黄、无发热、易哭闹、脾气暴躁、饮食欠佳、夜寐欠安、二便尚调。舌红，苔薄黄，脉数。查体：咽赤，扁桃体Ⅱ度肿大，双肺听诊呼吸音粗，可闻及少许干性啰音。支气管激发试验阳性。

中医诊断：咳嗽。西医诊断：咳嗽变异性哮喘。治则：宣肺抑肝，止咳定喘。方选：宣肺抑肝汤加减。

药用：桑叶、金银花、麻黄、杏仁、甘草、川贝、酒黄芩、天麻、钩藤、地龙、白芍、五味子。7 剂，水煎服，每日服 1 剂，每日 3 次。

二诊：患儿咳嗽减轻，有痰，痰色微黄，晨起流鼻涕打喷嚏，食少，夜寐欠安。舌红，苔白，脉沉。上方加辛夷、鱼腥草、鸡内金、砂仁。共 10 剂，水煎服，每日服 1 剂，每日 3 次。

三诊：患儿偶有咳嗽，痰色转白，运动后咳嗽有所加剧，舌淡红，苔白，脉沉。上方去金银花，共 7 剂，水煎服。每日服 1 剂，每日 3 次。

四诊：患儿症状消失，改用：麻黄、杏仁、甘草、川贝、天麻、钩藤、白芍、茯苓、山药、焦三仙制成膏方，服用 1 个月，随访 1 年未复发。

三、治疗过敏性紫癜和紫癜性肾炎，清热解毒与滋补肾阴贯穿始终

郭教授认为，紫癜以瘀点、瘀斑为主要症状，紫癜性肾炎以肉眼和镜下

血尿为主要症状。主要病机为毒、瘀、虚，郭教授认为其成因或外感邪热，或内蕴热毒，热毒炽盛，内迫血分，灼伤血络，迫血妄行，血不循经，溢于脉外，直至后期也为余热未清所致，治疗始终坚持以清热解毒为主，热毒内蕴，必伤津液，津液之根在于肾，即使发病之初，也应顾及于此，故治疗本病郭教授认为治热为关键，认为"无毒不起热"，不清热不足以祛瘀，然不补虚亦不能化瘀，清热、补虚、化瘀三者兼施终收奇功。对于清热解毒，郭教授认为，本病虽涉及于血，但发于肌表，当以清解为主，多用金银花、野菊花、蒲公英、紫花地丁，轻可去实之品；少用石膏、大黄、栀子等大苦大寒之品，以免伤脾肾。多用山药、枸杞、山茱萸益气生津之类，每用于此，疗效颇佳。而此病常反复，治疗周期较长，故贵在坚信认证准确，不动摇自己，给患者以信心，故医者不仅治病，亦应治心。

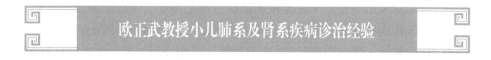

欧正武教授小儿肺系及肾系疾病诊治经验

欧正武，湖南长沙人，第三批全国老中医药儿科学术经验继承人指导教师，2013年成立国家级中医儿科名医欧正武工作室。欧老认为，医者的诊疗绝技应理解为医者基本功扎实的高水平发挥和巧妙组合。欧老先后在中南大学湘雅医学院及原湖南中医学院完成中西医理论专业知识学习，具备深厚的中西医功底。临证时，中西两套思维体系不断碰撞出的火花，给了他很多诊疗灵感，践行临床，每获良效。

一、小儿哮咳（咳嗽变异型哮喘）的治疗

咳嗽变异型哮喘，又称过敏性咳嗽、隐匿性哮喘、咳型哮喘，是哮喘的一种潜在形式，慢性咳嗽是其主要临床表现，其病理生理改变与典型哮喘发病基本相同，且都是以慢性气道变应性炎症和气道高反应性为特点。欧正武教授擅长中西医结合呼吸系统疾病的防治，长期从事哮喘病研究，他认为咳嗽变异型哮喘当从哮辨证论治，中医属于"哮咳""久咳"的范畴。他提出咳嗽变异型哮喘的本质是肺脾肾三脏亏虚，主要表现为虚寒证，而发作期以外感风寒、内伏痰湿为主，以温肺化痰饮治疗，温肺化痰饮的基本组方：炙麻黄、杏仁、陈皮、法半夏、茯苓、紫菀、蝉蜕、细辛、地苓、紫草、甘

草。缓解期以益气健脾为治，方用玉屏风散合六君子汤。

（一）发作期辛温解表，温化寒痰，驱邪止咳

欧教授认为哮咳的患儿多为虚寒体质，同气相求，故多易为寒邪湿邪外感致病，且寒湿二邪常与风邪合而致病，患儿发作期除咳嗽外，常伴咽痒鼻痒、喷嚏流涕、面白形寒、舌淡苔白、指纹青紫等表现，故病因病机主要为外感风寒，内伏痰湿。依据病机，欧老拟用辛温解表，温化痰饮之温肺化痰饮，由三拗汤去生姜合二陈汤加味而成。三拗汤与二陈汤均出自《和剂局方》，三拗汤辛温开肺、化痰止咳，对风寒束肺者尤佳。二陈汤乃燥湿化痰之要方，主治痰湿咳嗽。

（二）缓解期补肺益卫，健脾化痰，肺脾同治

欧正武教授经过长期临床研究，对咳嗽变异型哮喘的中医证候学及免疫学特征进行了初步探讨，认为咳嗽变异型哮喘以虚、寒为本，其病因病机主要有以下几种。①素禀不足，元气匮乏：约半数咳嗽变异型哮喘患儿有个人过敏史，将近半数患儿有家庭过敏史，胎禀不足，易感外邪。②后天失养，卫阳失充：喂养不当，生化乏源，卫气难以温肤充身，致腠理开合失司。③调护失宜，损伤卫气：季节交替，气温骤变，致寒温失调，易感外邪。④久咳伤阴，卫阳亏虚，或失治误治，耗伤肺气。⑤伏痰遏阳，卫表不固：痰为阴邪，阻遏阳气，致卫表不固，时感外邪。其提出咳嗽变异型哮喘以虚寒表现为主要证候学特征。故而缓解期，欧教授主张从肺脾二脏论证，治以补肺益卫、健脾化痰之玉屏风散合六君子汤。

【病案举例】

刘某，男，3岁。反复咳嗽3个月就诊。患儿近3个月来反复咳嗽，10天前咳嗽加重，呈阵发性痉挛性干咳，咳甚作干呕状，外院诊断为急性支气管炎，输液9天，现咳嗽稍有缓解，但运动后仍有咳嗽阵作，有痰，眼痒，鼻痒，纳食欠佳，夜寐欠安，大小便正常。查体：咽无充血，双侧扁桃体Ⅰ度，双肺呼吸音稍粗，舌质淡，苔白，指纹淡紫于风关。血常规：白细胞10.5×10^9/L、嗜酸性粒细胞5%、淋巴细胞72%、中性粒细胞12%。欧教授认为患儿咳嗽反复难愈，病程超过1个月，且有阵发性痉挛咳嗽，每因外感或运动加重，眼鼻痒等过敏表现，血常规提示没有细菌感染但嗜酸性粒细

胞升高，故西医诊断考虑咳嗽变异性哮喘，属中医"哮咳""久咳"。急则治标，当以温化寒痰为治。治以温肺化痰饮：炙麻黄3g，杏仁3g，陈皮3g，法半夏3g，茯苓6g，前胡6g，白前6g，细辛2g，川贝3g，矮地茶6g，炙远志5g，五味子3g，鸡内金5g，甘草3g。5剂，水煎服。

二诊：咳减，痰少，稍感眼痒鼻痒，纳食一般，夜寐尚安，大小便正常。舌质淡，苔薄白，指纹淡紫于风关。上方加减。处方：炙麻黄3g，杏仁3g，陈皮3g，法半夏3g，茯苓6g，前胡6g，白前6g，百部5g，川贝3g，矮地茶6g，五味子3g，麦芽15g，神曲5g，甘草3g。5剂，水煎服。

三诊：咳嗽已无，偶有喷嚏，纳食增加，夜寐安稳，汗出较多。舌质淡，苔薄白，指纹淡紫于风关。玉屏风散合六君子汤加减。处方：太子参5g，白术5g，茯苓6g，陈皮3g，法夏3g，五味子3g，白芍5g，煅牡蛎15g，黄芪6g，防风6g，鸡内金5g，甘草3g。7剂，水煎服。

二、小儿阴水（肾病综合征）的治疗

肾病综合征是常见的小儿泌尿系疾病，以大量蛋白尿、低蛋白血症、高脂血症及高度水肿为临床特征，目前西医以糖皮质激素及免疫抑制剂为一线治疗药物，大部分患儿经过规范治疗可以临床治愈，但是一部分患儿存在激素依赖、激素耐药、频繁复发或反复的现象，还有一部分患儿在免疫抑制剂治疗过程中出现明显不良反应，如食欲亢盛、汗多兴奋、反复易感等。这一部分孩子常常来寻求中医治疗。本病属于中医"阴水""虚劳"的范畴。欧教授在长期临床实践中积累了丰富的肾病治疗经验。针对肾病综合征，欧教授强调同病异治，即分期辨证论治。急性水肿期，欧教授重视疏邪解毒祛除感染，温阳利水消除水肿。当患儿水肿消退，蛋白尿消失，对于缓解期的肾病患儿，宜肺、脾、肾三脏同治。微观指标作为药理化选药的重要证据，常常可以收到意想不到的临床疗效。例如：肾病患儿实验室指标提示高凝状态，活血化瘀法可以改善肾脏微环境，活血化瘀药物的选择应该贯穿整个治疗过程。

（一）急则治标，疏邪解毒，温阳利水

由于免疫功能低下，蛋白质营养不良，激素、免疫抑制剂的应用等原因，肾病患儿极易感染，感染又能引起肾病反复或复发，这也是由肾病引起

的主要死因。欧教授认为，小儿肺常不足，不耐寒热，易为外邪所侵，而"咽为肺卫之门户"，外邪入侵，咽喉首当其冲。肺金有病，传入肾水，导致肾不主水，水湿泛溢，发为水肿。疏散外邪，方可正本清源；解毒利咽，才可阻止传变。临床常选麻黄连翘赤小豆汤外宣表邪，内解里毒。现代医学研究已经证实肾病水肿与大量的精微物质丢失有关，欧教授认为"精气夺则虚"，水湿为阴邪易伤阳气，加之阴精丢失导致阳无所依，脾肾阳虚乃肾性水肿的基本证候特征，故而利水同时强调温补命门之火，命门火有暖脾阳以助运化水湿，温膀胱以助气化利水之功效。临床常选真武汤合五皮饮治疗阴水。

（二）缓则治本，三脏同调，阴中求阳

《景岳全书·肿胀》指出："凡水肿等症，乃肺、脾、肾三脏相干之病，盖水为至阴，故其本在肾；水化于气，故其标在肺；水唯畏土，故其制在脾。今肺虚则气不化精而化水，脾虚则土不制水而反克，肾虚则水无所主而妄行。"欧教授认为肾病综合征的发病与肺、脾、肾三脏功能失调有密切关系，并形象地以河水泛滥类比肾病水肿的发生，肾脏的作用犹如河两岸的树木，良好的水土环境是河床正常运行的保障；脾脏的作用犹如与河水相连的水库，水库是调节河水流量不使之泛滥的帮手；肺脏的作用则犹如河水流域的大气环境，适量的雨水才不会给河流带来吞吐的压力。肺卫充实，则外邪不可内侵，阻止感染诱发肾病复发，欧教授喜用玉屏风散固表补肺；脾气健运，则水谷精微化生气血阴精，使阴平阳秘，减少肾病复发，欧教授常选太子参、党参健脾，加以茯苓运脾化湿；肾为先天之本，全身阴阳之根本所在，蛋白质为人体的阴性精微物质，大量丢失必然导致肾阴的亏虚，阴损及阳，阳气不足又容易导致无力固摄阴精，此为肾病反复发作的根本，欧教授认为肾病的本质为肾脏阴阳两虚，且以阴虚为本，"虚则补其母"，欧教授临床中常从补肺阴入手，独用"百合、麦冬、石斛等"补肺胃之阴以益肾，在重用补阴药的基础上佐加一到两味温补肾阳之品，意在阴中求阳，他善用巴戟天、锁阳等药性平润之品，久服既可温和持久补益肾阳又无温燥伤阴之虞。

（三）微观辨证，活血化瘀，贯穿始终

肾病患儿由于肝脏合成凝血因子增加，尿中丢失抗凝血酶Ⅲ，高脂血症时血液黏稠、血流缓慢、血小板聚集增加，利尿药的应用，激素的应用等原因，极易出现血液高凝状态。《金匮要略·水气病脉证并治》载"血不利则为水"，说明水肿病都可能具有瘀血病机。《血证论·阴阳水火气血论》也说"水病则累血"，认为水气凝聚而成水肿后，可使血流不畅，甚至形成瘀滞。欧教授认为，肾病综合征的患儿临床不一定会有肌肤甲错、舌质瘀斑、脉涩等表现，但依据其微观指标，如 D_2 聚体增高，可以考虑其存在瘀血阻络的病理，血液高凝状态是肾病反复不愈的原因，通过活血化瘀，改善血液高凝状态，可促进肾病缓解。活血化瘀法常与其他治法联合应用。常用药为桃仁、红花、丹参、川芎、当归等。

【病案举例】

曾某，男，5 岁。全身水肿反复发作 8 月余，咳嗽 2 天就诊。患儿于 8 个月前无明显诱因出现全身水肿，小便短少，诊断为"急性肾炎"，治疗 4 天水肿消退。6 个月前患儿颜面、双下肢水肿再现，于某人民医院就诊，诊断为"肾病综合征（肾炎型）"，予泼尼松 30 mg/d 口服，住院 1 周，水肿消退出院，至 2 个月前逐渐减停激素，此间复查尿蛋白（＋~＋＋），白细胞 4~10/Hp，近 1 个月来水肿加剧，尿量明显减少，于 10 天前在省某医院就诊，住院期间查尿常规：尿蛋白（＋＋＋），隐血（＋＋），红细胞 10/Hp。尿素氮 8.14~21.94 mmol/L，白蛋白 18.6 g/L，胆固醇 7.41 mmol/L。B 超：双肾实质病变。胸片：右侧胸腔积液。确诊为"肾病综合征（肾炎型）"，予泼尼松 35 mg/d 口服，病情无缓解，水肿日渐加重，2 天前出现咳嗽，喉中有痰，来我院门诊并收入院。

查体：体温 38.2 ℃，脉搏 132 次/分，呼吸 30 次/分，血压 125/80 mmHg，体重 23.5 kg。库欣征面容，全身高度水肿，按之凹陷。咽充血，双侧扁桃体 I 度肿大，心率 132 次/分，心律齐，心音稍低钝，未闻及杂音，双肺呼吸音粗，腹部膨隆，腹围 67 cm，腹壁静脉曲张，有腹腔积液征，肠鸣音活跃，双下肢高度凹陷性水肿，阴囊水肿透亮。舌质红，苔白腻，脉数。欧教授认为该患儿具有如下特征：①男孩，5 岁；②以反复全身水肿为主症，伴咳嗽 2 天；③血压增高，全身高度水肿，咽红；④大量蛋白尿并血尿，高胆固醇血症，低蛋白血症；⑤舌质红，苔白腻，脉数。西医诊断为肾炎型肾病综合征，急性支气管炎。中医诊断为水肿，咳嗽。辨证：水湿困脾，风热犯肺。治法：急者治标，以疏风利水。主方：麻黄连翘赤小豆汤加减。处方：

炙麻黄 3 g，连翘 6 g，赤小豆 10 g，杏仁 5 g，桑白皮 5 g，车前仁 10 g，浙贝母 6 g，白茅根 15 g，甘草 3 g。5 剂，水煎服。每日继以泼尼松 35 mg 口服。

二诊：咳嗽已止，水肿仍存，尿少，纳食不香，舌质淡红，苔白腻，脉沉细。以五苓散合五皮饮加减。处方：桂枝 4 g，猪苓 10 g，白术 6 g，茯苓皮 10 g，桑白皮 5 g，大腹皮 10 g，陈皮 5 g，鸡内金 6 g，甘草 3 g。5 剂，水煎服。

三诊：水肿未减，尿少，腹腔积液征仍存，阴囊仍见肿胀，下肢凹陷难起。舌质淡红，苔白腻，脉沉细。以真武汤合五苓散加减。处方：制附子 5 g，茯苓 10 g，白术 6 g，干姜 5 g，桂枝 4 g，猪苓 10 g，陈皮 5 g，鸡内金 6 g，甘草 3 g，7 剂，水煎服。经治患儿尿量增多，水肿渐减。

四诊：尿量增多，水肿已退，纳食不香。查体：全身无水肿，心肺听诊正常，无腹腔积液征，外阴正常，双下肢不肿。舌质淡红，苔薄白，指纹淡紫于风关。复查尿常规示：正常。患儿拟予出院，继续门诊治疗。出院带药以参苓白术散加减，处方：党参 3 g，茯苓 6 g，白术 3 g，薏苡仁 6 g，砂仁 3 g，陈皮 3 g，芡实 6 g，红花 2 g，锁阳 6 g，黄芪 10 g，甘草 3 g。30 剂，水煎服，并嘱继续以足量激素口服 4 周后复诊。

五诊：患儿心烦口燥，手足心发热，食欲亢进。查体：库欣征面容，全身无水肿，咽无充血，心肺听诊正常，全腹平软，舌质红，苔少，脉弦细数。尿常规：Pro（-），镜检（-）。欧教授认为糖皮质激素有激发肾阳的作用，长期大剂量服用，容易导致阳亢阴伤，故见阴虚火旺之临床表现，治当养阴滋肾，平肝潜阳。以杞菊地黄丸加减。处方：枸杞子 5 g，菊花 5 g，熟地 5 g，枣皮 5 g，山药 5 g，丹皮 3 g，茯苓 10 g，知母 3 g，百合 5 g，丹参 5 g，甘草 3 g。以本方为基础方加减治疗致患儿激素减量至中小剂量。

六诊：患儿病情平稳，纳眠二便正常，偶有感冒，可以自行服用感冒药痊愈，尿常规多次复查正常。治宜益气健脾、调补阴阳。选用玉屏风散合四君子汤加减。处方：生黄芪 10 g，白术 3 g，防风 3 g，茯苓 10 g，百合 5 g，麦冬 5 g，陈皮 3 g，太子参 5 g，红花 2 g，锁阳 5 g，荷叶蒂 5 g，炙甘草 3 g。以本方为基础方加减至激素停药后继服中药 3 个月，患儿病情平稳，未见复发。

附　欧教授治疗幼儿湿疹外洗方一则

处方：黄柏20 g，苦参20 g，蛇床子20 g，地肤子20 g，路路通20 g。煎水外洗，每日1次。

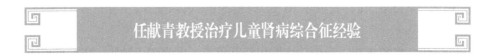

任献青教授治疗儿童肾病综合征经验

任献青，教授，现任河南中医药大学第一附属医院副院长，河南省创建国家区域医疗中心中医儿科中心执行组长和业务组长，兼任中华中医药学会儿科分会副主任委员、中国民族医药学会儿科分会副会长、世界中医药联合会儿科专业委员会常务理事、河南省学术技术带头人、郑州市优秀教师、河南省中医药首批拔尖人才。先后师从全国名中医丁樱教授、北京中医药大学王耀献教授、天津中医药大学马融教授等人。从事中医儿科教学、临床、科研工作20余年，其所在专科临床诊疗水平、科研教学水平均处于国内领先水平。

儿童肾病综合征是儿童常见的肾小球疾病之一，其发病率高，且复发率高，严重者可造成肾脏不可逆损伤。目前西医应用激素、免疫抑制剂等治疗副作用较大。任献青教授在继承全国名中医丁樱教授用中医治疗儿童肾病综合征经验的基础上进行创新发展，总结出一套序贯辨证的诊疗思路，大大提高了临床疗效。

一、儿童肾病综合征的中医辨证论治基础

肾病综合征属中医"水肿""阴水"范畴，该病病因本证为肺、脾、肾三脏亏虚（贯穿病程），标证为外感、水湿、湿热、瘀血、湿浊等因素。病机为本虚标实，虚实夹杂，正气虚弱为本，邪实蕴郁为标。中医治疗原则以扶正培本为主，重在益气健脾补肾，调理阴阳；配合宣肺、利水、清热、化瘀、化湿等法以治其标。

肾病综合征的标本虚实病机会发生演变，但本虚标实是病机本质，激素为纯阳之品，为"壮火"，激素量的变化会改变身体状态，从而呈现演变有

序的阴阳失调变化，引起少阴相火的变化，标本虚实、壮火相火相互影响，呈现出阳虚水泛、阴虚火旺、气阴两虚和阳气虚弱的证候、证型序贯演变，根据患儿个体不同会略有偏移。而与之相对应的分期分别是疾病初期、激素诱导期、激素减量期、激素维持期4个阶段。结合少阴相火的变化，分为以下4期。

（一）相火偏弱，阳虚水泛期（疾病初期）

疾病初期，未使用激素时，患儿水肿明显，尿蛋白量较大，伴有气虚、阳虚水泛的症状，临床多表现为全身水肿，面色㿠白，神疲乏力，畏寒肢冷，腰膝酸软，小便短少不利，舌质淡，苔白滑，脉沉。清代医家喻嘉言认为相火乃人身之元阳，"相火居下，为原泉之温，以生养万物，故于人也，属肾而元阳蓄焉……"可见少阴相火为生理之火，为生养人体之必需品。此时因外邪侵袭少阴肾脏，加之血尿、蛋白尿等精微物质漏出，使肾中相火衰少，不能温化蒸腾水湿，表现为阳虚水泛。

（二）相火耗阴、少阴热化期（激素诱导期）

激素诱导期，水肿消退、尿蛋白转阴，出汗多、库欣征明显、部分大龄患儿痤疮明显，在气虚基础上伴有阴虚火旺，即少阴热化症。激素诱导期指足量 [2 mg/（kg·d），连用4周] 至激素减至半量之前的治疗期。激素属纯阳之品，大量外源性激素影响下丘脑 - 垂体 - 肾上腺皮质轴的反馈调节作用。外来之火渐增，加之相火耗伤阴液，表现为阴虚火旺之症。虽然早期病因病机不同于少阴热化证，但激素的应用使得两者此时症状表现相同，殊途同归。

（三）壮火食气、气阴两虚期（激素减量期）

激素减量至1 mg/（kg·d）以下或隔日服时，尿蛋白阴性，患儿出现疲乏无力，少气懒言，食欲减退，腰膝酸软，头晕耳鸣，面色㿠白，畏寒肢冷，舌苔白，脉沉细等，在日久气虚阴虚基础上逐渐出现阳虚症状。此时激素虽减量，相火已离本位，但阳刚燥热之品服用已久，则变化"壮火"蓄积，日久食气，表现出气阴两虚症状。

（四）命门火衰，少阴寒化期（激素维持期）

激素维持 [0.5 mg/kg，隔日1次] 或停药时，尿蛋白阴性，患儿可出现腰酸腿疼、畏冷，面色㿠白，舌淡，苔薄白，脉沉细等阳虚症，一般呈阴阳两虚证，即少阴寒化证。激素停药后综合征出现，多发生于突然停药或迅速减量时，其机制是外源性激素通过负反馈抑制垂体－肾上腺皮质功能，以致下丘脑－垂体－肾上腺皮质轴系统功能的紊乱。此时无外来之火的温煦，自身相火长期被抑制，命门之火衰少，表现为少阴阳衰阴胜之寒化症。

二、儿童肾病综合征的治疗原则

（一）活血化瘀贯穿始终

中医认为肾病综合征的高凝状态属于血瘀范畴，瘀血是贯穿肾病综合征病程始终的病理产物，是水肿形成、推动疾病发展的重要环节；现代医学认为本病常存在高凝状态，主要与血液浓缩、凝血因子改变、血小板功能亢进等因素密切相关。又因本病水肿时低血容量及激素的应用，加重肾病高凝状态。现代医学一般使用肝素、双嘧达莫、尿激酶等药物，阻断肾病的病理损伤，促进肾小球损伤修复，延缓病情进展；阻断免疫发病途径，减少免疫复合物沉积，从而减轻肾病损伤。肾病形成瘀血的病理环节很多，如水湿内停，水病及血；阳气虚弱，血行瘀阻；气虚失统，血溢脉外；阳虚寒凝，血脉停滞；阴虚火旺，煎熬为瘀等。中药多应用丹参、当归、三七、蒲黄、三棱、莪术等活血化瘀之品。

（二）兼顾标实之证

肾病综合征标实之证主要包括外感风邪、水湿、湿热、血瘀、湿浊。外感风邪予辛温宣肺祛风之法。外感风寒用麻黄汤，外感风热用银翘散。兼水湿者以补气健脾、利水消肿为主，予五苓散合五皮饮。兼湿热者治法为清热利湿，上焦湿热予五味消毒饮，中焦湿热予甘露消毒丹，下焦湿热予八正散。血瘀者活血化瘀，予桃红四物汤。湿浊者利湿降浊，予黄连温胆汤。

（三）注意清源洁流

肾病综合征出现蛋白尿是影响该病预后的关键，尿浊与水污，名异而实同，以中医取类比象思维方式，治浊（尿浊）如治污（水污），只有清其源方能洁其流，源清流自洁，实属治病求本之法。风邪夹寒予疏风散寒以洁流，用炙麻黄、桂枝、防风、浮萍；风邪夹热予疏风清热洁流，加用金银

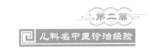

花、连翘、冬凌草、芦根；风邪夹毒予疏风解毒，加用金银花、连翘、蒲公英、黄芩、射干。

三、序贯辨证疗法的应用思路

儿童肾病辨证需"谨察阴阳所在而调之，以平为期"。应根据患儿的不同病程阶段，通过中药配合激素不同剂量序贯论治法以调整阴阳平衡，使之重归于"阴平阳秘"。一期疾病初期，相火偏弱，阳虚水泛期，此期应注重温阳益气，化瘀利水，多用黄芪、菟丝子、桑寄生、泽泻、桂枝、车前子、茯苓、白术、丹参、当归等；二期激素诱导、相火耗阴、少阴热化期，此期重在滋阴清热，予生地、知母、黄柏、牡丹皮、牛膝、女贞子等；三期激素减量、壮火食气、气阴两虚期，此期出现气阴两虚症状，用药注重固护气阴，多用太子参、黄芪、黄精、熟地；四期激素维持，命门火衰，少阴寒化期，此期属疾病后期恢复期，应阴阳双补，补少阴相火之不足，予仙茅、巴戟天、仙灵脾、肉苁蓉等。

四、临床用药心得

（一）水蛭的使用

水蛭含有水蛭素、抗血栓素、类肝素等多种抗凝相关的生物活性物质，具有抗凝、降纤、溶栓、调脂等作用，可降低血液的高凝状态，改善局部及全身的微循环灌注。因此，用水蛭治疗原发性肾病综合征有显著的疗效。

（二）冬虫夏草的使用

目前研究已证实，临床常用的百令胶囊可以增强细胞免疫作用。此外，其对体液免疫也具有很好的调节作用。其对肾功能的研究也有大量文献报道，包括对原发性肾病综合征也有明显的改善作用。

【病案举例】

王某，男，13岁，学生，体重60 kg。2018年10月27日初诊。原发性肾病综合征病史2年余，近2年余复发3次，激素敏感，每次复发时间在激素减停后1~2个月时，诱因多为感冒。2018年10月18日患儿受凉后出现发热、咽痛、鼻涕等症状，在当地医院治疗后上述症状好转。2018年10月

20 日患儿出现面目及双下肢浮肿，小便短少，混浊带泡沫，晨起明显。平素易感乏力、腰酸，纳眠可，大便先干后稀，每日 1~2 次。患儿因长期服用糖皮质激素，望诊表现为"满月脸，水牛背，面部痤疮"现象。面色白，舌质淡，苔白腻，脉沉。至我院查尿常规：BLD（-），PRO（+++）；24 小时尿蛋白定量为 2.32 g。肝功能：总蛋白 52 g/L，白蛋白 23 g/L。肾功能：胆固醇 7.5 mmol/L，甘油三酯 2.2 mmol/L。该患儿符合典型的"三高一低"现象，故西医诊断为原发性肾病综合征，中医诊断为水肿，证型为湿困中焦，脾肾气虚。处方：因患儿既往对糖皮质激素敏感，故予足量泼尼松醋酸盐片（12 片/日）口服。中药方以"玉屏风散合五苓散"为主方加减，配伍补肾活血之品，全方共奏健脾补肾，养阴利湿，清热活血之功。处方：黄芪 20 g，白术 10 g，防风 6 g，菟丝子 10 g，桑寄生 10 g，苍术 10 g，茯苓 10 g，猪苓 10 g，泽泻 10 g，桂枝 9 g，丹参 10 g，车前子 20 g。上方中药 14 服，水煎服，每日 1 服。

二诊：服药 2 周后，水肿消失，诸症较前明显好转，复查 24 小时尿蛋白定量为 0.052 g。因足量激素的治疗，患儿库欣征明显，出现阴虚火旺的症状，中药方去茯苓、猪苓、泽泻、苍术、桂枝、车前子之利水燥湿之品，加用滋阴清热的生地、黄柏、牛膝、牡丹皮、知母各 10 g。水煎服，每日 1 服。因蛋白转阴，考虑激素减量计划：2 个循环每 4 日隔天减 1 片，减至隔天 12 片时，改为 1 周减 1 片，直至减停。当减至隔天 6 片时，加用他克莫司以防复发。

三诊：嘱患者激素减至 6 片/日时复诊，此时患者调整中药方，加用益气养阴之品：太子参 10 g，黄芪量加至 30 g，黄精 20 g，熟地 10 g，砂仁 6 g。水煎服，每日 1 服。

四诊：按上述治疗计划，患儿至 2019 年 3 月底激素减停。外源性壮火减停后患儿出现恶寒、腰膝冷痛等肾阳虚症状，需继续服用中药 1~2 个月以调理体质。中药上方去黄柏、牡丹皮、知母，加用仙灵脾 10 g，肉苁蓉 10 g，巴戟天 10 g。情况良好至今未见复发，且近半年患儿未感冒，体质较前明显增强。

按语：由于激素在不同治疗阶段的序贯治疗，使得该患儿少阴相火也呈现规律的增减，引起症状的规律演变。在该患儿的中药治疗方案中，强调阶梯治疗，随拨随灵，随症加减。在整个病程中使用丹参，也体现了活血化瘀贯穿始终的思路。

第五章 其他疾病

贾六金，山西中医药大学附属医院主任医师、教授，国家中医药管理局重点学科中医儿科学学术带头人，首批全国名中医，全国老中医药专家学术经验继承工作指导老师，首批山西省名中医。业医60载，师从山西四大名医之首李翰卿先生和三晋儿科名医张光煜先生，受名医名师亲传，始终坚持临床工作。注重中医经典理论与现代医学认识的紧密结合，联系临床实践，形成自己独特的诊疗优势。擅长中医药治疗儿科感染性疾病与疑难杂病等，善用组合思维，擅长对方组药，验之临床，每获良效。

一、分期辨治小儿扁桃体炎

扁桃体炎，中医称为乳蛾，是小儿时期最常见的疾病之一，临床以腭扁桃体（喉核）肿大或伴红肿疼痛甚至溃烂化脓，咽部不适为主症。因喉核肿大，状如蚕蛾，故名乳蛾，喉核溃烂化脓，名烂乳蛾。现代医学认为本病多由溶血性链球菌感染引起，好发于儿童及青年，虽为细菌感染所致，但贾六金教授提出了"慎输液、缓抗生、重祛邪、防传变"的指导思想，突出了中医药治疗本病的特色与优势，临床疗效显著。

1. 初期疏散风热，清热利咽

初期肺经风火，肺经积热，受风凝结而成，以喉核赤肿，咽部不舒，咽喉疼痛，咽痒干燥或有灼热感、发热、头痛等为主症；舌边尖红，苔薄白，脉浮数。自拟银柴退热汤清热解毒，利咽消肿，主要药物有金银花、连翘、柴胡、黄芩、牛蒡子、桔梗、山豆根、射干、大青叶、地丁、板蓝根、荆芥、淡豆豉、甘草。本方由银翘散合小柴胡汤加减而成，有疏风清热、解毒利咽之功效。

2. 极期清热解毒，消肿排脓

邪热传里，肺胃受之，火热上蒸，搏结喉核，灼伤肌膜，肉腐为脓。起病急，局部症状和全身症状均比较重，喉核赤肿明显，溃烂化脓，常有高热口渴，或咽痛剧烈，可放射至耳部，或吞咽困难，下颌角淋巴结肿大，可伴有口臭、腹胀、大便秘结、小便黄赤；舌质红，脉洪大或滑数。查见扁桃体红肿，周围充血，隐窝口有黄白色脓点，脓点连接可形成假膜，但不超过扁桃体范围，易于拭去，不留出血创面。有时可在表面看到黄白色突起，此为扁桃体实质内化脓病变。自拟解毒排脓汤清热解毒，消肿排脓，主要药物有银花、连翘、柴胡、黄芩、牛蒡子、山豆根、射干、桔梗、漏芦、皂刺、鱼腥草、荆芥、防风、甘草。本方为仙方活命饮合清咽利膈汤加减而成，壮热烦渴者，加石膏清热泻火；若热退脓未消尽，加黄芪托里透脓，托毒外出，有利于祛腐生肌；热势不盛，脓点满布，加桂枝助火发散，温助阳气，使毒邪散尽，减少复发。

3. 慢性期滋阴降火，利咽消肿

素体阴虚，或积热内蕴，伤及阴液，阴虚火旺，虚火上炎。患儿反复发作，或病程较长，喉核肿胀，赤肿不甚，大便干结，舌红少苔，脉细。常以知柏地黄丸加减滋阴降火，清热利咽，主要药物有知母、黄柏、生地、山药、山萸肉、金银花、连翘、牛蒡子、桔梗、玄参、甘草。用于反复扁桃体炎患儿，贾教授擅用药组，常以牛子、桔梗、射干三药组合使用，具有初期透解清热、中期消肿排脓、后期利咽解毒的功效。

化脓性扁桃体炎多数经积极治疗而获痊愈，部分患儿需注意合并扁桃体周围脓肿、中耳炎、急性淋巴结炎，若因未及时或彻底治愈可导致风湿热等。化脓性扁桃体炎3~4天后，发热仍持续加重，一侧咽痛加剧，吞咽困难，患者头偏向病侧，口微张，流涎，言语含糊不清，注意并发扁桃体周围脓肿。若出现耳痛、耳鸣，应注意合并中耳炎。如果患儿声音低沉、嘶哑，注意合并急性喉炎，下颌淋巴结肿大，转头不便，注意合并急性淋巴结炎。临床常见扁桃体炎与鼻窦炎、腺样体肥大合并存在，三者可互为因果，互相影响，加重病情，给治疗带来困难，这也常是慢性咳嗽的原因之一。

【病案举例】

王某，男，4岁。初诊时间为2019年4月22日。主诉：反复发热3个月，加重1天。病史：患儿于近3个月来每2周左右发热1次，主因化脓性扁桃体炎。来诊前一日再次发热，最高体温38.3℃，伴咽部不适，无咳嗽、呕吐、腹泻等症状。刻下：发热，咽痛，口渴，大便秘结，二日未解。查体：体温38.5℃，咽充血，双侧扁桃体Ⅱ度肿大，可见脓点。舌红苔白，脉滑数。诊断：烂乳蛾，证属肺胃热盛，治以清热解毒，利咽排脓。处方：金银花10g，连翘10g，柴胡10g，黄芩10g，牛蒡子8g，桔梗8g，山豆根6g，射干8g，板蓝根8g，大青叶8g，紫花地丁8g，荆芥8g，淡豆豉8g，皂角刺8g，炮山甲6g，漏芦8g，甘草6g。4剂，每日1剂，免煎颗粒水冲服，早晚分服。

二诊（2019年4月29日）：患儿服药后热退脓消，时有打鼾，夜间磨牙，纳可，便调。查咽红，双扁桃体Ⅱ度肿大。舌红苔白，脉滑。首方减炮山甲、山豆根、荆芥、淡豆豉，加鱼腥草8g。5剂，每日1剂，免煎颗粒水冲服，早晚分服。

三诊（2019年5月6日）：患儿打鼾，磨牙较前减轻，查咽淡不红，扁桃体肿大，舌淡红，苔薄白。治法滋阴降火。处方：知母8g，黄柏8g，生地8g，山药8g，山茱萸6g，银花8g，连翘8g，牛蒡子8g，射干8g，桔梗8g，玄参8g，焦三仙各10g，甘草6g。5剂，每日1剂，免煎颗粒水冲服，早晚分服。

四诊（2019年5月13日）：服药后，近期未见扁桃体化脓，未再发热，纳可便调，前方加炒莱菔子10g，5剂，每日1剂，免煎颗粒水冲服，早晚分服。后随访患儿病情明显缓解。

按语：本案为化脓性扁桃体炎反复发作，患儿极期高热、喉核赤肿溃烂化脓，治宜清热解毒、消肿排脓，方用解毒排脓汤，其中有治痈疽肿痛之仙方活命饮，能清热解毒，消肿溃坚，活血止痛。方中金银花、连翘相须最善清热解毒，为疮家圣药；炮山甲、皂角刺、漏芦疏通经络，溃坚排脓，尤以炮山甲消肿溃痈的作用更胜，然穿山甲为保护动物，现不用炮山甲，以鱼腥草清热排脓；又组合用牛蒡子、射干、山豆根、桔梗解毒利咽，为治疗咽喉肿痛的要药。热退脓消后，续用滋阴降火，清热利咽，知柏地黄丸加减调治，患儿病情明显缓解。

二、病证结合论治小儿头痛

头痛是内科常见病证，儿科头痛亦不少见，由于外感六淫或内伤因素所致，脉络拘急或失养，清窍不利引起自觉头部疼痛为特征，可单独出现，也可以是伴随某种疾病的一个症状。儿童头痛排除颅内疾病、眼源性疾病等，常因上呼吸道感染、鼻渊性头痛、耳源性头痛、偏头痛等所致，贾六金教授传承《医宗金鉴》对头痛的认识，临证注重病证结合，擅用对方组药，每获良效。

1. 风寒头痛

多因上呼吸道感染所致，因高巅之上为风所到，风寒循太阳经上犯巅顶，可见头痛，恶风寒，痛连项背，遇风加重，热象不显，舌淡红苔薄白。方用川芎茶调散加味，疏风散寒，通络止痛。主要药物有川芎、荆芥、防风、细辛、白芷、薄荷、羌活。若寒邪太盛侵犯厥阴，上攻头目，横逆胃土，头痛，干呕、吐涎，四肢不温，可用吴茱萸汤温中降浊，散寒止痛。小儿内伤食滞，外感风寒所致头痛、腹痛，可用藿香和中汤，表里同治，解表散寒。

2. 风热头痛

常因急性鼻窦炎引起，风热之邪上行犯肺，或邪郁化热，郁热循经蒸灼鼻窍，上扰清空。主症为头痛，头闷，鼻塞，流涕，或伴鼻衄，舌红，苔薄黄，脉浮数。方用芎芷石膏汤合苍耳子散加减，疏风清热，通窍止痛。主要药物有川芎、白芷、石膏、菊花、羌活、藁本、辛夷、苍耳子、薄荷、黄芩、甘草。治疗小儿外感头痛，川芎茶调散为主方，川芎为治头痛专药。

3. 肺胃热盛头痛

以慢性鼻窦炎所致头痛多见，鼻与阳明经关系密切，外感邪热，蕴肺上蒸，或胃肠积滞日久化热，肺热上蒸、胃火上炎，清窍被蒙，不通则痛。此类患儿病程较长，症见头痛，前额疼甚，或痛连齿颊，鼻塞、流涕、鼻衄，或体胖，食量大易积食，大便干，舌红苔白厚或黄厚，脉滑数。方用加味茶调散、苍耳子散、藿胆丸复方加减，清肺胃热，通窍止痛。主要药物有川芎、白芷、石膏、菊花、黄芩、金银花、连翘、薄荷、辛夷、苍耳子、藿香、胆南星、蔓荆子。鼻衄者，加白茅根、仙鹤草凉血止血；若涕多头闷，湿阻清窍，加炒苍术、薏苡仁健脾燥湿。

4. 风热肝火头痛

多见于急性化脓性中耳炎，常继发于上呼吸道感染、传染病后，若延误治疗或用药不当可导致患儿听力受损。风热外袭耳窍，引动肝胆之火，内外热毒搏结于耳窍，上扰清窍。症见头痛，耳痛、耳胀、耳闷，或耳内有特殊臭味，婴幼儿烦躁哭闹，摇头、拍头，舌质红，苔黄厚。方用银翘散、龙胆泻肝汤、仙方活命饮复方加减，清肝泻火，解毒排脓。主要药物有金银花、连翘、薄荷、柴胡、黄芩、栀子、车前子、川芎、菊花、泽泻、皂角刺、赤芍、龙胆草。若耳痛，头痛甚，川芎、赤芍加量，活血消肿止痛，防止肉腐为脓；若脓液量多，引流不畅，加鱼腥草、白芷解毒排脓。

5. 风袭少阳偏头痛

常见血管神经性头痛，女性多见，起于儿童或青春期，有遗传性、易感性的特点。头痛呈发作性、间断性，一般是固定偏侧，或左或右，或两侧交替，或同时发作，受情绪激动或睡眠缺乏等因素影响。偏头痛多责之于肝胆，风邪上扰，风袭少阳，上扰清空，可致偏头痛发生。方用散偏汤加减，疏风止痛，主要药物有白芍、白芷、白芥子、郁李仁、柴胡、香附、川芎、甘草。若头痛为风热外攻，痰火内郁上冲，头痛如雷鸣，头面起核，称雷头风者，可合用清震汤（荷叶、苍术、升麻），方中升麻升清气，解百毒；苍术燥湿健脾，荷叶提升胃中清气，助辛温升散之药上行而发散，并保护胃气。

三、清补同施治疗免疫性血小板减少症

免疫性血小板减少症，又称为特发性血小板减少性紫癜，为儿童常见的出血性疾病。临床以血小板减少、皮肤黏膜自发性出血、束臂试验阳性、出血时间延长和血块收缩不良为特征。本病可归属于中医紫癜、血证、紫斑等范畴。贾六金教授认识本病病位涉及五脏，与脾、肾、肝更为密切，热、虚、瘀为基本病机，病性虚实夹杂，临证重视辨病期、病位、病性、病机，以扶正祛邪、清补同施治疗免疫性血小板减少症。

1. 以清为先，清涩并用

新诊断本病的患儿，病位主在脾胃，以实证为主，病机为余邪未尽，血热妄行。外感邪气，余邪不尽，郁而不散，化热化火，或内伤饮食，脾失健运，酿生湿浊，或感受湿热毒邪，湿郁化热，热迫血行。《血证论》言"血证气盛火旺者十居八九"，故先用清热解毒、清热利湿之法，清除余邪，凉血止血，以银翘散、自拟六妙汤、犀角地黄汤等复方，常用药物有金银花、连翘、板蓝根、大青叶、紫花地丁、苍术、黄柏、牛膝、薏苡仁、苦参、丹皮、赤芍、紫草、仙鹤草等。

2. 继以补法，清补同施

本病内因多为病后失调，或禀赋不足，脏腑虚损，脾虚不能统摄血液，气血化生乏源，肾虚精髓不充，肝不藏血。血虽和调于五脏，然与脾、肾、肝更为密切。持续性或慢性期患儿，病位以脾、肾、肝为主，治以健脾补益肝肾，养血生精填髓，以八珍汤、归脾汤、地黄丸复方，常用药物有熟地、山药、酒萸肉、龟板、鳖甲、阿胶、太子参、白术、茯苓、当归、川芎、赤芍等。在补血止血、宁血补虚的同时，仍不离清除余毒，故始终不离凉血止血。

3. 续用活血，祛瘀生新

离经之血必有留瘀，热与血结，热灼营血，瘀血内阻，瘀血阻滞，新血不生。初期常用丹皮、赤芍，既清热凉血，又活血祛瘀；续用丹参、红花、桃仁，其中丹参，以活血凉血见长，桃仁、红花相须为用活血祛瘀之功甚佳。对于难治性血小板减少性紫癜，常加三七、益母草使瘀血去新血生。活血祛瘀法是辅助清热凉血与宁血补虚，破血活血药应当慎用，以免加重出血。

【病案举例】

张某，男，5 个月，初诊时间为 2020 年 8 月 17 日。主因发现血小板减少 1 月余就诊。患儿于 1 个多月前因"免疫性血小板减少症"住院以静注丙种球蛋白与糖皮质激素治疗，先后住院 2 次，好转出院。出院后复查血小板减少，查血常规示血小板 $20 \times 10^9/L$，遂来诊。患儿发育正常，营养中等，面色少华，舌淡红苔薄白，指纹淡紫。证属余邪不尽，气血不足。治宜清热凉血，健脾补肾。处方：金银花 6 g，连翘 6 g，大青叶 6 g，紫花地丁 6 g，熟地 6 g，山药 6 g，酒萸肉 6 g，当归 6 g，川芎 6 g，赤芍 6 g，党参 6 g，炒白术 6 g，茯苓 6 g，甘草 6 g。10 剂，水煎服，每日 1 剂，少量频服。

二诊（2020 年 8 月 31 日）：纳乳尚可，腹稍胀，二便调，2020 年 8 月 24 日外院查血小板 $140 \times 10^9/L$，当日就诊复查血小板 $145 \times 10^9/L$，首方加砂仁 6 g，10 剂，水煎服，每日 1 剂，少量频服。

三诊（2020 年 9 月 14 日）：外院查血小板 $185 \times 10^9/L$，近日因外感鼻流清涕，轻咳，有痰，纳可，便调，首方加浙贝母 6 g，苏叶 6 g，辛夷 6 g（包煎），10 剂，水煎服，每日 1 剂，少量频服。随访血小板维持在正常范

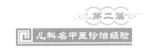

围，并且感冒后也未见血小板下降。

按语： 患儿诊断明确，面色少华，为正虚之象，因感冒后出现血小板下降，证属余邪未尽，气血不足，治以清热凉血，补血生血，清补同施，方以地黄丸、八珍汤、银翘散加减，熟地、山茱萸、山药为地黄丸中三补，肾、脾、肝三阴并补，以资气血；八珍汤为气血双补方，气旺则百骸资之以生，血旺则百骸资之以养；金银花、连翘、大青叶、紫花地丁清热解毒又凉血。复诊外感，血小板也未下降，又加辛夷、苏叶、浙贝母宣肺散邪，复诊患儿无明显不适，血小板恢复正常。

熊磊教授诊治经验

熊磊，二级教授，博士研究生导师。云南中医药大学校长，享受国务院政府特殊津贴专家、国家卫生计生突出贡献中青年专家、岐黄中医传承人、第六批全国老中医药学术经验继承指导老师、国家中医药管理局"中医儿科学"重点学科和学术带头人、云南省中医药领军人才、云南省名中医。兼任中华中医药学会儿科分会主任委员、世界中医药学会联合会儿科分会副会长、中国民族医药学会儿科专业委员会副会长、教育部高等学校中医学类专业教学指导委员会委员等。从事中医儿科临床近四十载，主张以"自然之法治自然之身"，提倡内外合治，药食同用，将耳穴、推拿、洗浴、贴敷等疗法广泛运用于儿科，致力于中医芳香疗法在儿科中的应用研究，建立了云南省中医治未病理论应用研究创新团队、芳香中药重点实验室、芳香疗法体验室等，研发了一系列接地气、惠民生的儿童健康产品，形成从理论到实践、从创意到产品的转变，为推动小儿科成为大产业进行了有益的尝试。

一、小儿抽动症治验

小儿抽动症是儿童期常见神经精神行为性疾病之一，以头面部、肢体和躯干等部位肌肉运动性抽动和（或）发声性抽动为主，常伴有注意缺陷多动障碍或强迫症、自闭症、焦虑等。本病可归属于"抽搐""肝风""慢惊风""痉"等范畴。小儿体属"纯阳"，阳动有余，阴静不足，又为"稚阴稚阳"之体，易阴阳失调。临证常责之于风，有外风、内风之不同。病位在肝，不限于肝，关乎胆、脾、肺、肾等。小儿偶发或因病而有者，禁责罚、过分关注，以祛除病因为主；频现者，分散注意力，移情于他，明其病机，治愈顽疾。

（一）平外攘内

适应证：以头面症状为主，见鼻痒、耸鼻、咽干、咽痒、干咳、清嗓反复等。治以桑菊银翘散加减（桑叶、菊花、金银花、连翘、夏枯草、青葙子、钩藤、蝉蜕），若鼻部抽动明显加桔梗、苍耳子以疏风通窍；鼻塞流涕加鱼腥草、通草；眨眼加青葙子、夏枯草、刺蒺藜、木贼清肝明目；清嗓加射干、丝瓜络以清热利咽；扭颈加葛根、伸筋草以舒筋通络等。

【病案举例】

杨某，女，8岁。因"清嗓眨眼半个月"就诊。刻诊：清嗓频繁，自觉咽中有异物，偶咳，眨眼频作，晨起喷嚏，流清涕，纳可眠欠安，大便偏稀，小便黄，舌质红、苔薄白。诊断：小儿抽动症（内外风相合）。处方：桑叶、菊花、金银花、连翘、芦根、苍耳子、刺蒺藜、青葙子、夏枯草、蝉蜕、甘草。6剂，每剂服2日，水煎服。

二诊：服药后清嗓、眨眼频率减少，喉中有痰，自诉胸闷烦躁。患儿抽动症状缓解，外感症状已去，但感胸闷烦躁，舌苔腻，故原方去苍耳子、青葙子、蝉蜕，加法夏、天竺黄、青礞石。6剂，每剂服2日，水煎服。

三诊：患儿服上药后症状明显缓解，3天前因受凉后眨眼症状再发。以疏风解热为主，佐以平肝风，继予桑菊银翘散加刺蒺藜、枸杞。6剂，每剂服2日，水煎服。

1个月后电话随访，患儿抽动症状消失，嘱增强抵抗力，预防感冒。

按语：肺为华盖，主气司呼吸，外邪入侵，肺先受之。抽动症常于外感后发作，风邪犯肺，风气留恋，内外相招，致使外风触动内风所致，故用桑菊银翘散疏风清热，平肝通络。

（二）清肝泻心

适应证：抽动频繁，烦躁易怒，脾气怪易激惹，遇情志刺激抽动症状加重，多梦，口苦，大便偏干，小便黄，舌质红、苔黄厚腻，脉弦滑。治以龙胆泻肝汤加减（龙胆草、栀子、黄芩、泽泻、车前子、生地、枸杞子、柴

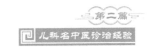

胡），若兼神不安加淡竹叶、麦冬以清心安神；清咽加蝉蜕、僵蚕、射干、玄参养阴利咽。

【病案举例】

周某，男，7岁。因"摇头、皱鼻、耸肩1个月"就诊。平素易激惹，烦躁易怒，患儿于1个月前出现摇头、皱鼻、肢体抽动等症。刻下见：颜面、肢体抽动频频，情绪刺激时抽动症状加重，时感口苦，眠欠安，噩梦频频，大便干，小便短黄，舌尖红苔腻，脉弦滑。诊断：抽动症（心肝火旺）。处方：龙胆草、栀子、黄芩、泽泻、车前子、生地、枸杞子、菊花、桑叶、柴胡、夏枯草、郁金。10剂，每剂服2日，水煎服。

二诊：摇头、皱鼻、肢体抽动等症明显减轻，口苦消失，脾气怪易激惹好转，改用柴芍温胆汤10剂，3个月后电话随访，已无抽动症状。

按语：小儿为"纯阳"之体，感邪入里，易化热化火；"心常有余""肝常有余"，易心肝火旺，风火相煽，横窜经络，发生抽动。肝乃风木之脏，内寄相火，肝木过极则易化火，患儿若五志过极，化火生风，扰乱心神，夜寐不安，治以清肝为重，故以龙胆泻肝汤加减清肝泻火，宁心开窍，二诊见相火已折，抽动症状已缓，故予柴芍温胆汤肝脾同治。

（三）温胆化痰

适应证：抽动频繁，喉中有痰，伴烦躁不安，惊悸不宁，口干或口苦，思虑无度，多愁善感，舌红，苔薄黄或黄腻，脉弦或滑或数。以柴芍温胆汤加减（柴胡、白芍、法夏、陈皮、茯苓、石菖蒲、远志、石决明、磁石），挤眉眨眼者加菊花、青葙子、密蒙花以清肝明目；摇头者加天麻、钩藤疏肝息风；腹部挛急鼓肚者重用白芍、枳壳理气；抽动明显者加乌梢蛇、地龙、僵蚕、全蝎、蜈蚣等虫类药祛风止痉。

【病案举例】

赵某，男，13岁。因"皱鼻、吼叫、肢体抽动半年余"就诊。家长诉患儿自小神怯易惊，纳差挑食。半年前食烧烤后，出现清嗓皱鼻，喉中有痰，摇头努嘴，耸肩眨眼，渐至频发，夜眠欠安，大便偏干。舌红，苔黄腻，脉弦滑。诊断：小儿抽动症（胆郁痰扰）。处方：柴胡、白芍、陈皮、法夏、茯神、乌梢蛇、石菖蒲、远志、夜交藤、石决明、天竺黄。10剂，每剂服2日，水煎服。嘱避食辛辣之物。

二诊：服药后清嗓消失，抽动、摇头、皱鼻症状缓解，仍眨眼、耸肩。原方去石决明、鸡内金，加煅牡蛎、葛根。10剂，每剂服2日，开水煎服。

三诊：服药后诸症减轻，但大便难解，去煅牡蛎、磁石，加桃仁、瓜蒌仁，10剂，继服调理。3个月后微信随访抽动症状消失。

按语：肝主疏泄，调畅情志。若疏泄失职，木气不升，土气难行，痰浊内生，脾胃伏火浮动，风痰相搏，犯于声门、肢体、经络，随痰之流动而发抽动。《难经》曰："见肝之病，则知肝当传之于脾，故先实其脾气。"治以实脾土，泻肝木，疏肝理气、健脾化痰，故以柴芍温胆汤治之。

（四）扶土抑木

适应证：腹部抽动，手脚肢体多动，性情急躁，烦躁易怒，目赤口苦，注意力不集中，难以静坐，睡眠不安，食欲不振，便溏或结，舌质红、苔薄白，脉细弦。治以青龙止动汤（青阳参、龙胆草、银柴胡、白芍、天麻、钩藤、石菖蒲、山土瓜、伸筋草、甘草组成）加减化裁，脾气怪、易激惹加麦芽、柴胡、郁金；搐鼻加葛根、葶苈子；注意力不集中加煅牡蛎、煅龙骨、石菖蒲、远志；喉中痰多、秽语加胆南星、茯苓、青礞石。

【病案举例】

胡某，男，8岁。因眨眼、清嗓、鼓肚1年就诊。刻下症见：眨眼，清嗓，鼓肚，偶有咧嘴，性情急躁易怒，性格胆怯，纳差，大便溏结不调，小便黄。舌红，苔薄白，脉弦滑。诊断：小儿抽动症（脾虚肝亢）。处方：青阳参、龙胆草、柴胡、伸筋草、石菖蒲、钩藤、淡竹叶、白芍、甘草、法夏、山土瓜、炒莱菔子、乌梢蛇、芦根。6剂，每剂服2日，水煎服。

二诊：患儿服上方后抽动症状较前有所缓解，进食量增加，仍时有眨眼、摇头，偶有清嗓、鼓肚。治疗同前，去乌梢蛇，加天竺黄清化痰热。10剂，每剂服2日，水煎服。

1个月后电话随访，病情稳定，未复发。

按语：小儿"脾常不足""肝常有余"，饮食不当，脾胃受伤；脾气亏虚，肝气郁结，化生肝风，则出现眨眼、清嗓等症；脾主四肢，脾经入腹，脾虚肝旺则鼓肚，治以扶土抑木，以青龙止动汤治之。

（五）滋阴潜阳

适应证：抽动伴注意力难集中，遗尿，盗汗，冲动任性，多动，五心烦热，大便秘结，舌质红，脉弦数。治以知柏地黄丸加减化裁（知母、黄柏、生地、山茱萸、山药、茯苓、泽泻、牡丹皮），伴阴液不足加北沙参、玉竹；伴便秘加火麻仁、瓜蒌仁；伴尿频、遗尿加金樱子、菟丝子。

【病案举例】

朱某，男，9岁。因"清嗓、皱鼻、挤眼反复发作3年余"就诊。家长诉患儿于3年来反复出现颜面抽动症状，常于情绪不稳时出现。刻见：频繁清嗓皱鼻，挤眉眨眼，纳差挑食，遗尿，盗汗，大便干结，小便黄。舌质红、苔薄黄，脉数。诊断：小儿抽动症（阴虚阳亢）。处方：知母、黄柏、菊花、枸杞、浙贝母、玄参、生地黄、丝瓜络、茯苓、桑叶、钩藤。

二诊：服上方后眨眼、皱眉、清嗓等症状减轻，盗汗减轻，上方续服10剂。2个月后随访，患儿抽动症状消失。

按语：小儿"肾常虚"，如先天禀赋不足，或久病及肾，或肝病及肾，阴精亏损，无以制约肝阳，肝肾之阴阳失衡，阴虚阳亢，虚风内动，抽动发作，肾虚无以涵肝木，肝虚无以养筋脉，肾阴亏无以制阳，虚火上亢扰神，阴虚阳亢，虚风内动，则发抽动。以知柏地黄丸滋肾阴、潜虚阳，津液足，抽动止。

二、小儿咳嗽三期九法

咳嗽是儿科临床最常见的症候之一，见于多种疾病过程中，其病位在肺，又不局限于肺。《素问·咳论》云："五脏六腑皆令人咳，非独肺也。"咳嗽治法中，乃不离宣肺、清肺、补肺大法。临床发现咳嗽的病理节律与人体阴阳的节律变动相一致，如《幼幼集成·咳嗽证治》云："清晨嗽者属痰火，午前嗽者属胃火，午后嗽者属阴虚，黄昏嗽者，火浮于肺，五更嗽者，食积滞于三焦。"盖小儿为纯阳之体，所患热病最多，论治咳九法，清泻者多，温补者少。小儿咳嗽，纵有因风寒起病，但为时甚短，终会热化。故所选方药大多为辛凉或温凉并用。

（一）初期

辨治要点：起病3天左右，咳嗽阵作，痰不多，伴发热或恶寒、鼻塞、流涕、喷嚏等肺气不宣症状。此时咳嗽初起，肺失清宣，治疗当以表散为先，不可妄用寒凉及滋阴药，以免闭其肺窍，致病情迁延。

1. 疏风宣肺

适应证：咽痒即咳，咳痰不爽，鼻塞流清涕或浊涕，喷嚏，发热或恶风寒，舌红苔薄，咽红或不红。处方：止嗽散加味。常用药：荆芥、杏仁、桔梗、前胡、白前、百部、紫菀、苍耳子、刺蒺藜、生甘草。加减：发热心烦者，加淡豆豉、焦栀子；鼻塞流浊涕者，加桑叶、连翘、薄荷；鼻塞流清涕而恶风怕冷者，加麻黄、苏叶、白芷；咽喉不利，疼痛声哑者，加牛蒡子、射干、蝉蜕；咳痰黄稠者，加天花粉、天竺黄。

【病案举例】

赵某，男，8岁。因"咳嗽3天"就诊。刻诊：干咳少痰，白天咳甚，咽痒，鼻塞，流清涕，纳眠可，大便干结难解，日行一次，小便黄。舌红，苔黄水滑。查体：双肺呼吸音稍粗，未闻及干、湿性啰音，咽红（＋），扁桃体无肿大。诊断：咳嗽（风邪犯肺证）。处方：紫菀、白前、百部、荆芥、麻黄、杏仁、黄芩、地龙、桑白皮、瓜蒌仁、玄参、牛蒡子、甘草。3剂，水煎服，2日1剂。

一周后微信随访，患儿咳嗽已好转，未诉特殊不适。

按语： 肺为娇脏，小儿腠理不密，固表抗邪功能较弱。风邪袭表犯肺，致肺气不宣，发为咳嗽。止嗽散"温润和平，启门驱贼，使客邪散，肺气安宁"，是治小儿外感咳嗽的平稳之剂，若偏寒证者，佐三拗汤宣肺解表，止咳平喘。

2. 利咽宣肺

适应证：咳嗽频频，咳剧呕，咽痛声哑，痰不多，鼻塞流浊涕，身热、面红目赤，舌红苔薄黄，咽红或扁桃体肿大化脓。处方：银翘散加味。常用药：金银花、连翘、荆芥、芦根、淡豆豉、杏仁、前胡、桔梗、生蒡子、蝉蜕、生甘草。加减：里热已盛者，去荆芥、淡豆豉加石膏、黄芩；扁桃体肿大化脓者，加马勃、射干；口渴明显者，加天花粉、芦根；大便干结者，加全瓜蒌、枳实、郁李仁。

【病案举例】

丰某,男,2岁。因"咳嗽1天"就诊。刻诊:咳嗽,晨起咳剧,咽痛,咳黄脓痰,鼻塞,流清浊涕,两侧口角溃烂,纳可,二便正常。舌红,苔薄黄。查体:双肺呼吸音粗,未闻及干、湿性啰音,咽红(+),扁桃体Ⅱ度肿大,未见化脓。诊断:咳嗽(风热犯肺证),以银翘散加减治之,药用:银花、连翘、荆芥、牛蒡子、桔梗、玄参、桑叶、射干、前胡、白前、板蓝根、鱼腥草、甘草。

二诊:患儿服药后咳嗽减轻,咽痒即咳,有痰,活动后咳甚。现患儿咳嗽症状缓解,但仍有痰、流黄浊涕,予桑杏二陈汤以宣肺化痰止咳。再服三剂咳止。

按语: 小儿为纯阳之体,感受外邪,却极易化热。咽喉为肺之门户,手太阴肺经上连咽喉,咽部受邪,经气不利,咽部反射刺激故致咳嗽频作,治疗忌见咳止咳,而应治咳之因。银翘散辛凉解表、解毒利咽,全方通走表里,解表清热、热降咳除。

3. 清燥宣肺

适应证:咳嗽,午后及夜间尤剧,咳声短促或嘶哑,干咳无痰或痰少质黏,身热,鼻燥咽干,咯血或涕中带血。唇干红,舌红苔薄白少津,咽红。处方:桑杏汤加味。常用药:桑叶、淡豆豉、焦栀子、前胡、桔梗、杏仁、沙参、天花粉、知母、百部、紫菀、炙枇杷叶、生甘草。加减:鼻流浊涕者,加薄荷;口渴甚者,加芦根、麦冬;目赤者,加菊花、刺蒺藜;便秘者,加玄参、玉竹;咯血或衄血者,加白茅根、仙鹤草。

【病案举例】

尚某,男,7岁。因"患儿咳嗽2周"就诊。现症见:咳嗽阵作,干咳少痰,咽干口渴,咽喉疼痛,纳食尚可,大便干结难解,两三日一行,舌红少津、苔薄白。查体:双肺呼吸音稍粗,未闻及干、湿性啰音,咽红(+),扁桃体不大,未见化脓,舌红苔薄黄,余未见异常。风燥犯肺,肺失宣降,发为咳嗽。诊断:咳嗽(风燥伤肺证)。方以桑杏汤加减,用药:桑叶、杏仁、炒黄芩、炙紫菀、百部、炙枇杷叶、桔梗、炒牛蒡子、银花、连翘、炒莱菔子、瓜蒌仁、炒枳实、厚朴、甘草。6剂,水煎服,2日1剂,3剂后咳止。

按语： 风燥咳嗽在春季或秋季气候干燥时最为多见，表现为干咳、鼻干、咽干、眼干等燥盛之象。《温病条辨》云："秋感燥气，右脉数大，伤手太阴气分者，桑杏汤主之。"桑杏汤清热泻肺，宣润并举，主治外感温燥。咳嗽若兼便秘者，必通于腑，予瓜蒌仁、炒枳实、厚朴理气通便，肺气方可宣降。

（二）极期

辨治要点：病程 4～15 天。咳嗽较剧，痰多，热多寒少。此期外邪由表及里，邪热稽留，灼津炼液成痰，痰热互结，阻于气道而致咳剧痰多，故治以清肺为主。

1. 涤痰清肺

适应证：发热，咳嗽频作，日夜均咳，痰多色黄质黏，咳吐不爽，甚则呼吸气粗、喉中痰鸣，口渴，便秘尿黄，年幼儿烦哭不宁，舌质红，苔薄黄或黄腻。处方：麻杏石甘汤加味。常用药：麻黄、杏仁、石膏、黄芩、瓜蒌皮、桑白皮、前胡、百部、竹茹、贝母、桔梗、芦根、生甘草。加减：口渴甚者，加知母、天花粉；咳喘痰多者，加葶苈子、苏子、莱菔子；痰稠难咳者，加海蛤粉、天竺黄；便秘者，加郁李仁、瓜蒌仁、枳实。

【病案举例】

叶某，女，4 岁。因"反复发热一周，咳嗽 3 天"就诊。患儿于一周前因受凉出现发热，体温最高 39 ℃，3 天前患儿出现咳嗽，予青霉素类抗生素静脉滴注 3 天，症状未见缓解。初诊症见患儿低热，咳嗽剧烈，夜重，咳声重浊，有痰咳不出，咽哑干痛，气急，鼻塞，流涕，大便干，两日一行，小便可。查体：体温 37.8 ℃，舌质红，苔黄厚腻，咽充血，扁桃体Ⅰ度肿大，听诊双肺呼吸音粗，双肺可闻及湿性啰音。邪热闭阻于肺，导致肺失于宣肃，肺津炼液成痰，痰热交结，则致咳嗽重浊剧烈，伴气急、气促。诊断为肺炎喘嗽（肺热痰阻证），以麻杏石甘汤加减，用药：炙麻黄绒、杏仁、黄芩、生石膏、青黛、牛蒡子、枳实、炙紫菀、百部、前胡、天竺黄、射干、蝉蜕、莱菔子、甘草。6 剂，开水煎服，2 日 1 剂。嘱若体温高于 38.5 ℃时，多次频服。

二诊：服 3 剂后，患儿热退，咳嗽明显减轻，晨起入睡时咳多，有痰难咳，大便仍干。此乃患儿热势已退，肺炎喘嗽恢复期，治疗应以扶正、祛余热、化痰浊为主。原方去生石膏、青黛、枳实、炙紫菀、百部、前胡、射干、蝉蜕，加京夏、化红理气化痰，炙桑白皮、地骨皮、芦根清泻肺热，板蓝根清热利咽，冬瓜仁、薏苡仁、莱菔子健脾开胃兼通利大便。6剂，开水煎服，2日1剂。

服3剂后，咳嗽止，二便调，病告痊愈。

按语：痰热、咳嗽在极期最为常见，系肺热炽盛，炼液成痰，闭阻气道所致。治以辛凉宣肺、清热涤痰。以麻杏石甘汤为基础方清热宣肺，加前胡、瓜蒌皮、贝母清化热痰，蝉蜕、牛蒡子疏风退热、利咽散结，青黛清热解毒，薏苡仁能健脾益胃，肺痈常用之。

2. 泻肺化痰

适应证：咳剧，咳逆气急甚则遗溺，皮肤蒸热、日哺尤甚，痰难咳，痰中带血，口干，舌红苔黄，咽红。处方：泻白散加味。常用药：桑白皮、地骨皮、知母、焦栀子、京半夏、化红、茯苓、浙贝母、紫菀、百部、炙枇杷叶、生甘草。加减：痰中带血者，加仙鹤草、白茅根；口渴甚者，加天花粉、芦根；咳逆气急者，加青黛、海蛤粉；呕吐者，加竹茹、芦根。

【病案举例】

王某，男，7岁。因"咳嗽伴咽痛2天"就诊。家长诉患儿平素易咽痛、咳嗽。刻下见：患儿咳嗽，连声呛咳，活动后明显，咳剧欲呕，伴咽痛，流黄涕，无鼻塞。颜面部、臀部皮疹。纳少眠欠安，二便调。查体：咽红，扁桃体Ⅰ度肿大，无脓性分泌物。双肺呼吸音稍粗，未闻及干、湿性啰音。舌红苔黄。诊断：咳嗽（伏火郁肺，郁结于肺）。以泻白散加减，药用：炙桑白皮、地骨皮、枯芩、炒莱菔子、芦根、苍耳子、薏苡仁、炙紫菀、百部、仙鹤草、白鲜皮、鱼腥草、葶苈子、通草、甘草。6剂，水煎服，2日1剂。6天后患者家长微信转述，患儿咳嗽已好。

按语：小儿"纯阳"之体，感受外邪，易于化火，痰随火而升降，火引痰而变生此证。肺有伏火，肺气上逆，咳逆气急。用泻白散泻肺清热、止咳平喘，桑白皮、枯芩性降，专入肺经，清泻肺热，止咳平喘；地骨皮甘寒，直降肺中伏火，若咽痒即咳者，佐用白鲜皮，具有加强止痒之力，缓解咽痒、剧咳症状。

3. 宣肺利湿

适应证：身热不扬，晨起咳剧，痰稠而多，胸闷腹胀纳呆，困倦，便秘尿黄，舌质红，苔黄厚腻。处方：麻杏三仁汤加味。常用药：麻黄、黄芩、射干、杏仁、薏苡仁、冬瓜仁、法半夏、厚朴、陈皮、茯苓、竹茹、百部、白前、生甘草。加减：咳喘痰多者，加葶苈子、苏子、白芥子；胸闷者，加枳壳、桔梗、瓜蒌皮；恶心欲呕者，加藿香、苏梗；纳呆者，加莱菔子、神曲。

【病案举例】

钱某，男，4岁。因"咳嗽1个月"就诊。刻下见：咳嗽，有痰，晨起、活动后加剧，咳剧欲呕，鼻塞，晨起明显，流清浊涕，偶喷嚏，纳可眠欠安，大便可，小便黄。查体：咽红，扁桃体Ⅰ度肿大，无脓性分泌物。双肺呼吸音稍粗，未闻及干、湿性啰音。舌红苔黄厚腻。诊断：咳嗽（痰热壅肺证）。以麻杏三仁汤加减。药用：炙麻绒、杏仁、黄芩、薏苡仁、冬瓜仁、法半夏、丝瓜络、炒莱菔子、蝉蜕、仙鹤草、刺蒺藜、葶苈子、葛根、苍耳子、甘草。6剂，开水煎服，2日1剂。5剂后，咳嗽止，鼻窍通，痊愈。

按语：小儿肺脾常不足，感受外邪后肺失宣降，津液疏布不利，痰浊内阻，郁久化热，熬液成痰，浊湿上蒸，苔黄厚而腻为关键指征。湿气在肺，宜宣化，故以麻黄为君开肺散寒、宣化湿邪。用麻杏石甘合三仁汤组方，宣肺祛湿，清热化痰，使肺气得宣，痰热清除。

4. 导滞化痰

适应证：咳嗽痰壅，五更咳甚，食甜加剧，不思乳食，嗳腐吞酸，胸膈痞满，手足心热，苔白厚腻。处方：保和丸加味。常用药：法半夏、陈皮、茯苓、连翘、瓜蒌、竹茹、莱菔子、焦山楂、神曲、生甘草。加减：腹胀甚者，加枳壳、厚朴；大便泻者，去瓜蒌加苍术、车前子；便秘者，加槟榔；发热者，加青蒿、黄芩、银柴胡。

【病案举例】

沈某，女，4岁。因"反复咳嗽3个月"就诊。家长诉患儿咳嗽反复，每过度纳食后发作，痰多清稀，饮食后加剧，偶见腹胀、腹痛，伴嗳腐吞酸。纳差，眠可，二便正常。查体：咽稍红，扁桃体无肿大，双肺呼吸音粗，未闻及干、湿性啰音，舌红苔白腻，脉浮滑。诊断：咳嗽（乳食积滞）。以保和丸加减。用药：法半夏、陈皮、茯苓、连翘、瓜蒌、枳壳、厚朴、竹茹、莱菔子、焦山楂、神曲、生甘草。3 剂，2 日 1 剂，开水煎服。嘱避食辛辣寒凉之物。3 剂告愈。

按语：小儿脾常不足，加之乳食不知自节，伤于乳食，积滞内生，积久化热，蕴湿成痰，浊淡上壅，气逆不顺而致咳嗽痰多。咳嗽常兼食积，或食积伴有咳嗽。若食积不消，其咳不愈或愈而再发，故以保和丸先除积，再止咳，化痰兼理气。

（三）后期

辨治要点：病程逾半个月，咳嗽反复不已，时剧时瘥，咳声低微，痰少。由于久咳伤肺，肺气虚损，气虚不敛，逆而不顺，散而不收而致病情迁延。此期治疗以补肺敛肺为主。

1. 养阴润肺

适应证：久咳不愈，夜咳明显，干咳或痰中带血，手足心热，午后潮热，舌红少苔。处方：沙参麦冬汤加味。常用药：沙参、玄参、知母、贝母、麦冬、天冬、杏仁、白及、百部、紫菀、炙枇杷叶、生甘草。加减：低热者，加地骨皮、青蒿、白薇；痰中带血者，加仙鹤草、白茅根；痰少难咳者，加天花粉、天竺黄。

【病案举例】

杨某，女，8 岁。刻诊：患儿咳嗽，咽痒即咳，咳痰不爽，鼻塞、流清涕，鼻干带血，纳少，眠差。大便干燥难解，日行 1 次，小便可。查体：一般可，神清，精神可，咽红，扁桃体 I 度肿大，无脓点，双肺呼吸音粗，未闻及干、湿性啰音，心腹无异常，舌质淡红，苔白。诊断为咳嗽（肺阴亏虚）。选用桑杏汤合沙参麦冬汤治之。药用：桑叶、杏仁、京半夏、茯苓、沙参、麦冬、玄参、炒黄芩、薏苡仁、丝瓜络、甘草、莱菔子、紫菀、百部、蝉蜕。6 剂，2 日 1 剂，水煎服。

2 周后电话随访咳嗽自止。

按语：人体的气血阴阳，随昼夜时间变化具有相应的节律，夜属阴，此系肺燥阴伤所致，故夜咳是其关键指征。《景岳全书·咳嗽》谓："盖干咳嗽者，以肺中津液不足，枯涸而然。"久咳必耗气伤津，阴津不足，故用二参二母二冬养阴润燥，清热生津，若兼燥者，以桑杏汤加强润肺止咳之功。

2. 补肺健脾

适应证：咳嗽日久，反复不已，咳声无力，痰液清稀易咳，面色白，体虚多汗易感，舌淡苔薄白。处方：六君子汤加味。常用药：太子参、白术、茯苓、京半夏、陈皮、炙远志、炙紫菀、炙冬花、五味子、诃子、生甘草。加减：咳嗽加剧者，去太子参、白术加百部、白前；体虚多汗易感者，加黄芪、防风、浮小麦；食少纳呆者，加焦山楂、神曲；大便秘结者，加枳实、瓜蒌仁。

【病案举例】

王某，男，6岁。因"反复咳嗽半年"就诊，症见：患儿咳嗽日久反复，痰多易咳，质清稀，鼻塞流清涕，盗汗，平素易感冒，纳少，眠差。大便稀，小便可。查体：一般可，神清，精神可，咽稍红，扁桃体无肿大，无脓点，双肺呼吸音稍粗，未闻及干、湿性啰音，心腹无异常，舌质淡红，苔薄白。诊断为咳嗽（肺脾气虚）。选用六君子汤加减，药用：太子参、白术、茯苓、京半夏、黄芪、防风、炙远志、炙紫菀、五味子、诃子、生甘草。6剂，2日1剂，开水煎服。

二诊：家长诉患儿服药后咳减，出汗减少，纳差，挑食，脾气怪易激惹，眠欠安，大便正常，小便可。调整药用，原方去太子参，加鸡内金、煅牡蛎、柴胡、白芍。6剂，每日1剂，开水煎服。

1周后随访，患儿咳嗽止，纳转佳。

按语：《太平圣惠方》云："夫久咳嗽者，由肺虚极故也，肺气既虚为风寒所搏，连滞岁月而嗽也。"《幼幼集成·咳嗽证治》指出："大抵咳嗽属肺脾者居多，以肺主气脾主痰故也……咳而久不止，并无他证，乃肺虚也。"肺主一身气，肺气虚则五脏无以充，脾为后天之本，脾气虚，则脾失健运，水谷精微，输布失常，又致肺失濡养，肺气亏虚，见咳而气短、汗多、倦怠懒言，痰多易咳，迁延不愈，甚而喘促。脾土为肺金之母，虚则补其母，故治以六君子汤健脾益气、培土生金，若咳久者佐五味子、诃子收散肺气、敛肺止咳。

王霞芳教授学术思想及验案采撷

王霞芳教授，上海市名中医，享受国务院政府特殊津贴专家。现任全国名老中医王霞芳传承工作室主任，上海市中医特色小儿厌食专科学科带头人，海派中医董氏儿科流派传承研究总基地负责人，兼任世界中医药学会联合会儿科专业委员会名誉主任委员。因医德高尚被评为上海市三八红旗手。

一、注重经典，擅用经方

王教授学医刻苦研读"四大经典"和《小儿药证直诀》《幼幼集成》《脾胃论》等经典医著，奠定了她在治疗儿科病中"辨证求因、推理论治"的理论特点。在临床选方用药方面，王教授擅用经方，取得佳效，尤其推崇钱乙、张仲景、叶天士、吴鞠通、李东垣等医圣典籍，认为其是指导临床药简力专效宏的经典方药，从古至今临床运用广泛，效验甚佳，治病救人良多；同时指出明清时代也有不少验方，经过临床数百年实践应用提炼总结，证实疗效确切，功同于古代经方。

【病案举例】

俞某，女，6岁。2005年5月9日初诊。患儿反复咽痛、咳嗽2个月。近1周来面目水肿，小便量少，胃纳欠佳，舌红苔薄白，脉浮略数。尿常规检查：蛋白（＋＋），红细胞（＋＋），颗粒少许。西医诊断：急性肾小球肾炎。中医诊断：水肿。辨属风邪袭肺，水湿内停，治拟宣肺利水消肿。处方：炙麻黄3g，生石膏15g，生姜皮5g，防己9g，生甘草3g，白术9g，赤苓皮9g，蝉衣5g，紫苏叶5g。3剂。

二诊（2005年5月12日）：咳差尚有痰，水肿递减，小溲通长，舌红苔薄黄，脉小弦滑。尿检：蛋白痕迹，红细胞（＋）。上法颇合，毋庸更张。守方加象贝9g，5剂。

三诊（2005年5月17日）：咳嗽转和，水肿亦平，小便通畅色黄，舌红苔薄黄，脉细弦。尿检：蛋白痕迹，红细胞（＋＋＋），白细胞（＋），上皮少许。表解湿热逗留，拟清热利湿凉血止血。处方：小蓟9g，炒藕节

9 g，蒲黄9 g，滑石20 g，生地9 g，焦栀子9 g，淡竹叶5 g，白茅根30 g，鸡血藤30 g。5 剂。

复诊： 药后水肿已消，尿检：红细胞（＋）。症情向和，再以原方调治月余，尿检逐渐恢复正常，终以六味地黄丸巩固之。

按语： 患儿反复咽痛咳嗽后出现面目水肿，近日发热不显，仍有咳嗽，脉浮，苔薄白，辨属风邪袭表，肺失宣降，风水相搏，发为水肿。以《金匮要略》越婢加术汤为主，加疏风利水之紫苏、蝉衣、赤苓皮、防己。服药3 剂症状明显好转，继以前方加象贝化痰止咳。三诊时水肿虽平，仍有尿血，舌红苔转薄黄，风邪虽祛，湿热损伤血络，血随尿出，改用小蓟饮子加减凉血止血为主，利水化湿通淋为辅，导热而出，使水肿消，血尿止。遂以钱乙六味地黄丸养阴益肾巩固之，终获病愈佳效。

二、辨证求因，推理论治

通过辨证求得病因，在邪正关系及疾病发展过程，必须结合患儿体质，在辨证过程中还须"推理论病，推理论治"，尤其应注意同一疾病在病程中，可出现不同症状；而不同疾病在病情变化过程中亦可能出现同样症状，临床应遵循"同病异治、异病同治"的法则。小儿厌食辨证当分六型，治疗过程应分三期。各期消补各有侧重，初期常显示湿滞脾胃，当消导化滞，以消为先；中期滞化脾弱，应消补兼施；后期胃开思食，当益气健脾补肾助长善后。治疗小儿哮喘应发作期、缓解期、稳定期三期分治，证候各异，采用不同的治则方药。

王教授指示：医者临诊应"辨证求因，推理论治"不拘泥，不硬套，切忌一方到底；选方用药应随病证变化及时更换加减，切忌峻药过剂，中病即止，毋犯胃气，免伐生生之气。

【病案举例】

薛某，男，4 岁。2007 年11 月23 日初诊。哮喘史2 年，咳喘3 周。入深秋则感冒，午夜阵咳有痰，难以咳出，盗汗淋多，鼻塞涕阻，面色少华，山根青筋显现，胃纳尚可，二便尚调，舌红苔薄白，脉小滑。咽红充血，两肺闻及少量哮鸣音。证属外感风寒，内蕴痰热。治以验方"宣肺通络平喘汤"加减。处方：炙麻黄3 g，甜杏仁9 g，甘草3 g，炙紫苏子9 g，姜半夏9 g，黄芩6 g，款冬花9 g，紫菀6 g，白僵蚕9 g，地龙6 g，辛夷9 g，蝉蜕

6 g，炙百部 9 g，麻黄根 9 g。7 剂。

二诊：服上方 3 剂后，咳喘转和，夜静不咳，白昼偶咳有痰，鼻塞涕阻，纳可便调，苔白腻。再拟化痰止咳通窍。改二陈汤加味。处方：橘皮 6 g，橘络 6 g，姜半夏 9 g，甘草 3 g，桔梗 6 g，蝉蜕 6 g，辛夷 9 g，甜杏仁 6 g，射干 9 g，苍耳子 9 g，炙百部 9 g，太子参 9 g，南沙参 9 g。7 剂。

三诊：药后痰减，偶有干咳，盗汗淋多，口有异味，胃纳尚佳，大便臭秽。舌转淡红苔薄润。再拟健脾化痰，培土生金。六君子汤加炒莱菔子 9 g，连翘 9 g，全瓜蒌 9 g，厚朴 6 g，胆星 6 g。再服 7 剂，咳喘均愈。

按语：患儿素有痰饮内伏化热，复感外邪，肺失宣肃引发咳喘，先以宣肺通络平喘汤加味宣肺化痰平喘。3 剂后哮喘即平，但喉痰未尽，改投二陈汤燥湿化痰理气畅中。张景岳曰："善治痰者，唯能使之不生，方是补天之手。"哮喘迁延不愈，脾虚肺弱，培土生金其痰自消，故三诊方用六君子汤加胆星、瓜蒌补脾益肺，杜痰再生，扶本祛邪防病复发。

三、调治儿病尤重脾胃

王教授深谙李东垣"脾胃内伤，百病由生"之论，小儿稚阴稚阳之体，形气未充，肺脏娇嫩，主气功能未健，抗病能力差，加之小儿寒暖不能自调，易为外邪六淫所侵；或有外邪直犯，肺脾同病；或肺病及脾；"脾常不足"饮食不能自节，过饱伤脾，饥则伤胃，脾病及肺，故小儿以肺、脾二脏疾患为多，表现为反复呼吸道感染、哮喘、肺炎、厌食、泄泻、营养不良、生长缓慢等症状，日久影响生长发育，因此调理脾胃成为儿科防治疾病的重要环节。故诊治小儿病应先察其脾胃厚薄，正邪虚实，处方遣药则须时时顾及脾气胃阴，祛邪而不伤正；提出治疗小儿呼吸道疾病应"治肺为先、脾肺同治、健脾善后"的论点。

【病案举例】

罗某，男，5 岁。2004 年 11 月 2 日初诊。咳嗽反复 1 个月。感邪后咳嗽迁延已 1 个月，晨起咳多痰阻难咳，夜眠欠安，汗出较多，胃纳不馨，二便尚调。舌质淡红苔白腻，脉滑。证属肺脾气虚，痰湿阻络。治宜益气健脾，化痰止咳。拟桂枝汤合二陈汤加味。处方：桂枝 3 g，炒白芍 6 g，生甘草 3 g，生姜 3 片，红枣 5 枚，橘皮 5 g，橘络 5 g，姜半夏 9 g，茯苓 9 g，杏仁 6 g，紫菀 6 g，百部 9 g，苏梗 9 g，炒莱菔子 9 g，连翘 9 g，麻黄根 9 g。

7 剂。

二诊：咳和痰减，汗出亦减，胃纳仍少，舌苔薄白，脉细。再拟上法出入。处方：桂枝 3 g，炒白芍 6 g，甘草 3 g，生姜 3 片，红枣 5 枚，橘皮 5 g，橘络 5 g，姜半夏 6 g，茯苓 12 g，炒莱菔子 9 g，连翘 9 g，麻黄根 9 g，糯稻根 9 g，炒谷芽 12 g，炒麦芽 12 g，炒神曲 9 g。7 剂。

三诊：药后咳停汗止，胃开纳增，苔润脉滑，病已痊愈。拟上方巩固。处方：桂枝汤合六君子汤加防风 6 g，怀山药 15 g，炒莱菔子 9 g。益气健脾化痰，培土生金预防复发。

按语：小儿饮食失节，脾胃积滞，酿湿生痰阻络，肺失宣肃而咳嗽难愈，所谓"脾为生痰之源，肺为贮痰之器"。《医学入门·咳嗽》指出，"久咳有痰者，燥脾化痰"，以二陈汤合燥湿健脾，合桂枝汤调和营卫，以解患儿营卫失和，表虚易感之症。药后症减，二诊胃开，三诊健脾杜痰，终获全效。

四、传承创新　内病外治

"董氏开胃散"外敷治疗厌食症，也是王教授继承董老治小儿疳证不思饮食的有效经验研制而成。王教授分析，当今社会物质丰富，家长宠儿，又缺乏科学喂养的常识，过度喂以高热量的甘甜厚味饮食，却不知"饮食自倍，肠胃乃伤"导致小儿过度食用奶粉、甜品、冰饮及高热量油炸食品，损伤脾胃，表现出食欲不振而厌食。此为现代小儿厌食症多发的病因。临床上这类湿食积滞型厌食症患儿占大部分，王教授筛选用董氏疳甲方加减治疗，疗效颇佳。但方中药味太苦，患儿难以接受，依从性差。根据中医内病外治原理，屡次进行剂型改革，创制成"董氏开胃散"外敷穴位治疗，避免患儿服药苦，达到治病目的。又经多中心随机双盲对照研究证实了"董氏开胃散"外敷是治疗小儿厌食症有效、安全、简便的新方法。目前继续对其进行剂型改进及开发研究。

【病案举例】

王某，女，8 月龄。2003 年 7 月 5 日初诊：呕吐乳食 6 个月。出生后母乳喂养 3 个月，继以奶粉喂养，因喂养过量致呕吐乳汁，量多喷射样，之后经常于喂乳后即吐，每日数次，盗汗多，肋骨外翻，腹满胀气，大便干结艰行，舌红苔薄白，指纹淡红。诊断：婴儿吐乳症。辨属脾胃受伐，胃气上逆而吐乳，予董氏指压法治疗 1 次，嘱 1 小时后喂乳。医嘱：喂养指导。

2003 年 7 月 12 日复诊：指压后 1 周内只吐乳 1 次，量少，大便仍干结，需用"开塞露"通便，1 周 2 次，怕热，盗汗多，寐不安。继以董氏指压法治疗 1 次，再予以润肠通便食品。

如此治疗 3 次，1 个月后随访，呕吐基本停发。

按语："呕吐者，胃气上而不下也"，治疗"当和胃气"。患儿辨属脾胃受伐，胃气上逆呕吐，予董氏指压法治疗。指压法研究结论：可导致胃发生舒张，胃内压降低，从而抑制胃内容物的反流溢出进而达到止吐效果，经治疗两次后即有效。指压法由董廷瑶教授首创，王教授将该手法加以整理归纳改进。操作如下：患儿需空腹 2 小时，医生首先剪净指甲清洗干净，常规消毒后，左手固定患儿下牙床及下巴，右示指呈弯曲弓状伸入患儿舌根部，在"火丁"（即会厌软骨）部位向下按压，瞬间即退出，如此完成 1 次治疗。指压后 1 小时才能进食，间隔 5 日重复 1 次，3 次为 1 个疗程。操作时要注意以下几点：①患儿必须在空腹情况下进行手法治疗，否则，患儿在操作过程中会发生呕吐；②示指按压的力量要因人而异，对于两三个月大的小婴儿，只要轻轻刺激即可，而治疗五六岁的幼儿则要加大力度；③操作时手法要轻柔，切忌损伤口腔黏膜。

【病案举例】

李某，男，1 岁半。2004 年 7 月 12 日初诊：嗜奶拒饭 1 年。患儿自断母乳后，每日喂奶粉 800～1000 mL，两个鸡蛋，另加果汁，拒吃米饭及蔬菜，脘腹胀满，大便秘结，3～5 日 1 次，常用"开塞露"方解烦躁易怒，面红口臭。近半年体重身高未增，舌红苔黄腻，指纹紫红未达风关。针刺四缝穴 6 指有黄黏液。证属湿食积滞，食伤脾胃。病在初期，以消为主。拟消积化滞，醒脾开胃。予"董氏开胃散"外敷穴位 1 周。

医嘱：暂停奶粉，进食粥面主食及果蔬、鱼虾类。

二诊：诉主食难进，索奶哭吵，大便变软，2 日 1 次，夜寐转安，舌红苔白薄腻，指纹紫红未达风关。针刺四缝穴 3 指有白色黏液。再宗原法。予"董氏开胃散"外敷 1 周。

三诊：患儿纳谷显增，每餐进粮食半两，便调日行。针刺四缝穴 1 指见清液。舌红苔薄腻。食积渐消，胃口已开，治从中期。宜消运兼施，健脾益气开胃。拟异功散加味内服。处方：太子参 9 g，白术 10 g，茯苓 12 g，甘草 3 g，枳壳 6 g，陈皮 5 g，谷芽 15 g，麦芽 15 g，淮山药 15 g，焦山楂 10 g，砂仁 3 g（后下），白豆蔻 3 g（后下）。7 剂。

外予"董氏开胃散"外敷 1 周，嘱米面喂养，渐加适量鲜奶。

四诊：知饥索食，每餐进食一两多，鲜奶 300 ~ 400 mL/d。神情活泼，面色润泽，大便通调，夜寐安，舌淡红苔薄润。治宜益气健脾，补肾促长调扶善后。处方：六君子汤加淮山药 15 g，狗脊 10 g，桑寄生 10 g，怀牛膝 10 g，杜仲 10 g，湘莲子 10 g。14 剂。

3 个月后随访，纳佳口清，腹软便调，面润，活泼。舌红苔薄。测体重增加 0.75 kg，身高增加 2 cm。

按语：小儿脾常不足。家长超量喂以高蛋白、高能量食物，厚味乳食并进，超越幼儿脾胃运化之能，湿食积滞损伤脾胃。初期当以消为先，消食导滞。选用董氏开胃散外敷脐部，正中契机，使药能直达病所而获效。积滞渐消，胃口见开，进入中期，消补兼用，健脾醒胃。治疗进入后期，胃开纳增，当益气健脾，补肾促长巩固。王教授指出：在三期分治中应注意，无论补或消，皆须处处顾护胃气，做到"消不伐胃，补不呆胃，消补皆以运以化为要"。

五、经验方

1. 宣肺通络平喘汤

方源：明代张时彻的《摄生众妙方》定喘汤化裁。

组成：炙麻黄、杏仁、甘草、黄芩、蝉衣、炙苏子、姜半夏、僵蚕、炙百部、广地龙。汤药煎服，每日 1 剂。

功能：宣肺豁痰止咳，祛风通络平喘。

应用：主治过敏性哮喘发作期，或肺炎喘嗽，内有痰热蕴伏，又感外邪，肺失宣肃而咳喘。

疗效：临床应用于哮喘发作期，夜喘难以平卧；或咳喘持续反复发作，已经治疗尚难缓解患儿，投本方服用，往往服 3 剂即能止咳平喘，屡收佳效。

2. 董氏开胃散

方源：王霞芳经验方（董氏消疳甲方衍变改组而成）。

组成：胡黄连、炒五谷虫、陈皮、枳壳、木香、炒莱菔子、谷芽、麦芽等。上药研成细末装棉纸袋，每袋 15 g。

用法：分别在两袋药的外面滴 4~5 滴醋，放入特制的肚兜内，每晚敷于脐部（神阙穴）和腰背部（命门穴），夜敷昼除。

功能：消积化滞，醒脾开胃。

应用：湿食积滞型小儿厌食症。湿食积滞日久化热，阻于脾胃，纳运失司，将成疳证。

注意事项；舌红苔剥、胃阴不足；或脾虚不实大便软烂；或汗多易感营卫不和之类的厌食患儿不宜。忌食冰饮、糖果、零食、豆浆及油炸食品。

3. 厌食灵

方源：《伤寒论》桂枝汤化裁。

组成：桂枝、白芍、甘草、生姜、大枣、谷芽、麦芽、炙鸡内金、砂仁等。汤药煎服，每日 1 剂。

功能：调和营卫，温扶脾运。

应用：适用于小儿厌食症，兼有体弱复感、多汗、睡时露睛等营卫不和之症，为董氏儿科独创。

疗效：本方阴阳并调，使患儿营卫协调，正气充沛，抗力增强，从而促进生长，是调理质薄易感（复感儿）及厌食患儿的有效良方。

朱锦善教授的温病观及对新型冠状病毒感染的思考

朱锦善教授是当代著名中医儿科大家，师承近代名医王伯岳先生，深得其传。朱教授从医 50 多年，具有深厚的学术造诣和丰富的临床经验，在儿科学术领域多有建树。他主持编写的 2 部专著成为中医儿科领域的扛鼎之作：一是溯儿科学术源流、汇儿科理论学说、集古今儿科名医经验于一炉的《儿科心鉴》；二是当今儿科临床实用全书的《实用中医儿科学》。二书受到中医界的广泛肯定，多次重印与再版。小儿温病发病多，变化快，他在温病学方面的研究也独具真知灼见。在 2019—2020 年新型冠状病毒感染的诊治中，朱教授和他的师生团队通过一线抗疫运用，疗效得到充分体现。兹简要介绍如下。

朱锦善教授的温病观

朱教授对温病学说的形成、精髓及其临床应用具有独到而深刻的见解，听他讲解温病学说，使人有茅塞顿开之感。归纳起来，有以下几个方面：一是温病学说与儿科有着密切的理论与临床渊源；二是邪热闭络乃温病的病机关键，而卫气营血皆有络；三是温病治法精髓在于疏泄透邪，疏泄通络应贯穿整个温病过程的始终；四是温病分期论治，特别提出温病滞留期的观点有很重要的临床价值；五是温病（瘟疫）发病的六气说；六是重倡伏气温病说，使温病清泄透达的治法精髓更加显现。兹分述如下。

（一）温病学说是中医历史进程中的柳暗花明

温病学说建立，实际上是中医在遭遇瘟疫大流行，"古方不能治今病"的困境中的重大突破，是山重水复疑无路的柳暗花明，是在温病肆虐流行、医疗不断探索积累中逐渐形成的。明清时期温病（瘟疫）大流行"古方不能治今病"，明代吴又可《瘟疫论》序："守古法不合今病"。从吴又可著《瘟疫论》开始，至清代王孟英辑《温热经纬》，经历200多年，涌现出一批温病学专著，主要有：吴又可的《瘟疫论》，戴天章的《广瘟疫论》，叶天士的《幼科要略》与《温热论》，薛生白的《湿热病篇》，杨栗山的《伤寒瘟疫条辨》，余师愚的《疫疹一得》，吴鞠通的《温病条辨》，王孟英的《温热经纬》，并形成了自成体系的温病学说，为温病的治疗开辟了新局面。

（二）温病学说源于儿科广于儿科

叶天士是一位在温病学方面颇具建树的医家，又是一位著名的世袭相传的儿科医家。叶氏的《幼科要略》谓："襁褓小儿，体属纯阳，所患热病最多。"在《临证指南医案》中又云："小儿纯阳，热病居多。"小儿温病发病率高。叶氏的卫气营血辨证论治纲领就是在总结小儿四时疾病的基础上形成的。叶天士在《幼科要略·痧疹》中明确指出："上焦药用辛凉，中焦药用苦辛寒，下焦药用咸寒。"王孟英辑《温热经纬》认为《幼科要略》一书，"余谓虽为小儿说法，大人岂有他殊，故于《温热论》后，附载春温、夏暑、秋燥诸条，举一反三，不仅为活幼之慈航矣"。王孟英将《幼科要略》节录为《三时伏气外感篇》辑入《温热经纬》，这些论述不仅是叶氏家传儿科要旨，也是温病学经典之作。叶天士在《温热论》中详述验齿、察舌、辨斑疹白㾦、嗅痘气等，实际上这也都是儿科常用的独特诊法。

吴鞠通是清代另一位温病大家，也擅长儿科，在《温病条辨》专列"解儿难"一章，并提出小儿"稚阴稚阳""脏腑薄，藩篱疏，易于传变""肌肤嫩，神气怯，易于感触"等理论，推崇小儿"存阴退热"，反对滥用苦寒克伐。

温病学说与儿科的渊源，首先体现在儿科高发病率疾病与温病学的关系上。中医的温热病，大多为现代医学急性传染病、急性感染疾病。小儿由于体质生理的特点，容易受到各种病毒和细菌感染发病，即温病多（如小儿感冒、流行性感冒、急性扁桃体炎、小儿手足口综合征、小儿气管炎、小儿肺炎、败血症等），以及各种传染病（如风疹、水痘、流行性腮腺炎、幼儿急疹、猩红热、流行性出血热、流行性脑膜炎、乙型脑炎、钩体病等）。此外，血液病如白血病等，都是儿科高发病，都属于中医的"温病学"范畴，宜运用温病学的治疗原则。温病发病，"温邪上受，首先犯肺，逆传心包"，讲的主要是儿科疾病。

其次，温病发病之后，易于化热化火，易于伤耗津液，易于由表入里，由卫气而及营血，变化迅速，势如奔马，这也是小儿发病的显著特征。在治疗上疏解外邪，顾护阴液，安未受邪之地的治疗大法，以及用药主张清灵活泼，这也是儿科与温病相一致的。

再次，在温病学说的产生和发展过程中的主要温病学大家，也都在儿科方面深有造诣，是儿科世袭名医。因此，从医疗和人文的渊源来看，其都与儿科密切相关。

因此，朱教授认为：温病学说源于儿科，又广于儿科。

（三）温病学说三精髓

朱教授将温病学说提出的温病发病传变规律、温病关键病机及治法精髓，概括为以下3点。

（1）"温邪上受，首先犯肺，逆传心包"——温病提纲（温病从上而下，走手经，从阴经入，首手太阴肺，终手厥阴心包）（伤寒从外而里，走足经，从阳经入，首足太阳膀胱，终足厥阴肝）。

（2）"外热一陷，里络就闭"——温病的关键病机（"五脏皆有合，病久而不去者，内舍其合也。入脏者死"）（"诸痹不已，亦益内也"）（五脏六腑皆有络，三焦腠理皆有络，卫气营血皆有络）。

（3）疏泄通络透邪——温病治法精髓（论营卫气血与伤寒同，若论治法则大异也）。

以下引述叶天士《温热论》原文加以说明。

（1）温邪上受，首先犯肺，逆传心包。肺主气，属卫；心主血，属营。辨营卫气血，虽与伤寒同，若论治法则与伤寒大异也。

在卫汗之可也，到气才可清气，入营犹可透热转气，入血就恐耗血动血，直须凉血散血。（温病治法总纲）

（2）在表，初用辛凉，挟风则加入薄荷、牛蒡之属，挟湿加芦根、滑石之流，或透风于热外，或渗湿于热下，不与热相抟，势必孤矣。（卫表：透风泄热渗湿）

（3）若其邪始终在气分流连者，可冀其战汗透邪，法宜益胃，令邪与汗并。更有邪盛正虚，不能一战而解，停一二日再战汗而愈者，不可不知，热达腠开，邪从汗出。（气分：战汗）

（4）再论气病又不传血分，而邪留三焦，亦如伤寒中少阳病也。彼则和解表里之半，此则分消上下之势。因其仍在气分，犹可望其战汗之门户。（三焦：分消上下、战汗）

（5）再论三焦不得从外解，必致成里结，里结于何？在阳明胃与肠也。亦须用下法，不可以气血之分，就不可下也。（里结胃肠：通下）

（6）再，人之体，脘在腹上，其地位处于中，按之痛，或自痛，或痞胀，当用苦泄。其中有外邪未解、里先结者，或邪郁未伸，或素属中冷者，虽有脘中痞痛，宜从开泄，宣通气滞以达归于肺，如近俗之杏、蔻、橘、桔等是，轻苦微辛，具流动之品耳。（胃脘：宣通开泄）

（7）热病救阴犹易，通阳最难。救阴不在血，而在津与汗；通阳不在温，而在利小便。（伤阴、伤阳）

（8）瘟疫初入膜原，未归胃府，急急透解，莫待传陷而入。（膜原：透解）

（9）前言辛凉散风、甘淡祛湿，若病仍不解，时渐欲入营也。营分受伤则血瘀受劫，心神不安，或斑点隐隐，急急透斑为要。（营血：透斑）

（10）外热一陷，里络就闭。（闭络）

具体辨证选方用药如下。

卫表：疏风泄热，代表方剂桑菊饮、银翘散等；散寒祛暑，代表方剂新加香薷饮；芳香透邪，代表方剂藿朴夏苓汤；辛凉清燥，代表方剂桑杏汤。

气分：透泄气热，代表方剂栀豉汤加味；辛寒清气，代表方剂白虎汤。

三焦、膜原：清泄少阳，代表方剂蒿芩清胆汤；分消走泄，代表方剂温胆汤、达原饮加减，或以叶天士所说的桔、朴、苓、夏类为本法的基本药物；开达膜原，代表方剂雷氏宣透膜原法；疏解截疟，主治疟疾，代表方剂柴胡截疟饮。

湿郁上、中、下三焦：宣气化湿，代表方剂三仁汤；辛开苦降，代表方剂王氏连朴饮；分利淡渗，代表方剂茯苓皮汤。

营血：清营泄热（清营、透邪），代表方剂清营汤；凉血散血，代表方剂犀角地黄汤；气营（血）两清，代表方剂化斑汤、清瘟败毒饮。

闭府（下焦）：通腑泄热，代表方剂调胃承气汤，大、小承气汤；导滞通便，代表方剂枳实导滞汤；增液通下（养阴、泻下），代表方剂增液承气汤；通淤破结，代表方剂桃仁承气汤。

闭窍（心肝）：清心开窍（透络开窍），代表方剂安宫牛黄丸，或至宝丹、紫雪丹；豁痰开窍，代表方剂菖蒲郁金汤；滋阴息风（滋阴通络），代表方剂大定风珠。

（四） 温病分期论治

朱教授认为，无论何种温病都有一定的传变规律，从初发时的卫表阶段经过卫气营血的发展变化，到后期的恢复或留下后遗症。在整个温病临床过程中，卫气阶段的治疗尤为重要，因为在这一阶段若能精准辨证，适时引邪外出，就能扭转病机，不致发展成危重的营血分极期阶段。这一点在许多感染性疾病特别是传染病中尤为重要。肆虐全球的新型冠状病毒感染就是最为明显的例证。

朱教授提出温病（瘟疫）的临床分期如下。

（1）初期（卫表）：此为发病初期，始见卫表症状，为邪郁卫分，以表证为主，或一二天或三五天，此时应分辨病邪属性（风寒暑湿燥火）的不同，与兼挟轻重，予以疏邪透表，关于温病病邪的属性虽然属温为主，但也挟寒湿，尤其是瘟疫更有寒疫湿疫，但均易化热化火内陷。因此，初期卫表阶段的疏泄透邪，祛邪外出，十分重要。

（2）滞留期（气分、三焦、膜原）：初期卫表病邪不解，就进入气分阶段，气分阶段往往滞留时间较长，或三五天或一周以上，要看病邪的性质与患者身体体质来决定。正如前贤所云：常流连气分三焦，或伏于膜原。此时是温病（瘟疫）进退的关键期，要继续疏邪达表，分辨病邪属性适时通过相应的通道引邪外出。要学会与病邪周旋，还要安未受邪（或将受邪）之地，不使邪郁化火内陷。这一期，朱教授不以中期命名，而名曰滞留期，既要引起医者重视，又不可操之过急，疾病留有相应的时间给我们对症下药。湿邪的兼挟，以及体质的抗邪无力，是这一期尤须重视的方面。新型冠状病毒感染病程的病机变化，就充分体现了这一点。

（3）极期（营血分）：这是温病极期阶段，邪郁化热化火，进入营血分，往往内陷厥阴，是温病的至重至危阶段。在此之前，也常见气营两燔证候，是极期之初之始，要大剂清气凉营，或可透热转气。邪入营血分，内陷心肝，直须凉血散血，清心安神，平肝息风。

（4）恢复期（阴阳两伤）：通过上述救治，邪去正复，须燮理阴阳，益气养阴，疏通经络，清除余邪，促进恢复。

（5）后遗症期（脏腑经络受损）：经过恢复期治疗，仍不能恢复者，进入后遗症期，造成了脏腑经络受损，要根据不同情况进行治疗与康复。

朱教授提出温病（瘟疫）分期论治，符合疾病发生传变和转归规律，尤其是提出滞留期的概念与分析，对医者把握病情，进行正确治疗十分有益。

（五）温病（瘟疫）六气说

一般而言，温病概念的提出，是与伤寒相对立（或相对应）而提出来的。按中医理论，风、寒、暑、湿、燥、火这六气，既是天地间的正常气候变化，也是造成人身体患病的病原（或叫病因），也是反映这六种病原的属性。这既是病因，也是病性，是中医临床诊断的辨证依据。

其实，人在天地之间、气交之中、患病之时往往杂气兼挟。简言之，伤寒易于化热，温病也可兼寒。不可对立而只见其一不顾其二，造成互相对立的学术观点。尤其是瘟疫，更是如此。瘟疫，古人也常写成温疫，属温病，于是排除伤寒于外。崇本溯源，张仲景在《伤寒杂病论》序中已说明："余宗族素多，向余二百，建安纪年以来，犹未十年，其死亡者三分有二，伤寒十居其七。"十年不到，一个家族三分之二的人因病死亡，而七成死于伤寒。这么大面积病亡，不是疫病又是什么？吴又可《瘟疫论》云："瘟疫之为病，非寒非风，非暑非湿。乃天地之间别有一种异气所感。"这天地间另有一种异气，属性是什么？中医该如何辨证？吴又可这里讲的"非"，实则是"即"，讲的是兼挟致病，只不过来势汹涌猛烈，所以叫瘟疫。他在辨证论治中仍然是从风、寒、暑、湿、燥、火立论。到了清代杨栗山，就干脆将伤寒温病放在一起，即传世名著《伤寒瘟疫条辨》。

瘟疫，包括温病，从其病因病性而言，应当以六气立论，风、寒、暑、湿、燥、火皆可为病，不应将寒排除于外，新型冠状病毒感染就是例证。只是这类瘟疫、温病发病之后，易于化热化火，易于传变内陷，这是与伤寒的不同之处。

（六）温病伏气说

《素问·阴阳应象大论》云："冬伤于寒，春必病温。"由此，温病伏气的理论出现了。长期以来，中医对伏气一说争论不休，有伏于命门，有伏于膜原，有伏于胸膈，等等。很长一段时间以来，还有废存之争。当前主废者多，主存少。大概原因有二：一是西医思维统领，二是拘泥于伏所不明。

朱教授认为，温病伏气说不应废而应倡。倡什么？倡明伏气所造成的病机，倡导基于病机而论治，即伏气为病（或伏邪为病），由里而外发，论治应顺其势，逐其邪，清泄透达。这才是温病治疗的根本。至于伏于何处？不必争论，当视病证所指，即是何处。而当时的临床病证是属何脏何腑，就从该脏腑开始清泄疏透，达邪外出。事实证明这种治法是确切且有效的，比如温病的斑疹治法、温邪犯肺的治法、邪伏膜原的治法、邪郁三焦的治法、邪热内结肠胃的治法，内陷心肝的治法等，无不说明这一点。

郑健教授小儿过敏性疾病治验

郑健教授是第六批全国老中医药专家学术经验继承指导老师、福建省名中医，享受国务院政府特殊津贴专家，从事中医儿科教学、临床与科研30余年，对中西医结合诊疗小儿过敏性疾病具有独到经验，造诣颇深。现分述如下，以飨同道。

一、小儿变应性鼻炎

变应性鼻炎是临床最为常见的儿童变态反应性疾病之一，归属于中医学"鼻鼽""鼽嚏"范畴。郑健教授根据小儿变应性鼻炎的发病特点，结合数十年的临证经验，提出风饮伏肺是小儿变应性鼻炎的核心病机，疏风宣肺、醒鼻化饮是小儿变应性鼻炎的重要治则，内服外治相互为用，疗效显著。

郑教授认为风饮伏肺是儿童变应性鼻炎的关键病机。小儿生理特点为脏腑娇嫩，形气未充，病理上表现为"肺常不足""脾常虚"，郑师认为鼻鼽患儿常见于先天禀质特异，或后天喂养失调，多表现为肺脾气虚的临床特点。脾气虚则失于健运，气不化津，痰饮内生，伏饮停聚于肺；肺气虚则卫外不固，皮肤腠理疏松，若外感风邪，易引动伏饮，壅塞鼻窍则发为鼻鼽。其临床表现在肺，病机涉及脾肾，为本虚标实之证。《素问·太阴阳明论》曰："伤于风者，上先受之。"风邪致病，多从口鼻而入，而肺开窍于鼻，风邪郁于鼻窍，肺气宣降失常，引动伏饮，上逆鼻窍，故见鼻塞、喷嚏、流清涕等。风为百病之长，易夹杂寒热、异气之邪侵袭鼻窍和肺脏，又因感邪的不同、体质的差异，临床表现又有寒热虚实的区别和转化。故风邪外袭为鼻鼽的主要外因，可兼夹他邪而引动内伏风饮而致发病。肺为水之上源，脾主运化为水谷之海，肾为先天之本主行水，肺、脾、肾三脏不足，则水液运化失司，饮邪内生，留伏气道，因此，风饮留伏于肺是鼻鼽的重要内因。外风兼夹他邪上袭于肺，引动内伏于肺的风饮宿邪，饮邪壅塞鼻窍，肺失宣降，发为是症，风行饮动是其发病的关键病机。

儿科自古素有"哑科"之称，郑教授临床诊疗小儿鼻鼽时注重四诊合参，尤其重视问诊和望诊。鼻鼽患儿就诊时需详细询问其既往史和家族史中是否有变应性疾病史，患儿是否存在先天禀质特异，以及鼻鼽发病是否与环境、气候等因素相关，为中医辨证施治奠定基础，也为临床上与反复呼吸道感染、肺炎支（衣）原体感染、过敏性咳嗽、咳嗽变异性哮喘的鉴别提供证据。郑师同时重视鼻鼽患儿的面部望诊和舌诊，重点观察患儿是否存在"变应性黑眼圈""变应性皱褶""变应性敬礼征"等鼻鼽特殊面容和体征。此外，鼻鼽患儿舌象常表现为舌质红或淡红，舌根部苔厚微黄或腻，与其病机风饮伏肺相符，为中医临床诊治提供思路。

根据小儿鼻鼽风饮内伏的病因病机，郑师遵循"急则治其标，缓则治其本"的治则，发作期以疏风醒鼻为主，辅以健脾化饮，缓解期以益气固表为主，辅以疏风化饮，并强调内服外治并施，方能取得较好疗效。发作期予以自拟疏风醒鼻方煎汤口服，药用蜜麻黄、苦杏仁、藿香、辛夷、苍耳子、蒲公英、川芎、丝瓜络、浙贝母、生甘草。所谓"治上焦如羽，非轻不举"，此方药简量小，具有疏风宣肺、醒鼻化饮之功效。方中以蜜麻黄、苦杏仁宣肺气、散风邪，共为君药；苍耳子、辛夷性味辛温，善于疏风通窍，均为治疗鼻鼽之要药，藿香辛温芳香，外可透毛窍、解表邪，有醒鼻通窍之功，《本草衍义补遗》记载蒲公英能够"化热毒，消恶肿结核，解食毒，散滞气"，共为臣药；川芎走而不守，性味辛温香燥，尤善祛风行气活血，行散上达巅顶，浙贝母、丝瓜络可清热化饮通络，合为佐药；生甘草清热解毒，且调和诸药，为佐使之药。流黄脓涕者，易苍耳子为白芷；咽红、咽有滤泡者，加用射干、僵蚕化痰利咽；扁桃体肿大者，加用玄参、僵蚕、昆布利咽散结；眼痒、鼻痒者，加用徐长卿、蝉蜕、菊花疏风清热；鼻塞严重者，加用通草清热通窍；表证较重者，加用荆芥、防风疏风解表；风热较甚者，加用黄芩、桑白皮清肺泄热。方中蜜麻黄、苦杏仁、辛夷、苍耳子均性味辛温，正如《金匮要略》所云："病痰饮者，当以温药和之。"藿香、浙贝母、丝瓜络能醒脾化饮，使水饮渐除，肺主宣发和脾主运化功能渐复，全身津液得以正常输布，以达到健脾化饮之功效。

鼻鼽属本虚标实之证，发作期经治疗后风饮渐除，症状能够得到明显改善，但鼻鼽患儿多肺脾气虚，伏饮仍内停于肺，故临床常发作反复。因此，郑师认为缓解期应治以益气固表，辅以疏风化饮，从而巩固疗效。此阶段针对肺气虚证、卫气不固的患儿，可选用黄芪桂枝五物汤合玉屏风散加减；辨证为肺脾气虚证、余邪未尽的患儿，则选用温胆汤合玉屏风散加减；汗多者，酌加麻黄根、浮小麦、煅龙骨、煅牡蛎等固表敛汗、纳差；食积者，加用太子参、苍术、神曲、麦芽、谷芽等健脾和胃。缓解期治疗选方以玉屏风散益气固本、调和营卫为基础，佐以徐长卿、蝉衣、苍术、茯苓等疏风化饮，寒温并用，虚实兼顾，以达到祛邪不伤正、扶正不留邪的目的。经过连续调理 2~4 周后，可明显减轻患儿鼻鼽发作期症状，延长缓解期，减少复发率，能显著提高患儿的生活质量。

临床中郑教授还主张小儿鼻鼽应在辨证论治的基础上配合外用中药，使药效直达病所，方能取得较好的临床疗效。外用药选醒鼻凝胶滴鼻剂，药物主要组成为徐长卿、蝉蜕、人工牛黄、冰片等。方中徐长卿性味辛温，善于祛风通窍止痒，是为君药；蝉蜕作为臣药，能疏风清热、利咽消肿；人工牛黄为佐药，具有化痰开窍、清热解毒之功效；使药冰片，气味辛香，能够引药上行，增加生物屏障通透性，促进药物吸收。全方辛开苦降，寒温并用，共奏疏风宣肺、醒鼻开窍之功效。

【病案举例】

林某，男，4岁。2019年2月17日初诊。患儿平素体弱易感，汗多，刻下：晨起阵发性喷嚏，伴流大量黄脓涕，咽痒、鼻痒、鼻塞，夜寐尤甚，伴张口呼吸、打呼噜，纳寐可，二便调。查体：神清，双鼻腔黏膜及下鼻甲色淡肿胀，咽红，咽后壁可见少量滤泡及脓性分泌物，双侧扁桃体Ⅱ度肿大，舌质红，苔薄白，脉浮数。辅助检查：混合过敏原检测（2019年1月20日）示尘螨（++）。此为风热犯肺所致，治以疏风宣肺，醒鼻通窍。予自拟疏风醒鼻方，处方：蜜麻黄6 g，苦杏仁6 g，生甘草3 g，藿香6 g，川芎4.5 g，丝瓜络12 g，蒲公英9 g，辛夷9 g，射干6 g，浙贝母9 g，玄参9 g，皂角刺6 g，蝉蜕6 g。7剂，水煎服，每日1剂，早晚温服。配合醒鼻凝胶滴鼻剂滴鼻，每侧鼻腔各1滴，早晚各1次。

二诊（2019年2月24日）：药后患儿无鼻痒、咽痒，鼻涕明显减少，晨起偶打喷嚏，夜间鼻塞、打鼾减轻，张口呼吸仍有，舌质淡红，苔薄白，脉浮。守上方减射干、浙贝母、皂角刺，加白芷、僵蚕各6 g。外用滴鼻药续用。

14剂后再复诊，患儿无明显流涕，夜间鼻塞、打鼾明显好转，无张口呼吸，舌淡红，苔薄白，脉缓。患儿家属诉平素多汗易感，故当益气固表扶正。予黄芪桂枝五物汤合玉屏风散加减，处方：黄芪24 g，桂枝6 g，白芍6 g，大枣5 g，生姜3片，防风6 g，白术6 g，煅龙骨24 g，煅牡蛎24 g。14剂后再复诊，诸症悉平，随访半年未见复发。

二、小儿咳嗽变异性哮喘

咳嗽变异性哮喘是我国儿童慢性咳嗽的主要病因之一，其不典型哮喘的临床特征往往容易被误诊或漏诊，以至于影响最佳治疗方案，或延误最佳治疗时期，如不及早进行干预，部分患儿可能发展为典型哮喘。郑教授总结小儿咳嗽变异性哮喘发病特点，认为其病因以风邪、痰饮为主，病机为气机上逆、痰气互阻，在治疗上始终遵循辨病与辨证、扶正与祛邪、局部与整体相结合的原则。

小儿咳嗽变异性哮喘的发病在本质上可归于本虚标实。本虚责之于小儿肺、脾、肾常虚，标实责之于外感六淫等邪气。郑师认为肺为咳嗽发病的本源，脾为咳嗽致喘的基础，肾为咳嗽反复的核心。小儿肺、脾、肾三脏常不足，肺为娇脏，易外感失宣，无以行水治节；脾失健运，水谷精微无以布散濡养全身脏腑；肾为生命之根本，肾精不足无以纳气调水，故而痰邪内郁，气机上逆。小儿咳嗽变异性哮喘常表现为长期刺激性咳嗽，偶有咽痒、鼻塞、流清涕、皮肤瘙痒等变态反应性症状，当吸入寒风或汽油、花粉、粉尘等异味，以及剧烈运动、情绪激动等状态时常诱导其发生，表现出阵发性、挛急性、反复发病等特性，与风邪"善行而数变""风胜则挛急"的特征相符。因此，小儿咳嗽变异性哮喘发作的主要内在因素在于痰饮内伏，而外感风邪是本病最主要的诱发因素，其关键病机为正虚邪实，气逆痰阻。《医学正传》曰："寒、暑、燥、湿、风、火，六气皆令人咳，唯湿病痰饮入胃，留之而不行，上入于肺，则为咳嗽。"当风邪扰肺，引动内之伏痰，痰随气升，气因痰阻，痰气搏结，壅塞气道，气机升降不畅，肺失宣降而致阵咳，病程反复。

咳嗽变异性哮喘虽咳而未喘，但其实质是哮喘的另一种非典型表现形式，在发病规律上与哮喘具有一定相似性，因此在诊断与治疗上应注意与其他类型的慢性咳嗽进行辨别。郑师根据小儿咳嗽变异性哮喘临床特点及传变规律，将其分为发作期（初期）、缓解期（中期）和稳定期（后期）3个阶段，进行分期辨证治疗。发作期以邪实为主，临床表现为刺激性干咳，伴鼻塞、流清涕、打喷嚏、咽痒等过敏症状，辨证上固然有寒热区别，但小儿为纯阳之体，病后多从阳化热，常表现为热证、实证。因此，此阶段临床上以风热郁肺型为多见，治以三拗汤加味，热势较盛者予葶苈子泻肺、石膏清热，兼夹寒象者予干姜辛热解表、白芥子温肺降逆。方中麻黄宣肺止咳平喘，杏仁降利肺气，二者相伍，一宣一降，以复肺气宣降之权，加强宣肺平喘之功；浙贝母、法半夏、浮海石清肺化痰止咳；射干降气平喘、消痰利咽；旋覆花具有下气消痰、和中止逆之效，可纳气下行归根，遏制冲逆之肺气；蝉蜕具有疏散肺经风热、利咽解痉之功，是治疗咽痒、刺激性干咳、痉咳之要药；连翘清热解毒利咽，并制约麻黄辛温之性；甘草调和诸药，共奏疏风宣肺、降逆止咳之功。

缓解期咳嗽症状减轻，但以咳痰为主症，郁久热盛，邪热入里，引动留痰，临床常表现为痰热壅肺之象。小儿脾常不足，饮食不节，使脾胃运化功能失司，易出现痰湿内生，郁于肺络，肺宣降失职则引发咳嗽、咳痰。正如《丹溪心法·咳嗽十六》所述："干咳嗽，难治，此系火郁之证，乃痰郁其中，邪在其中。"因此在此病理阶段，祛痰与运脾缺一不可，郑师以清热化痰治法贯穿其中，治以泻白散合温胆汤加减。泻白散出自钱乙《小儿药证直诀》，用以"治小儿肺盛，气急喘嗽"，方中桑白皮、地骨皮合用清降肺中伏火，以使金清气肃，甘草益气和中以扶肺气，三药合用，清中有润，泻中有补，对于小儿"稚阴"之体有标本兼顾之功。温胆汤主治痰热内扰证，方中半夏、竹茹化痰和胃、止呕除烦；枳实、陈皮理气化痰；茯苓健脾渗湿，以绝生痰之源；甘草调和诸药。再辅以杏仁、前胡降气止咳；川贝母、蜜紫菀润肺化痰止咳；射干降气平喘、消痰利咽；久病多瘀可加赤芍清热凉血、活血散瘀。纵观全方，以宣肺止咳，清热化痰以治其标，兼以运脾利湿以绝痰源，则顽疾可愈。

稳定期多为正虚邪恋，治宜补肺健脾。肺主气机，脾主运化，气的生成需依靠肺脾两脏共同协作，肺气虚易致脾脏功能失调，脾气虚则累及肺脏，最后呈现肺脾两虚之象；肺通调水道，脾运化水液，两脏相配合，才能维持津液正常输布及排泄，若脾失运化，则津液内停，蕴湿成痰，终累及肺。小儿先天禀赋不足，后天精气尚未充盛，此病理阶段肺脾两虚，邪气留恋，病程易迁延反复，故治疗上以培土生金法治之。肺脾气虚，余邪未尽者治以玉屏风散合温胆汤加减。玉屏风散以黄芪、防风、白术相互为用，功能补肺健脾，增强抵御外邪的能力。温胆汤温而不燥、清而不寒，功能清化痰热，和中理气。两方合用，共奏健脾固卫、益气化痰之功；肺脾气虚、卫气不固者方选黄芪桂枝五物汤合玉屏风散加减，达到益气健脾、调和营卫的目的。

【病案举例】

詹某，男，6岁4个月，2019年11月12日初诊。患儿家长代诉：患儿于2年多前咳嗽反复发作，迁延不愈，常为阵发性呛咳，以夜间为甚，喉中有痰鸣声，季节变化或运动后咳剧，曾多次于福州某医院就诊并诊断为咳嗽变异性哮喘，经孟鲁司特钠、沙丁胺醇气雾剂、阿奇霉素等治疗后，咳嗽症状缓解不明显，停药后反复，近3日自觉咳嗽频次增加。刻下：阵发性连声咳，夜间加剧，伴鼻塞、流清涕、咽痛，无发热，纳寐欠安，小便短黄，大便调。查体：咽充血，双侧扁桃体Ⅰ度伴充血，双肺呼吸音粗，未闻及干、湿性啰音和喘鸣音，舌质红，苔薄黄，脉浮滑。此为咳嗽变异性哮喘发作期，风邪犯肺，邪热壅肺。方用麻杏石甘汤加减：蜜麻黄6g，苦杏仁6g，生石膏24g，生甘草3g，枳壳6g，竹茹6g，辛夷9g，浙贝9g，射干6g，荆芥4.5g，蝉蜕4.5g，旋覆花6g。5剂，水煎服，每日1剂，早晚温服。嘱适寒温，添衣保暖。

二诊（2019年11月17日）：患儿药后证缓，咳嗽、流涕减轻，无咽痛，晨起仍有鼻塞、喷嚏，咳痰欠畅，纳寐可，二便调。舌质淡红，苔薄黄，脉滑。予上方减石膏、荆芥，加苍耳子6g，浮海石15g，续进5剂，煎服法同前。

三诊（2019年11月22日）：患儿药后诸症悉平，偶有阵发性单声咳，夜间为甚，余症皆缓，舌脉如前。易方为泻白散合温胆汤加减：桑白皮9g，地骨皮9g，苦杏仁6g，白前9g，百部9g，蜜紫菀9g，射干6g，枳壳6g，竹茹6g，陈皮6g，蜜枇杷叶9g，北沙参12g。7剂，煎服法同前。

四诊（2019年11月29日）：患儿药后未再发咳嗽，晨起偶有少量流涕，家属要求继续服药调理体质。予玉屏风散合温胆汤加减：茯苓9g，陈皮6g，法半夏6g，枳壳6g，竹茹6g，黄芪24g，白术9g，防风6g，辛夷9g，徐长卿9g，甘草3g。14剂后再复诊，诸症皆平，嘱避风寒、防感冒，若有外感征象及时就诊，以防咳嗽变异性哮喘复发。

小儿支气管哮喘的病因病机与咳嗽变异性哮喘相似，其临床治疗可相互参照，灵活应用。

三、小儿荨麻疹

荨麻疹是儿科常见的皮肤病，属于中医"瘾疹""游风""风疹块"等范畴，发作时常瘙痒难耐、痒无定处，且易反复发作、缠绵难愈。基于其皮疹发于肌肤腠理之间，走窜不定、时隐时现、时轻时重等特性，历代医家多数认同风邪是本病发病的关键因素。郑教授认为小儿荨麻疹除风邪袭表，卫外不固致邪气郁闭经络、肌肤外，内因还责之于小儿自身素体质弱，禀质特异，或肺脾不足，或气血失养，使肌肤失于温煦，阴阳失调，营卫失衡，易受外邪侵袭而诱发本病。

荨麻疹根据病程长短有急性、慢性之分，而风邪致病最易夹寒夹热，因而辨治又有寒热之别。郑教授认为"小儿病者纯阳，热多冷少也"，且福建地处东南沿海，地气湿热。因此，当地小儿急性荨麻疹临床上以风热相搏型多见，治以银翘散合消风散加减，药选金银花、连翘、荆芥、防风、蝉蜕、地肤子、芋环干、当归、生地黄、乌梅等。兼夹湿邪或抓后糜烂渗液者，加苦参、薏苡仁清热燥湿止痒；热盛生毒者，加牡丹皮、紫草凉血活血；瘙痒较甚者，加地龙、全蝎、僵蚕、蕲蛇等搜风通络止痒；夜间瘙痒加剧者，加用银柴胡、地骨皮清透虚热。

小儿慢性荨麻疹以血虚风燥型为主，久病易耗伤阴血，血虚引动内风，风胜则痒，治疗上宜养血祛风，方选《外科证治全书》四物消风饮加减化裁。全方由生地、当归、荆芥、防风、赤芍、川芎、白鲜皮、蝉蜕、独活、薄荷、柴胡、大枣组成。古云"治风先治血，血行风自灭"，方中将四物汤之熟地易生地，以防熟地滋腻碍胃，并加强滋阴清热、凉血生津之效；又因白芍酸性收敛，不利于祛邪外出，故予清热凉血活血之赤芍替换白芍；当归、川芎、大枣养血活血和营；荆芥、防风祛风解表散邪；白鲜皮、蝉蜕、薄荷疏风透疹止痒。诸药合用，共为养血润燥、祛风止痒之专剂。临床上还常常配合中药外洗，以加强疏风止痒之功效。

【病案举例】

徐某，男，5岁，2018年12月5日以"四肢及躯干部出现风团伴瘙痒9月余"为主诉就诊。家属代述，患儿于9月余前无明显诱因于四肢及躯干部出现淡红色风团伴瘙痒，期间就诊于外院，服用氯雷他定后症状可减轻，但仍反复发作，时隐时现，遇热加重，发作时瘙痒难耐。夜寐欠安，二便调。查体：神清，四肢及腰背部散在淡红色风疹团，局部融合成片，腰背部可见明显抓痕，皮肤干燥，舌质稍红，苔白花剥，脉弦缓。否认湿疹史，否认家族过敏性疾病遗传史。此为小儿慢性荨麻疹，证属血虚风燥证，治以清热凉血养血，祛风止痒，予四物消风饮加减。处方：金银花6 g，连翘6 g，荆芥4.5 g，防风6 g，生地15 g，赤芍9 g，当归5 g，川芎4.5 g，地肤子9 g，刺蒺藜9 g，全蝎4.5 g，浮萍6 g，甘草4.5 g。7剂，每日1剂，早晚各1包，开水冲服。嘱忌食辛辣刺激食物，沐浴后宜及时涂抹润肤霜保湿患处。

二诊（2018年12月12日）：家长代述患儿药后瘙痒症状有所缓解，抓痕明显减少，舌质淡红，苔白稍厚花剥。效不更方，守上方去银花、连翘，加薏苡仁20 g，续服7剂。

三诊（2018年12月19日）：家长代述瘙痒缓解，发作频率明显减少，四肢及腰背部风团面积缩小、颜色减淡，舌淡红，苔薄白花剥。予二诊方减全蝎、薏苡仁，加蝉蜕4.5 g，乌梅9 g。

14 剂后再复诊，家长代述患儿已无明显瘙痒，皮疹渐退，患儿平素体质较弱，易感冒，遂予玉屏风散合黄芪桂枝五物汤加减调理体质。处方：黄芪 24 g，防风 6 g，白术 6 g，桂枝 4.5 g，白芍 6 g，大枣 3 个，生姜 3 片，甘草 3 g。调理 14 剂以收后效，随访半年未见复发。

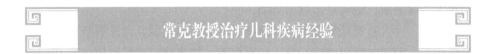

常克教授治疗儿科疾病经验

常克，男，教授，主任医师，博士研究生导师。现任成都中医药大学附属医院儿科及大学儿科教研室主任。四川省名中医，四川省中医药学术与技术带头人，第六批全国名老中医药学术经验师承指导老师，国家中医药管理局首批全国优秀中医临床人才。

验方1——敌蛋汤

组成：刘寄奴 12 g，黄药子 12 g，半枝莲 12 g，喜树果 12 g，银花 15 g，连翘 15 g，大青叶 20 g，板蓝根 10 g，鱼腥草 20 g，全蝎 5~10 g，蜈蚣 1 条。

功效：清热解毒，化瘀消蛋。

主治：小儿肾病中出现的蛋白尿或不明原因出现的水肿、小便混浊或泡沫久不消。可伴有外感症状。症见：不肿或有不同程度的水肿，尿检蛋白（＋＋＋）~（＋＋＋＋），24 小时蛋白尿定量 >0.5 mg，可伴随轻微咳嗽、鼻塞、流涕，甚至发热，舌红苔薄白，脉数。

用法：2 日 1 剂，水煎 900 mL，分 6 次温服。2 周为 1 个疗程。

方解：常克教授认为蛋白尿为肾病之主候，疾病的原因诸多，并不是肾精下泄、精气下漏等虚损的理论能全部解释的，但小便中含有蛋白者，常表现为外观混浊或起泡沫，经言属热，实乃热毒下窜肾经，逼精外泄。湿热稽留日久，脉络阻滞，形成瘀血，久病入络，风毒丛生，而致本病反复发作，缠绵难愈。湿毒不去，壅滞下焦，肾失气化则尿少肢肿；湿热蕴结，久羁不去，流注下焦，壅遏肾脉，血行不畅，瘀血变生，热蒸瘀阻，风毒瘀络，逼精外出，表现为肾失封藏，精血下泄，溲赤泡多，久不消散，实验室检查可见蛋白尿或有血尿。故临床着重从湿热、瘀血、风毒论治，并立清热利湿、解毒化瘀、搜风通痹之法，创敌蛋汤。方中半枝莲、喜树果、黄药子、刘寄奴四药辛开苦降，寒温并用，功擅清热泄湿，解毒散瘀；银花、连翘、大青叶、板蓝根、鱼腥草五药苦寒，功擅清热解毒，凉血消痈，可进一步加强君药的疗效，且银花、连翘尚能疏散风热，防外风引动内风，陡生败乱；全蝎、蜈蚣对药并用，以毒攻毒，功擅搜风通络，攻毒散结。诸药合用，可使湿热除，毒瘀散，贼风息，蛋白可消。

加减：伴舌苔黄而厚腻者，加茵陈、重楼清热化湿；伴皮肤疮疡者，加紫花地丁、野菊花清热消痈；伴小便短少者，加车前草清热利尿。

临床应用：无论是原发性或者继发性疾病累及肾脏出现蛋白尿的患者，只要符合本方辨证思路，即蛋白尿初见或原病复发，数周蛋白尿不消、不肿或有水肿，舌红苔黄，脉实者，皆可使用。需要注意的是：本方临床多用于青壮年，但体质比较壮实的老人也可用。

注意：若患者在临床中使用激素冲击治疗，则不能同时使用。

验方 2——三皮汤

组成：桑白皮 15 g，地骨皮 15 g，秦皮 15 g，桔梗 5 g，海蛤壳 10 g，枳壳 5 g，重楼 10 g，土茯苓 10 g。

功效：清肺泻热，透邪解郁。

主治：肺经郁热证。久咳不止，干咳无痰，或少痰不显，表卫无候，鼻红、唇红、咽红、舌红少苔，脉数。

用法：2 日 1 剂，水煎 900 mL，分 6 次温服。

方解：是方以钱氏泻白散加减而成，原为肺经伏火郁热而设。邪既称伏，必不炽盛，潜伏日久必兼阴损，火曰炎上，必致肺气清肃不及，通降不利，随火上逆，发为咳喘；而肺气逆乱，又会郁而化热，助邪伤肺，"气有余便是火"即是此意，如此反复，火愈胜，则气愈逆，气愈逆则火愈旺，气火相助，则喘咳不已。故而欲止其咳，必当降气，降气即是降火，且肺气通利亦有助于伏邪郁火消散，使之无有留居之所，是以重在泻其肺气，而非清其肺热，故名泻白而非清肺。正如《小儿药证直诀》所云："泻白散又名泻肺散，治小儿肺盛，气急喘嗽。此为肺火郁结，窒塞不降，上气喘急者之良方。"由于此中之火，既非实火炽盛，又非阴虚火旺，加之小儿"易虚易实，易寒易热"之特点，实为导赤"水虚火不实"之肺病。故用药务求轻灵柔润，以防"虚虚实实"之戒。既不可清透肺中实热以治标，也不能滋阴润肺以治本，而是清泻肺中伏火以消郁热，乃针对小儿"稚阴"素质，兼顾肺为娇脏而立法用药。诚如季楚重所云："救肺之治有三：实热伤肺，用白虎汤以治其标；虚火刑金，用生脉散以治其本；若夫正气不伤，郁火又甚，则泻白散之清肺调中，标本兼治，又补二方之不及也。"

方中以"三皮"共为君药，清泻肺火，以复肺气之肃降。其中桑白皮味甘而辛，性寒入肺，甘能固元气之不足，辛能泻肺气之有余，气薄质液，不燥不刚，清肺热而无凉遏之弊、泻肺气而无伤正之虞，凡肺中"实邪郁遏，肺窍不得通畅，借此渗之散之，以利肺气"；地骨皮甘淡而寒，归肺、肾经，泻肺肾中伏火，且有养阴之功，亦有"实则泻子"之义。然而临床医师往往囿于吴氏所谓"若兼一毫外感，即不可用"之论，使用之时不免谨小慎微，坐误事机，但常克教授认为不必过于拘泥。《本草备要》有云："地骨皮能退内潮，人所知也，能退外潮，人实不知。病或风寒散而未尽，作潮往来，非柴、葛所能治，用地骨皮走表走里之药，消其浮游之邪，服之未有不愈者。"秦皮本为治痢常药，而用于本方，实为亮点之处。究其原因有二：一是"肺与大肠相表里"。上病下治，肺病治肠，为中医临床常用之法，故用秦皮清肠之功以助泻肺之力；二是"壮火食气"。肺者，生气之原。肺叶白莹，谓为华盖，以复诸脏，虚如蜂巢，下无透窍，吸之则满，呼之则虚，一呼一吸，消息自然，司清浊之运化，为人身之橐籥，是以肺若太虚寥廓，纤芥无扰，只得清气充养，不耐寒热。故肺中之邪热必致气机逆上而为咳喘人所共知，然亦不可忘邪热久羁尚有伤阴耗气之患，此谓"壮火食气"也。原方之中本有米、草扶正益气，但常克教授虑其皆甘壅之物，易滞气助热，故而舍之。药虽弃，然法不可丢，故加用秦皮一药不仅有清热之效，亦有收敛之用，古人谓其"能收敛走散之精气"，实为得仲景白头翁汤之三昧。

桔梗辛散，有宣肺利咽之效，枳壳苦降，有宽中下气之功，二者相伍，一升一降，宣畅气机，以复肺气宣降之职，以助郁火消散之功，为臣药。火热灼津成痰，痰不清则气不降，气不降则咳不止，故用海蛤壳清肺降火，软坚化痰，亦为臣药。

重楼、土茯苓清热解毒，前者以利咽，后者可化湿，既补君臣清热之力稍逊，又可助化痰利湿之功显著，二药共为方中佐药。臣药桔梗可载药力直入肺中，有引经之效，故兼为使药。诸药相合，共奏清肺泻热、化痰除湿、利咽止咳之功。

此外，常克教授运用此方还有两点心得。一是肺与胇的关系：肺主诸气，为水之上源，肺气宣降正常，则上焦得通，津液得下，水津四布，以为常度。而膀胱者，水液下输之所，州都之官，津液藏焉，气化则出。是以膀胱功能正常与否与肺之宣降密切相关，故有"提壶揭盖"之法以治癃闭者。常克教授从此切入，认为反之亦然，肺病亦可治从膀胱。是以配伍通淋清热之品如白茅根，石韦等，泻热从小便而出，以助清泻肺热，实为上病下治之变例。二是气与血的关系：本方所治久咳，多与气分相关，众所周知。然常克教授则认为久咳不已，尚应考虑血分受累，其病位实为气之后，营血之前，故而气血之分多兼而有之。理由有三：①症见"四红"，已然表明血分有热之象。②肺朝百脉。此与现代医理有相通之处，肺之功能在于气血交换，故而气分之伏热日久，焉有不涉血分者？③病久必瘀。叶氏谓"凡大寒大热病后，脉络之中必有推荡不尽之瘀血"，是以"热病用凉药，须佐以活血之品，始不致有冰伏之虞"。况喘咳治血者，早已有之，如苏子降气汤中配以当归即是此义。故而常克教授常配以白茅根、石韦、茜草、丹皮等药以收凉血、活血之效。

加减：便秘者，去秦皮，加芦荟、青黛；口干、口渴者，加知母、花粉清热生津；咽痛痰黏者，加泡参、玄参养阴利痰；鼻衄者，加白茅根、丹皮清热凉血；鼻浊涕脓者，加红藤、败酱清热排脓；舌苔白黄者，加石韦、通草利湿通淋。

临床应用：本方对于咳嗽、哮喘、鼻衄、过敏性紫癜、湿疹、荨麻疹等属肺经郁热者皆可使用。以"唇红、舌红、咽红、鼻孔红，四红"为其辨证要点。

【病案举例】

患儿，女，6岁，咳嗽1月余。患儿于1个月前流感发烧后出现咳嗽频作，经中西医治疗效果不明显，现夜间咳嗽仍频，不发热，口唇红，鼻孔红，大便稍干，小便正常。舌质红，苔少，脉数。四诊合参后诊断为咳嗽－肺经郁热证。治宜清肺泻热，利咽止咳。拟处方如下：桑白皮10 g，地骨皮10 g，秦皮10 g，枳壳5 g，桔梗5 g，海蛤壳10 g，重楼5 g，土茯苓10 g，钩藤10 g，白茅根10 g，石韦10 g，茜草10 g，远志5 g，芦根10 g，金荞麦10 g。上方水煎服，2日1剂，服3剂，咳嗽症状明显好转，仅有偶咳。据家长要求可不服药，饮食调理。

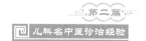

王有鹏教授擅用中医经典理论诊治儿科杂病经验

王有鹏，教授，博士研究生导师，黑龙江省名中医，龙江名医，首批省级名中医师承工作指导老师，省名中医传承工作室专家。临证 30 余年，根据北方儿童生理病理特点，首提"寒地儿科"学说，立足于当代儿童体质和湿热疾病特点，首倡将"分消走泄"法应用于儿科杂病中，致力于运用中医经典理论防治儿童杂症。现将一些经典验案分述如下。

一、二阳合病，崇方仲景，葛根汤治小儿肠道外感染性腹泻

小儿患感冒、肺炎和尿路感染等肠道外感染时多伴发腹泻、腹痛、呕吐等消化道症状，对于这种伴发于肠道外感染的腹泻，称作肠道外感染性腹泻。呼吸系统感染是肠道外感染性腹泻的重要病因，临床表现通常为鼻塞、流涕、咽痛、发热、头疼、全身不适、食欲不振、呕吐、腹泻、腹疼等。该病可归属于中医小儿泄泻范畴。小儿泄泻以感受外邪、伤于饮食、脾胃虚弱为多见，若外感风寒之邪与湿邪相合致病，通常治疗以疏风散寒、化湿和中为基本法则。王有鹏教授认为其辨证论治可从《伤寒论》"二阳合病"着手。

太阳与阳明两经同时受邪发病，可称为"二阳合病"。因外感风寒引起肺炎（急性支气管炎）时，邪袭太阳，可见表证，虽可予抗感染或解表之味，但此类药长于助正气抗邪于表之功，邪盛，无能顾及肠胃，且抗感染药物多性寒凉，易损脾胃，故表有邪同时影响里气，里气升降不和，可见阳明之证。"二阳合病"时，邪气可偏重于太阳，亦可侧重于阳明。若太阳受邪较重，则符合《伤寒论》第 37 条"喘而胸满"，可治以麻黄汤；若阳明受邪较重，可证见下利或呕吐，下利者，契合《伤寒论》第 32 条"太阳与阳明合病，必自下利，葛根汤主之"，"不下利，但呕者"则适用第 33 条葛根加半夏汤主之。

【病案举例】

患儿，男，5 岁，2017 年 4 月 17 日初诊。

主诉：腹泻 10 余天。

现病史：腹泻，每日 7～8 次，便质清稀，夹有泡沫，色淡不臭，肠鸣腹痛，无发热，无汗，鼻塞，流清涕，舌淡苔薄白，脉浮。

既往史：患儿于半个月前因出汗后受凉，出现发热、咳嗽痰多、鼻塞、流涕等症状，入某西医院诊断为急性支气管炎，经西医治疗热退咳减，患儿继于 10 天前出现腹泻，经西医、中医治疗效果不明显，由院内职工引荐前来就诊。

查体：血常规示白细胞 6.54×10^9/L，便常规无异常。

西医诊断：肠道外感染性腹泻。中医诊断：泄泻（风寒泻）。治法：解表散寒，升清止泻。处方用药：葛根汤加减。葛根 10 g，紫苏叶 5 g，桂枝 5 g，白芍 5 g，炒白术 5 g，大枣擘开 3 枚，炙甘草 5 g，生姜 3 片。5 剂，水煎服，每日 1 剂，分 3 次饭前温服。服药期间忌食生冷腥辣及肥甘油腻之品。

复诊（2017 年 4 月 21 日）：家长述药进 1 剂，鼻塞、清涕除，腹泻减，服 3 剂则泻止而痊愈。

按语：该患儿外感寒凉后出现太阳表证，又见阳明之里证。二阳邪气不得外越，迫于里而致下利，符合《伤寒论》第 32 条，可予葛根汤，调和营卫，升清止泻。刻诊时，患儿表证清浅，故易麻黄为紫苏叶，寓升清止泻同时适度解表散寒，以解二阳在经之邪，取"逆流挽舟"之义。

二、循《伤寒论》，探"佳"法，桂枝加厚朴杏子汤治小儿哮喘伴心悸

《幼科发挥》云："或有喘疾，遭寒冷而发，发则连绵不已，有时复发，此为宿疾，不可除也。"小儿肺脏娇嫩，脾常不足，肾常虚，痰饮留伏，隐伏于肺窍，为哮喘之夙根，感寒可引动伏痰，诱发哮喘。临床中对于寒性哮喘患儿的治疗往往以温肺散寒、化痰定喘为治疗法则，方药宜选小青龙汤合三子养亲汤加减；或对于表寒未解、入里化热的外寒内热患儿，一般可用大青龙汤加减。此类方中麻黄一味虽是"喘家圣药"，却也有弊端，有一类患者服用麻黄即可出现心悸等症状，此类患者或素有心损病史者，麻黄剂当慎用。那么，外感后哮喘伴心悸患儿该当何解？

《伤寒论》第 18 条有言："喘家，作桂枝汤，加厚朴杏子佳。""喘家"指素有喘证之人，"作桂枝汤"以方测证可知。此类喘证发作患者可伴有太阳中风之表虚证，如恶风、汗出等。桂枝汤不仅可以解肌表，其调和营卫的功用还对心脏症状有所作用，正所谓"损其心者，调其营卫"。"加厚朴杏子佳"，厚朴、杏子主要是在桂枝汤基础上针对喘证的加味，然治喘药众多，何故选此二味？厚朴下气平喘，杏子宣肺平喘，二者合用乃奏宣发、肃降肺气之功，恢复肺主气、司呼吸的职能。《伤寒论》中关于桂枝加厚朴杏子的条文共两条，与第43条"太阳病，下之微喘者，表未解故也，桂枝加厚朴杏子汤主之"不同的是，第18条结尾处是"佳"，而非"主之"，故可理解为此类外感表虚喘者，桂枝汤加厚朴、杏子可以作为急则治其标的权宜之计。

【病案举例】

黄某，男，8岁，2018年12月3日初诊。

主诉：喘促3天，伴胸闷、心悸、乏力。

现病史：喘促，喉间喘鸣痰鸣，心悸，胸闷，乏力，易汗出，纳差，舌淡苔薄白腻，脉浮数略滑。

既往史：患儿既往有支气管哮喘和心肌炎病史。3天前受凉后出现喘促，伴喉中痰鸣，2天前家长给予口服孟鲁司特纳（顺尔宁，具体药量不详）、肺热咳喘口服液（含麻黄）后未见缓解，出现胸闷、心慌、乏力，口服宁心宝后未见好转，家长述CK-MB和CTnT均升高，遂来门诊就诊。

查体：咽部略充血，听诊双肺闻及喘鸣音和少许痰鸣音，心率118次/分，各瓣膜未闻及病理性杂音。

西医诊断：①支气管哮喘；②心肌损伤。中医诊断：①哮喘（外寒内热）；②心悸（痰浊内阻）。治法：解肌祛风，降气平喘，调和营卫。处方：桂枝加厚朴杏子汤加味。用药：桂枝10 g，白芍10 g，杏仁10 g，厚朴10 g，瓜蒌10 g，清半夏6 g，白果6 g，浙贝母10 g，旋覆花（包）6 g，炒苏子10 g，生甘草10 g。7剂，水煎服，每日1剂，分3次饭前温服。服药期间忌食生冷腥辣及肥甘油腻之品。嘱卧床休息，减少活动。

二诊（2018年12月10日）：诸症状明显缓解，纳差，汗出，舌淡苔薄白腻，脉滑数略浮。查体：听诊双肺喘鸣音及痰鸣音均明显减少，心率102次/分。处方：桂枝加厚朴杏子汤合三子养亲汤加减。用药：桂枝10 g，白芍10 g，杏仁10 g，厚朴10 g，炒苏子10 g，白芥子10 g，莱菔子10 g，生龙牡各15 g（先下），苍术10 g，白豆蔻6 g，白果6 g，陈皮10 g。5剂，用法同前。

三诊（2018年12月14日）：服药后患儿精神状态良好，饮食渐增。查体：听诊双肺呼吸音粗，心率92次/分。处方：桂枝汤合六君子汤加减。用药：桂枝10 g，白芍10 g，白果6 g，太子参10 g，白术10 g，茯苓10 g，炒苏子10 g，陈皮10 g，生甘草10 g。7剂，用法同前。

电话复诊（2018年12月21日）：诸证悉除，预后良好。

按语：该患儿以哮喘伴心悸症状就诊，首先当分清主次，患儿素有伏痰，外邪引动伏痰，肺气上逆诱发哮喘，营卫不和、继而肺失通调，脾失健运，痰盛阻滞，心气不通，加之误用麻黄剂，于是见心悸等症状。因此，治疗时应解除表邪，调畅肺气，祛痰平喘，营卫调，痰浊去，则心自愈，故处方以桂枝加厚朴杏子汤为基础，加敛肺定喘之白果，清肺化痰之浙贝母，降气平喘之旋覆花、苏子。二诊时诸证减轻，但仍有营卫不和、痰湿内蕴之象，故调整为桂枝加厚朴杏子汤合三子养亲汤，加运脾化湿之苍术、陈皮、白豆蔻，"治痰神品"之龙骨、牡蛎祛痰。三诊时，症状平稳，以扶正祛痰、培土生金为要，故用桂枝汤合六君子汤加减调理善后。

三、见肝之病，知肝传脾，资生丸治小儿巨细胞病毒感染肝损伤

肝病的病因不外乎外感六淫、七情内伤、饮食失宜，如西医角度的病毒感染一般属于中医外感六淫范畴；酒精肝、脂肪肝等可归属于中医饮食失宜范畴。"肝者干也"，肝可干涉其他脏腑，肝属东方木，东方生风，风生木，木能克土，故肝脏受损，可继见脾土受累。肝失疏泄，湿热碍脾，中焦不运，痰湿不化，肝损则更甚，正所谓"见肝之病，知肝传脾"，一旦肝病传脾，便可见腹胀、纳差、便溏等脾系症状。

治疗肝病时，临床常有先安未受邪之地的固护脾胃之法，或见脾胃症状后，兼用的温补脾阳、健脾生津之法，但此类施治皆以柔肝、疏肝、平肝等治肝为基础，肝病治肝，兼顾脾胃，此乃治之常法。然而，见肝之病当先实脾，也是依据五行相克规律的"抑木扶土法"。"盛则传，虚则受"，土虚木乘时，不应偏重着眼于肝木，木克土，土生金，金克木，"子复母仇"，补脾土，则肝木自有所抑，故肝病专以实脾，亦可使肝恢复常态。

【病案举例】

张某，女，3岁，2017年11月7日初诊。

主诉：食少纳差、乏力近2个月，泄泻2周。

现病史：泄泻，大便黄绿色，每日4~5次，嗳气，欲嗳不爽，乏力，夜卧不安，纳差，舌淡红，苔薄白腻，指纹淡紫。

既往史：患儿平素胃纳不佳，常感乏力，于1个月前因"巨细胞病毒感染"入某院治疗，肝功能AST、ALT均异常，西医治疗月余未见明显好转。于2周前又出现泄泻、夜卧不安等症状，遂来我院门诊治疗。

查体：AST 246 U/L，ALT 384 U/L。

西医诊断：巨细胞病毒感染肝损伤。中医诊断：泄泻（脾虚肝乘）。治法：健脾疏肝，化湿和胃。处方：资生丸加减。用药：太子参10 g，炒白术10 g，茯苓10 g，陈皮10 g，山楂10 g，炙甘草10 g，山药10 g，炒薏苡仁15 g，炒白扁豆10 g，白豆蔻10 g，莲肉10 g，桔梗10 g，藿香叶7.5 g，芡实10 g，麦芽10 g，垂盆草7.5 g，茵陈7.5 g，佩兰7.5 g。共8剂，服10日。每剂分5份，每次1份，每日3次口服。服药期间忌食生冷腥辣及肥甘油腻之品。

二诊（2017年11月10日）：患儿大便色黄，每日1~2次，乏力及夜卧不安均减轻，无嗳气，舌淡红，苔薄白略干，指纹淡紫。肝功能：AST 41.10 U/L，ALT 44.80 U/L。处方用药：上方去茵陈、佩兰，加北沙参10 g。共8剂，服10日，服法及禁忌同上法。

三诊（2017年11月20日）：患儿诸证悉除，肝功恢复正常，唯胃纳欠佳。嘱服中成药"补益资生丸"。

按语：该患儿虽以泄泻就诊，但实属肝病未愈，加之平素脾虚，形成脾虚肝乘，治疗应注重"实脾"。刻诊时，诸症表现呈脾虚证，故采用"抑木扶土"法，治以健脾为主，兼化湿、疏肝。方以资生丸为基，旨在益气健脾，调和脏腑，滋养荣卫，去原方苦寒黄连和擅利小便之泽泻，防伤脾；患儿年幼，易人参为太子参；加垂盆草、茵陈利湿清热，佩兰化湿和胃，醒脾辟秽，意在恢复肝功能。二诊时患儿脾虚症状改善，肝功大幅恢复，中病即止，去茵陈、佩兰，加微甘寒北沙参以益胃生津。三诊时患儿诸证悉除，但饮食欠佳，故以"补益资生丸"健脾消食和胃，调理脾虚体质。该患儿治疗全程以"实脾"为旨，终达去肝病之功。

四、卫气营血辨温病，银翘白虎汤治小儿流行性腮腺炎合并水痘

流行性腮腺炎是由腮腺炎时邪（腮腺炎病毒）引起的一种急性传染病。邪毒壅阻少阳经脉，与气血相搏，故辨证以经络辨证为主，治疗以清热解

毒、软坚散结为基本法则。水痘是由水痘时邪（水痘－带状疱疹病毒）引起的一种传染性强的出疹性疾病。水痘时邪由口鼻而入，蕴郁于肺脾，时邪袭肺，又与内湿相搏，故辨证重在辨疾病所处阶段，治疗以清热解毒利湿为基本原则，根据证型可予以疏风清热、利湿解毒、清气凉营、解毒渗湿。两病各有特色，治法亦有不同，但若两病同时而发，实难取其一法而治。然就温病论治，不外卫气营血和三焦辨证。

卫气营血辨证是清代叶天士在《外感温热篇》中创立的一种适用于外感温热病的辨证方法。他借用《内经》中关于卫、气、营、血四种物质的分布、功能不同而又密切相关的生理概念，将温热之邪侵袭人体分为由浅入深传变的卫分、气分、营分、血分四个阶段，病邪逐层深入，病情逐渐加重。卫气营血证候的传变可分为有规律的顺传、逆传，以及无规律的"卫气同病""气营两燔"或"气血两燔"。临床中应首当辨识温病阶段及传变，后宗其法，灵活治之。

【病案举例】

王某，男，6岁，2016年3月4日初诊。

主诉：高热，双侧腮腺肿胀疼痛，伴躯干部散在疱疹2日。

现病史：发热，体温39℃，双侧腮腺以耳垂为中心肿大，轻触痛，边界不清，皮肤不红，躯干部可见散在丘疹、疱疹，部分皮疹已破溃结痂，皮疹瘙痒，呈向心性分布，口渴，口唇干燥，舌红苔薄黄，脉浮数。

既往史：患儿起病即呈稽留高热，伴乏力、食欲不振。在家对症治疗无效，患病第2日出现双侧腮腺肿胀疼痛，同时躯干部出现散在淡红色斑丘疹，继为疱疹。

西医诊断：流行性腮腺炎合并水痘。中医诊断：风温（卫气同病）。治法：清热解毒，利湿散结。处方：银翘白虎汤加味。用药：金银花10g，连翘10g，知母10g，石膏15g，甘草10g，板蓝根10g，漏芦10g，茵陈10g，土茯苓10g。5剂，水煎服，1剂分4份，每次1份，每日3次，饭前口服。服药期间忌食生冷腥辣及肥甘油腻之品。

复诊（2016年3月9日）：服药2日后体温渐降至正常，双侧腮腺肿痛消失，皮疹大部结痂，且部分脱屑。随访预后良好。

按语：该患儿为两个儿童常见传染病同时发病，治疗时不可局限于单病，应从二者共性出发，凡此病种皆可立足于温病，该患儿属于温病初起，

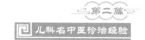

病邪充斥表里的卫气同病，运用卫气营血辨证执简驭繁，故选用银翘白虎汤透表清里，加清热解毒、凉血消肿的板蓝根、漏芦，清利湿热、善治湿疮瘙痒的茵陈，以及解毒除湿、善消痈肿的土茯苓。本案治疗不拘泥于疾病之一隅，体现了辨证论治从整体观出发，遣方用药从本质着手的中医诊疗特色。

姜之炎教授运脾通络法治疗小儿常见病经验

姜之炎教授，上海市海派"徐氏儿科"第四代传人，上海市第五批非物质文化遗产代表性项目"徐氏儿科疗法"的传承人，在继承徐氏儿科学术思想的基础上，不断探索创新，逐渐形成了以"络病"为理论基础，采用运脾通络法治疗小儿常见病的临床诊疗特色，治疗小儿肺炎支原体肺炎、腺样体肥大、女童性早熟等疾病，取得了明显的临床疗效。现分述如下。

络病之说滥觞于《黄帝内经》，发展于张仲景，至清代叶天士提出络病理论："凡人脏腑之外，必有脉络拘拌，络中乃聚血之地。"络脉具有沟通表里上下、联系脏腑器官、通行气血、濡养脏腑、感应传导及调节人体各部分功能等作用，是经脉气血营养脏腑组织的桥梁。络脉具有"双向流动""满溢渗注"的特点，有血络、气络之分。血络行血、属阴，循行分布于内；气络行气、属阳，循行分布于外。张介宾云："血脉在中，气络在外。"血络以行营血为主，濡养本脏，化生神气；气络以行气津为主，温养机体，感传信息。血络结则营血瘀阻，气络结则气津凝滞。

基于前贤的理论，姜之炎教授进一步认为，气络（阳络）以经气环流为主要功能，而疾病的发生与气血的运行、经气的环流有一定的影响；血络（阴络）之气血流注、津血互换、濡养脏腑的功能，与现代医学微循环、营养代谢功能类似。故此，人体之气络、血络形成一个集免疫和微循环、营养代谢相互交通、交互影响的网络。而"络以通为用"，姜之炎教授认为无论络病之虚实，通络为其治疗之大法。

一、通络法治疗小儿肺炎支原体肺炎

（一）确立小儿肺炎支原体肺炎 "肺络痹阻" 理论

小儿形气未充，肺脏娇嫩，卫外不固，而肺炎支原体具有较强的传染性、流行性，系温热火毒疫疬之邪，邪势较为迅猛，自鼻窍而入，循气道直侵肺络，易致肺之气络、血络壅滞，肺失宣降而发病。《温热论·温热舌苔辨证》云："外热一陷，里络就闭。"热毒滞络，肺卫郁闭，气络不畅，加之邪热熏蒸，炼液成痰，阻于气道，则发为高热、咳嗽、气促、痰壅等小儿支原体肺炎常见症状。同时，脾为生痰之源，肺为贮痰之器。小儿"肺常不足""脾常不足"，加之病后肺气耗损，脾失健运，络气郁滞，则水湿不化，固着不去，或滞于络中，或聚于络外，酿成痰湿，阻于肺络。另外，邪阻肺络，气血运行不畅，血停脉中，易凝成瘀；温热之邪内蕴，又易使营血瘀滞、炼血成瘀，进而使"血主濡之"功能受损，导致营养代谢障碍，正气不复，外邪难祛。唐容川在《血证论》中指出："痰亦可化为瘀……血积既久，亦能化为痰水。"痰湿内阻，水饮停滞，气机不畅，可影响血液运行而致血瘀；反之，如血瘀日久，气机不行，亦可加重津液输布代谢障碍，易生痰饮之邪。痰瘀互结，又可作为继发性致病因素而使肺炎支原体肺炎迁延难愈、反复发作。

综上，姜之炎教授认为，小儿肺炎支原体肺炎之中医病机实质在于"肺络痹阻"。初因温热邪毒入络，肺中络气郁闭，血行迟滞，络脉失养，痰瘀互结阻于络中；"至虚之处，乃容邪之所"，络越虚则邪越滞，渐成虚实夹杂之候，此亦为小儿肺炎支原体肺炎迁延难愈，甚或进展为间质性肺炎、发生肺纤维化的内因。

（二）分期辨治小儿肺炎支原体肺炎——清肺通络、豁痰通络、扶正通络

姜之炎教授在长期临床实践中得出肺炎支原体肺炎的治疗应以"通络"为用，祛除络病之因，畅通肺络，以恢复气血流畅，改善肺络状态，寻求运用"通络法"治疗肺炎支原体肺炎的方案及其诊治规律，临床取得较好疗效。姜教授认为，儿童肺炎支原体肺炎应分为急性期和恢复期治疗，急性期轻者宜清肺通络，重者宜豁痰通络；恢复期则扶正通络。

清肺通络法适用于风热闭肺型肺炎支原体肺炎，临床表现为发热、咳

嗽、气急、喉中有痰或咳吐黄白痰、流涕、口干、便秘、小便黄少、面色红赤、咽红、舌红、苔薄白或黄、脉滑数、指纹紫滞。肺炎支原体邪毒从口鼻而入，侵犯肺卫，致肺气失宣，宣降失司，清肃之令不行。肺为水之上源，肺气不利，水液停聚化生为痰，阻于气道。肺朝百脉，气机不利血行缓慢，导致瘀血阻于肺络。治宜清肺化痰通络，自拟清肺通络方。方以桑白皮泻肺平喘、利水消肿，地骨皮凉血除蒸、清肺降火，共为君药；桃仁活血润肠，矮地茶化痰止咳、活血利湿；两药合用，具活血化瘀通络之效，又可助君药降气平喘，故共为臣药；杏仁苦温宣肺，苏子降气消痰，葶苈子泻肺平喘、利水消肿，共为佐药；甘草祛痰止咳、调和诸药，为使药。诸药相合，清肺宣肺，祛瘀通络、化痰通络并用，使邪热郁闭的肺之气络得通；使瘀滞的肺之血络得活，肺宣肃如常则咳喘自平。

豁痰通络法适用于痰热闭肺型肺炎支原体肺炎，临床表现为发热、烦躁不安、咳嗽、气急喘促、鼻翼煽动、喉间痰鸣、面赤口渴、胸闷胀满、泛吐痰涎，甚则口唇青紫，舌质红、苔黄、脉弦滑。肺炎支原体邪毒自口鼻而入，邪热亢盛，闭阻于肺，化热灼津，肺津凝聚，熬炼成痰，痰热壅阻于肺。肺本为娇脏，加之小儿脏腑娇嫩，肺络更易为邪热所伤，肺之气血受损。气为血之帅，气行则血行，气滞则血滞，气机失常则痰瘀阻塞肺络。治宜清热豁痰通络，自拟豁痰通络方。方以麻黄、石膏为君，仿《伤寒论》之麻杏石甘汤，开肺平喘、清泻肺热。郁金、薤白、全瓜蒌、胆南星共为臣药，开闭豁痰、利气通络。郁金性凉，行气解郁，开肺金之郁；薤白性温，通阳下气，宽胸散结；两药合用，一温一清，具有宣通肺络、清化痰热之功。胆南星豁痰散结，全瓜蒌行气宽胸散结，使痰消气顺，有助于恢复肺络气血运行。桃仁、杏仁、白附子、磁石共为佐药，桃仁活血通络、化痰平喘，杏仁止咳化痰、下气开痹，白附子祛风痰、通经络，磁石纳气定喘；诸药相合，加强臣药化痰通络、止咳平喘之功。甘草为使药，清热解毒、止咳化痰、调和诸药。

扶正通络法适用于肺炎支原体肺炎缓解期，临床表现为反复咳嗽、干咳或喉中痰鸣难以咳出、体弱易感冒、舌淡红、苔薄白、脉细。肺炎支原体感染易耗气伤津，在恢复期，余邪留恋，肺络仍有痰瘀存留。此外，肺气耗损，气虚推动无力，痰不得清，瘀难得化，导致症情反复、迁延难愈。治宜益气养阴、活血通络，自拟扶正通络方。方以黄芪、太子参为君药，益气养阴、补肺生津。茯苓、半夏、陈皮为臣药，燥湿理气、化痰通络。丹参、桃仁、天竺黄、丝瓜络为佐药。丹参、桃仁养血活血，祛瘀通络。天竺黄豁痰利窍，与半夏相伍，一清一燥，清热除湿、化痰通络。丝瓜络通经络，和血脉，化痰顺气。炙甘草益气润肺，调和诸药。

【病案举例】

王某，男，5 岁。2017 年 5 月 18 日初诊。主诉：咳嗽 1 周，加剧 2 天伴发热。

现病史：患儿咳嗽 1 周，近 2 日受凉后咳嗽加剧，喉中有痰，咳剧时偶有呕吐，可见黄色黏液痰，伴发热，体温 38.6 ℃，鼻塞流涕明显。无呼吸急促，小便黄少，大便偏干，胃纳欠佳，夜寐可，舌质红，苔薄黄，脉浮数。

查体：神清，咽红，心率 92 次/分，心律齐，无杂音；两肺呼吸音粗，可闻及中细湿性啰音。检查：肺炎支原体抗体 IgM 阳性 1：640。胸片示：双下肺炎症。

中医诊断：肺炎喘嗽（风热闭肺型）。西医诊断：肺炎（肺炎支原体肺炎）。辨证证型：肺气郁闭，肺络痹阻。治则：清热宣肺，化痰通络。清肺通络汤加减，方药如下：桑白皮 5 g，地骨皮 5 g，甘草 2 g，紫苏子 5 g，葶苈子 5 g，桃仁 5 g，杏仁 5 g，白芥子 5 g，莱菔子 5 g，薤白 5 g，郁金 5 g，全瓜蒌 5 g，射干 2 g，白附子 5 g，生牡蛎 9 g，车前子 5 g。7 剂（颗粒剂），每日 1 剂，每日 2 次，开水冲，水温服。

二诊（2017 年 5 月 25 日）：服药后，患儿热退，咳嗽、咳痰明显好转，痰易咳出，鼻塞流涕明显，胃纳好转，两便尚调，夜寐可。查体：舌质红，苔薄黄，脉浮数，咽红，两肺呼吸音粗，可闻及痰鸣音，心腹正常。

上方去白芥子、白附子，加辛夷、黄芩、石菖蒲、浙贝母，宣肺通窍化痰。继服 2 周。

三诊（2017 年 6 月 8 日）：患儿咳嗽已止，唯喉中有痰，鼻塞稍作，胃纳欠佳，汗出较多，大便尚调，舌淡、苔薄白，脉细，咽轻红，两肺呼吸音稍粗，未闻及啰音。肺脾气虚，痰瘀未化。再予益气扶正，化痰通络。方药：黄芪 5 g，太子参 5 g，白术 5 g，茯苓 5 g，半夏 2 g，陈皮 2 g，丹参 5 g，桃仁 5 g，天竺黄 5 g，防风 2 g，丝瓜络 5 g，麻黄根 5 g，煅牡蛎 9 g。7 剂（颗粒剂），每日 1 剂，每日 2 次，开水冲，水温服。

二、运脾化痰、宣肺通窍治疗小儿鼻病

(一) 注重从脾论治小儿鼻病

《医学心悟·卷五》中有"鼻准属脾土",鼻位于面部中央,中央属土,故鼻居土位而属脾。足阳明胃经"起于鼻,交頞中,旁约太阳之脉,下循鼻外……"《素问·热论篇》载:"伤寒……二日阳明受之。阳明主肉,其脉侠鼻,络于目……"姜之炎教授认为,鼻与脾在脏腑与经络上关系密切,治疗小儿鼻病当从脾论治。

(二) 运脾化痰、宣肺通窍——运脾化痰通窍方治疗小儿腺样体肥大

小儿腺样体肥大在古代文献中无详细记载,但本病是鼻咽部一组淋巴组织的慢性炎症,故可属中医"痰核"范畴。《丹溪心法》曰:"凡人身结核不红不痛,不做脓,皆痰注也。"腺样体位于鼻咽部,肺开窍于鼻,咽部为肺之门户,故本病病位主要在肺。姜之炎教授认为腺样体肥大病因主要为"痰"所致。脾为生痰之源,肺为储痰之器,脾气虚则湿胜,痰易生而多,脾病湿胜为痰之本源,故实脾土,运脾湿,助中焦之转输,乃绝痰之源的治本之法。因此腺样体肥大虽病位在肺,但治脾是其治疗之根本,小儿腺样体肥大系痰湿上蒙,清窍不通,结聚成块,故治疗宜通宜散。

以此理论为指导,姜之炎教授通过长期临床实践,形成了运脾化痰通窍方。方中苍术芳香燥烈,燥湿健脾,为运脾要药,米仁甘淡健脾渗湿,两药相须为用运脾化湿为君药;辛夷其性上达,升达清气,即可入肺经善散肺部风邪和通鼻窍,又入胃经而引胃中清阳之气上输头脑以止头痛,为治疗鼻病头痛之要药,石菖蒲辛开苦燥温通,芳香走窜,开窍醒神、豁痰化湿,黄芩清肺泻火,引药上行三药同用宣通鼻窍为臣;夏枯草清肝火,散郁结,象贝清热化痰,散结解毒,丝瓜络通经活络,清热消肿,生牡蛎软坚化痰,敛阴潜阳,且其益阴之功,使苍术燥湿而不伤阴,四药合用清热散结为佐,甘草调和诸药为使。全方共奏运脾化痰、通络开窍之功效。

【医案举例】

牛某,男,6岁。2015年5月16日初诊。主诉:鼻塞憋气伴张口呼吸2月余,咽痛2天。

现病史：患者近半年来鼻塞时作，时有流清涕，寐中打鼾，伴憋气及张口呼吸，近两日来患者咽痛不适，吞咽困难，无发热，无咳嗽、咳痰，胃纳可，二便调。

既往史：慢性扁桃体炎（具体治疗不详）。

刻下：咽痛，鼻塞时作，无流涕，寐中打鼾，时伴憋气及张口呼吸，胃纳可，二便调。

查体：神清，精神可，双肺呼吸音清，未闻及干、湿性啰音，咽红，双侧扁桃体Ⅲ度肿大，舌淡苔薄白，脉滑数。

辅助检查：鼻咽部侧位片（外院）示腺样体前缘轻度隆起，A/N比值0.8；腭扁桃体肿大。

中医诊断：①痰核（脾虚痰阻）；②慢乳蛾。西医诊断：①腺样体肥大；②慢性扁桃体炎。辨证证型：脾虚痰阻，肺窍不通。治则：运脾化痰，宣肺通窍，兼以清热利咽。运脾化痰通窍方加减，方药如下：苍术4 g，薏苡仁4 g，辛夷4 g，石菖蒲4 g，黄芩4 g，夏枯草5 g，丝瓜络5 g，牡蛎9 g，象贝3 g，蝉衣2 g，木蝴蝶2 g，玄参4 g，射干2 g，金荞麦5 g，川芎5 g，胖大海5 g，甘草2 g。7剂（农本方）开水冲泡50 mL，早晚各1次，餐后温服。

医嘱：避风寒，慎起居，忌食生冷。

二诊（2015年5月23日）：服药后，患儿咽痛减轻，无明显吞咽困难，夜间鼻塞打鼾改善，偶有憋气及张口呼吸，胃纳可，二便调，夜寐欠安。查体：神清，精神可，双肺呼吸音清，未闻及干、湿性啰音，咽红，双侧扁桃体Ⅲ度肿大，舌淡苔薄白，脉滑数。

辨证证型：脾虚痰阻。治则：运脾化痰，宣肺通窍，兼以清热利咽。方药：继予上方出入。苍术4 g，薏苡仁4 g，辛夷4 g，石菖蒲4 g，黄芩4 g，夏枯草5 g，丝瓜络5 g，牡蛎9 g，象贝3 g，蝉衣2 g，木蝴蝶2 g，玄参4 g，射干2 g，金荞麦5 g，川芎5 g，甘草2 g。14剂（农本方）开水冲泡50 mL，早晚各1次，餐后温服。

医嘱：避风寒，慎起居，忌食生冷。

三诊（2015年6月8日）：患儿咽痛基本消失，无吞咽困难，鼻塞偶作，寐中打鼾减少，无明显憋气及张口呼吸，胃纳欠佳，大便两日一行，小便可，夜寐安。查体：神清，精神可，双肺呼吸音清，未闻及干、湿性啰音，咽淡红，双侧扁桃体Ⅱ～Ⅲ度肿大，舌淡苔薄白，脉滑数。

辨证证型：脾虚痰阻。治则：运脾化痰，宣肺通窍，兼以清热利咽、和胃运脾。方药：继予上方出入。苍术 4 g，薏苡仁 4 g，辛夷 4 g，石菖蒲 4 g，黄芩 4 g，夏枯草 5 g，丝瓜络 5 g，牡蛎 9 g，象贝 3 g，蝉衣 2 g，木蝴蝶 2 g，玄参 4 g，射干 2 g，生山楂 5 g，神曲 5 g，鸡内金 3 g，甘草 2 g。14剂（农本方）开水冲泡 50 mL，早晚各 1 次，餐后温服。医嘱：避风寒，慎起居，忌食生冷。

患儿经运脾化痰通窍方治疗后，症状明显改善，遂定期复诊两次，辨证施治，予上方随症加减。

末次就诊（2015 年 7 月 18 日）：患儿无咽痛，鼻塞稍作，寐中无打鼾，无憋气及张口呼吸，胃纳可，二便调，夜寐安。查体：神清，精神可，双肺呼吸音清，未闻及干、湿性啰音，咽淡红，双侧扁桃体Ⅱ度肿大，舌淡苔薄白，脉滑数。辅助检查：鼻咽部侧位片示腺样体前缘未见隆起，A/N 比值 0.48；腭扁桃体肿大。

辨证证型：脾虚痰阻。治则：运脾化痰，宣肺通窍，兼以通络止咳。方药：继予上方出入。黄芪 5 g，白术 4 g，防风 4 g，苍术 4 g，薏苡仁 4 g，辛夷 4 g，石菖蒲 4 g，黄芩 4 g，夏枯草 5 g，丝瓜络 5 g，牡蛎 9 g，象贝 3 g，瓜蒌 5 g，薤白 5 g，郁金 5 g，甘草 2 g。14 剂（农本方）开水冲泡 50 mL，早晚各 1 次，餐后温服。医嘱：避风寒，慎起居，忌食生冷。

随访 3 个月，患儿鼻塞偶作，寐中未见打鼾，无憋气及张口呼吸，慢性扁桃体炎未再复发。

三、运脾化痰通络治疗女童性早熟

（一）强调"痰湿"为女童性早熟主要病因

现代研究认为，真性性早熟是由下丘脑－垂体－性腺轴提前发动，功能亢进所致，进而导致生殖能力提前出现。中医认为性早熟是由肾－天癸－冲仁性轴提前发动所造成，肾是性轴的核心，与女子的生长发育衰老及生殖功能的调节有着密切的关系。姜之炎教授认为肾气过早充盈，可造成性发育的提前。然而肾的精气，先天来源于父母的生殖之精，后天则依赖脾胃运化水谷精微不断的培植补充。由于大多独生子女营养过剩，过多进食了鸡鸭鱼肉及牛奶、鸡蛋等血肉有情之品，一方面肾气过于亢盛，使肾阴相对不足，肾的阴阳平衡失调；一方面由于过食、蛮补，脾的运化功能失常，痰湿内盛，郁久化热，在上痰热上炎结于乳络，在下湿热下注，引动相火，月经提前出现，故而"痰湿"是导致性早熟的病因之一。

（二）运脾化痰，疏通乳络——运脾化痰通络法治疗女童性早熟

姜之炎教授从痰湿入手治疗女童性早熟，采用运脾化痰通络法对女童性早熟进行干预，一方面能缓解症状，化痰通络消肿；另一方面可抑制肾气的过于亢盛，避免肾–天癸–冲仁性轴的过早启动，其基本方为茯苓、生米仁、丝瓜络、生山楂。茯苓、苍术、生米仁运脾化湿，夏枯草、丝瓜络通经活络、清热化痰，山慈菇消肿散结、化痰解毒，生山楂消积行瘀散痞，诸药共奏运脾化痰通络之效。

【病案举例】

刘某，女，8岁。2018年8月2日初诊。主诉：发现乳房增大1月余。

现病史：家长诉近1个月无明显诱因发现患儿乳房增大，触及稍有硬结，至外院查子宫附件B超：子宫偏大43 mm×11 mm×13 mm，卵泡2～2.5 mm；骨龄：9周岁。家长寻求中医药治疗。刻下：时有盗汗，胃纳佳，喜甜食，夜寐欠安，大便2～3日一次，便干。舌红苔白腻，脉弦。

查体：患儿双乳轻微隆起，触之有硬块1.5 cm×1.5 cm，轻触痛。

中医诊断：痰核（脾虚痰阻）。西医诊断：性早熟。辨证证型：肾阴不足，脾虚湿阻，痰凝乳络。治则：清补肾阴，运脾化痰，疏通乳络。处方：黄柏5 g，知母5 g，薏苡仁5 g，茯苓5 g，苍术5 g，夏枯草5 g，牡蛎9 g，丹皮5 g，陈皮2 g，半夏2 g，柴胡5 g，郁金5 g，丝瓜络5 g，瓜蒌5 g，莪术5 g，麦芽5 g，山楂5 g，厚朴5 g，枳实5 g。14剂（颗粒剂），每日1剂，早、晚餐后开水冲，水温服。

二诊（2018年8月16日）：患儿双乳轻微隆起，硬块已软，触痛不明显，胃纳已增。前方去山楂、苍术、莪术，加川芎5 g。再续14剂。

三诊（2018年8月30日）：患儿双乳渐平，硬块已消，胃纳可，夜寐安，二便调。随访半年，未见复发。

参考文献

［1］孙丽平．王烈国医大师全程防控小儿哮喘病的临床经验［J］．中国中西医结合儿科学，2019，11（4）：277 - 279.

［2］王烈．婴童哮论［M］．长春：吉林科学技术出版社，2001：172 - 173.

［3］李香玉，张慧．王烈教授辨治小儿哮喘学术经验［J］．中医儿科杂志，2015，11（4）：1 - 3.

［4］孙丽平，王延博，冯晓纯，等．王烈教授防治小儿支气管哮喘经验［J］．中国中西医结合儿科学，2010，2（5）：417 - 418.

［5］王烈．婴童哮喘［M］．长春：吉林科学技术出版社，2018：66 - 75.

［6］杨福双，孙丽平，王烈．王烈分期治疗儿童哮喘经验［J］．中医杂志，2020，61（13）：1135 - 1138，1145.

［7］孙丽平，鹿飞飞．基于数据挖掘研究国医大师王烈治疗小儿哮喘发作期用药规律［J］．中国中医基础医学杂志，2020，26（8）：1099 - 1101.

［8］郭磊，孙丽平，王烈．国医大师王烈教授治疗小儿哮喘缓解期四方解析［J］．中医儿科杂志，2019，15（1）：1 - 3.

［9］丁利忠，孙丽平，王延博，等．王烈教授治疗小儿毛细支气管炎发作期经验［J］．中国中西医结合儿科学，2015，7（3）：273 - 274.

［10］汪受传，艾军，赵霞．小儿肺炎从热、郁、痰、瘀论治研究［J］．中国中西医结合儿科学，2009，1（1）：29 - 32.

［11］汪受传．从风论治儿童过敏性疾病［J］．中医杂志，2016，57（20）：1728 - 1731.

［12］汪受传．小儿哮喘从消风豁痰论治［J］．江苏中医药，2018，50（5）：1 - 4.

［13］汪受传．补肺固表、调和营卫法治疗小儿反复呼吸道感染［J］．江苏中医药，2006，27（2）：11 - 12.

［14］侯杰．现代肺弥漫性疾病［M］．北京：人民卫生出版社，2003：266 - 273.

［15］KURLAND G，MICHELSON P. Bronchiolitis obliterans in children［J］．Pediatr Pulmonol，2005，39（3）：193 - 208.

［16］MAUAD T，VAN SCHADEWIJK A，SCHRUMPF J，et al. Lymphocytic inflammation in childhood Bronchiolitis oblitrans［J］．Pediatr Pulnonol，2004（38）：233 - 239.

［17］徐荣谦，李静．修订"儿童闭塞性细支气管炎"中医诊疗方案［J］．世界中西医结

合杂志，2020，15（4）：770－772.
[18] 刘弼臣．刘弼臣临床经验辑要［M］. 北京：中国医药科技出版社，2002：103－104.
[19] 陈志伟，翟玉祥．叶天士运用辛开苦降法治疗温热病［J］. 吉林中医药，2008，28（12）：865－866.
[20] 王道成．辛开苦降法及其临床运用［J］. 吉林中医药，2010，30（3）：209－210.
[21] 张晶洁，徐荣谦．辛开苦降法在儿童闭塞性细支气管炎治疗中的应用［J］. 吉林中医药，2012，32（2）：133－135.
[22] 中华医学会儿科学分会呼吸学组．儿童闭塞性细支气管炎的诊断与治疗建议［J］. 中华儿科杂志，2012，50（10）：743－745.
[23] 申昆玲．关注儿童闭塞性细支气管炎的诊断与治疗［J］. 中华儿科杂志，2012，50（10）：721.
[24] 刘震，陶夏平，姚乃礼．慢性乙型肝炎、早期肝硬化“毒损肝络”病机证候特点的研究［J］. 中国中医基础医学杂志，2011，17（2）：201－203.
[25] 常富业，王永炎，高颖，等．络脉概念诠释［J］. 中医杂志，2005，46（8）：566－568.
[26] 徐光福．络病的内涵及其外延释义［J］. 中医药学刊，2005，23（1）：96－98.
[27] 程革．《金匮要略》络病理论探讨［J］. 中医药学刊，2004，22（12）：2308－2309.
[28] 刘莉，苏云放．叶天士久病入络学说探讨［J］. 云南中医中药杂志，2008，29（3）：65－66.
[29] 张筱军．吴以岭教授治疗络病用药经验［J］. 中国中医急症，2005，13（12）：1196.
[30] 刘勇明，吕晓东，庞立健，等．基于肺络构效理论的肺脏生理功能发微［J］. 中华中医药学，2017，35（10）：2518－2520.
[31] 何飞．运用肺络理论治疗肺系疾病刍议［J］. 浙江中医杂志，2011，46（8）：549－550.
[32] 张博，陈文霞，管志伟．45 例儿童闭塞性细支气管炎临床分析［J］. 中医研究，2017，30（9）：13－16.
[33] 朱浩宇，冯晓纯．基于络病理论治疗儿童闭塞性细支气管炎述要［J］. 中国中西医结合儿科学，2014，6（5）：422－424.
[34] 刘昕彦，张谦．基于肺络理论论治重症肺炎［J］. 世界最新医学信息文摘，2019，19（42）：202－203.
[35] 赵仲雪，庞立健，滑振，等．“络虚不荣”贯穿肺纤维化病程始终理论探析［J］. 中医药导报，2016，22（4）：9－11.

[36] 王琦. 关于中国人九种体质的发现 [A] //中华中医药学会体质分会. 中华中医药学会第八届中医体质研讨会暨中医健康状态认知与体质辨识研究论坛论文集. 北京：中华中医药学会体质分会，2010：1-9.

[37] 吴美贤，薛征. 从中医体质学说论儿童哮喘的防治 [J]. 中医儿科杂志，2017，13（6）：86-90.

[38] 王硕，蒋竞雄，王燕，等. 城市0-24月龄婴幼儿过敏性疾病症状流行病学调查 [J]. 中国儿童保健杂志，2016，24（2）：119-122.

[39] KONG W J, CHEN J J, ZHENG Z Y, et al. Prevalence of allergic rhinitis in 3-6-year-old children in Wu han of China [J]. Clin Exp Allergy, 2009, 39 (6): 869-874.

[40] 全国儿科哮喘协作组. 第三次中国城市儿童哮喘流行病学调查 [J]. 中华儿科杂志，2013，51（10）：729-736.

[41] 倪平敏，马华安，赵晶晶，等. 干祖望基于"四季脾旺不受邪"理论调理脾胃防治变应性鼻炎 [J]. 山东中医药大学学报，2020，44（3）：247-251.

[42] 王羽，孙轶秋. 孙轶秋教授治疗小儿变应性咳嗽经验介绍 [J]. 浙江中医药大学学报，2018，42（1）：78-80.

[43] 刘燕勤. 细菌溶解产物胶囊对支气管哮喘缓解期患儿血清CD4$^+$/CD8$^+$及气道重塑的影响 [J]. 广西医科大学学报，2020，37（3）：492-497.

[44] 梁众擎，董盈妹，赵霞. 从五脏一体观论治小儿功能性便秘 [J]. 中医杂志，2018，59（12）：1066-1068.

[45] 赵霞，汪受传. 运脾、补脾话健脾 [J]. 现代远程教育，2006，4（5）：52-54.

[46] 汪受传. 汪受传儿科求新 [M]. 北京：中国中医药出版社，2020：8.

[47] 江育仁. 脾健不在补贵在运 [J]. 中医杂志，1983，7（1）：6.

[48] 汪受传. 江育仁教授的儿科学术思想简介 [J]. 中医药研究，1992，（5）：3-5.

[49] 马融. 中医儿科学 [M]. 北京：中国中医药出版社，2016：8.

[50] 秦艳虹. "健脾贵运，运脾贵温"——重视温阳药在小儿泄泻证治中的运用 [J]. 中医药研究，2000，16（2）：3.

[51] 史宇广. 小儿腹泻专辑 [M]. 北京：中医古籍出版社，1988：40-42.

[52] 陶琼，彭玉，曹华，等. 小儿肉轮形色变化与小儿易患疾病的调研与分析 [J]. 贵阳中医学院学报，2013，35（2）：28-31.

[53] 彭玉，陈竹，邢凤玲，等. 黄建业名老中医"理脾为先"学术思想临证应用经验 [J]. 时珍国医国药杂志，2012，23（12）：3141-3142.

[54] 杜莎莎，彭玉，庞平，等. 基于数据挖掘黄建业及其运脾散治疗厌食用药规律分析 [J]. 中国中医基础医学杂志，2018，24（4）：553-555.

[55] 彭玉. 黄建业治疗儿科疾病的理脾七法 [J]. 江苏中医，1998，19（8）：5-6.

［56］李燕，刘尚义．国医大师刘尚义教授"膜病"理论分析［J］.时珍国医国药，
2016，27（4）：977－979.

［57］王继芳，史正刚．扶正祛邪在银翘散治疗儿科感染性疾病中的运用［J］.西部中医
药，2015，28（2）：42－43.

［58］何建萍．银翘散的临床药理［J］.中国实用医药，2009，4（23）：149－150.

［59］CHATTERJEE S S，BHATTACHARYA S K，WONNEMANN M，et al. Hyperfor in as a
possible antidepressant component of hypericum extracts［J］. Life Sci，1998，63（6）：
499－510.

［60］袁岸，赵梦洁，李燕，等．连翘的药理作用综述［J］.中药与临床，2015，6（5）：
56－59.

［61］吴国友．连翘药理作用研究进展［J］.中医学报，2013，28（10）：1508－1509.

［62］李新民，李向农，李少川．顺气豁痰法治疗小儿精神运动性癫痫［J］.中医杂志，
1991（4）：26－27.

［63］李新民，马融，李少川．健脾祛痰调气和中法治疗小儿腹型癫痫临床观察［J］.中
医杂志，1996，37（9）：550－551.

［64］李新民．中西医结合治疗小儿癫痫失神发作临床观察［J］.天津中医药，2007，24
（2）：167－168.

［65］张恒，张葆青．五脏神志辨治小儿癫痫［J］.山东中医杂志，2016，35（9）：
763－765.

［66］舒兰，蒋屏．湖湘当代名医医案精华·第四辑·欧正武医案精华［M］.北京：人
民卫生出版社，2016.

［67］欧正武．论问诊为小儿四诊之首［J］.中国当代儿科杂志，2000，2（4）：
301－302.

［68］欧正武，肖长江，帅明华．哮喘伏痰新识［J］.湖南中医学院学报，1998，（4）：
3－5.

［69］欧正武，张宝林．论宏观辨证与微观辨证的互补和统一［J］.湖南中医学院学报，
1990，（3）：119－122.

［70］舒兰，欧正武．欧正武教授诊治小儿久咳临证经验述要［J］.中医药导报，2006，
12（1）：22－23.

［71］兰春，王孟清，周姗，等．王孟清教授运用"伏痰"理论分期论治儿童哮喘经验
［J］.时珍国医国药，2021，32（6）：1482－1483.

［72］谢静．王孟清辨证治疗儿童闭塞性细支气管炎经验［J］.中华中医药杂志，2017，
32（7）：3030－3032.